全国高职高专医药院校"十二五"精品
（供医学检验技术、卫生检验与检疫技术、医学生物技术及相关专业使用）

免疫检验技术

主　编　孙中文

副主编　黄静芳　史进方　崔玉宝

编　委　（按姓氏笔画排序）

王　挺　（南阳医学高等专科学校）

史进方　（苏州大学附属第一医院）

孙　静　（苏州卫生职业技术学院）

孙中文　（苏州卫生职业技术学院）

肖　洋　（苏州卫生职业技术学院）

陈　晓　（苏州卫生职业技术学院）

周祥林　（苏州卫生职业技术学院）

周德华　（苏州卫生职业技术学院）

易丽娴　（苏州卫生职业技术学院）

金震宏　（苏州卫生职业技术学院）

徐红星　（苏州市立医院）

陶　鸿　（苏州卫生职业技术学院）

崔玉宝　（盐城卫生职业技术学院）

黄静芳　（苏州卫生职业技术学院）

南京大学出版社

内 容 提 要

　　本书根据免疫学理论及免疫学技术的发展和临床实践应用进行项目化编排，共19个学习项目，主要内容包括抗原抗体反应的原理、免疫原和抗体的制备、凝集反应、沉淀反应、补体测定技术、三大经典标记技术、胶体金免疫技术、化学发光免疫技术、免疫细胞功能检测技术、临床免疫性疾病的检测及临床免疫检验的质量控制等内容。

　　本书内容丰富、操作性强，突出项目化教学，强调免疫检验方法和技术的操作技能，可供医学检验技术、卫生检验与检疫技术、医学生物技术、食品分析与检验及相关专业的学生使用，也可作为生物技术实验室人员和在职医务人员继续教育的培训教材。

图书在版编目（CIP）数据

免疫检验技术/孙中文主编.—南京：南京大学
出版社，2014.8
　　全国高职高专医药院校"十二五"精品规划教材
　　ISBN 978-7-305-13893-5

　　Ⅰ.①免…　Ⅱ.①孙…　Ⅲ.①免疫诊断-高等职业教
育-教材　Ⅳ.①R446.6

中国版本图书馆CIP数据核字(2014)第195489号

出版发行　南京大学出版社
社　　　址　南京市汉口路22号　　　　　邮　编　210093
出 版 人　金鑫荣

丛 书 名　全国高职高专医药院校"十二五"精品规划教材
书　　名　**免疫检验技术**
主　　编　孙中文
责任编辑　李建钊　　　　　　　　　编辑热线　010-82893902
审读编辑　陈汐敏

照　　排　广通图文设计中心
印　　刷　北京紫瑞利印刷有限公司
开　　本　787×1092　1/16　印张 15.5　字数 377千
版　　次　2014年8月第1版　2014年8月第1次印刷
ISBN　978-7-305-13893-5
定　　价　36.00元

网址：http://www.njupco.com
官方微博：http://weibo.com/njupco
官方微信号：njupress
销售咨询热线：（025）83594756

出版说明

PUBLISHER'S NOTE

随着我国科学技术的不断进步和医疗卫生事业的发展，医学检验在现代化医院的地位越来越重要，相关机构对医学检验专业人员的要求越来越高，同时也给医药类高职高专院校深化教育改革、提高教育质量提出了新的要求。国家教育部高度重视高等职业教育的发展，明确提出要推动体制创新，深化校企合作、工学结合，进一步促进高等职业学校办出特色，全面提高高等职业教育质量，提升其服务社会的能力。

为了更好地适应高等卫生职业教育的教学发展和需求，体现国家对高等卫生职业教育的最新教学要求，突出高职高专教育的特色，南京大学出版社在认真、广泛调研的基础上，组织全国多所设置有医学检验技术专业的高职高专医药院校的老师编写了本系列全国高职高专医药院校"十二五"精品规划教材。本系列教材力求符合高职高专学生的特点，符合社会对高职高专医学检验技术等专业人才的要求，特点如下：

1．适应现代教育的思想和观念，突出强调学生主动学习的积极性，培养学生应用所学知识解决问题的能力和创新能力。

2．严格按照新专业目录、新教学计划和新教学大纲的要求编写。教材内容的深度和广度严格控制在高职高专教学的范围内，具有鲜明的高职高专特色。

3．符合高职高专医药院校医学检验技术专业的教学实际，具有针对性、适用性和实用性。

4．以工作过程为导向，采用项目制方式进行编写。项目设计难易适度，根据学生的实际能力，合理规划项目标准，力求在实际操作中培养学生的协作精神、沟通及分析、解决问题的能力，激发学生的参与性和学习积极性，使学生掌握必备的专业技能和综合职业能力。学生根据实际项目功能，可以充分发挥自己的想象力和创造性。

5. 注重满足职业资格标准和相关工作岗位需求。教材内容与职业资格标准接轨，将理论知识和操作技能联系起来，与岗位实际工作过程密切相关。

教育教学改革是一个不断深化的过程，教材建设是一个不断推陈出新、反复锤炼的过程，希望本系列教材的出版对医学高职高专教育教学改革和提高教育教学质量能起到更大的推动作用，也希望使用本系列教材的师生多提宝贵意见和建议，以便我们进一步完善。

南京大学出版社
《全国高职高专医药院校"十二五"精品规划教材》编委会

前 言

FOREWORD

本书是根据苏州卫生职业技术学院重点教材建设项目、中央财政支持医学检验技术重点专业建设、江苏省教育厅医学检验重点专业群建设的精神和临床检验行业人才需求编写的。本书在编写过程中坚持理论知识"必要、实用"的原则，结合高职高专教育的特点和人才培养目标，针对职业岗位所需的知识和能力结构、技能要求，认真遴选教材内容，精心设计编排，突出知识的应用性，以满足"岗位需要、就业需要、社会需要"。

本书包括19个项目，本着"经典、前沿、实用、课程与考证融合、学习与岗位结合、理论与实践并重"的原则，借鉴了其他相关教材的成功经验，围绕临床免疫检验常规工作，在编排方面进行了尝试。其主要特点是：①各项任务按照"共用"的必备基础知识、"特有"的专业知识、"实用"的实践技能的思路逐一进行编写；②重点阐述与免疫检验岗位相关的基本理论知识及其实践技能应用，将免疫学与临床医学、常规检验、质量控制等方面融合起来，结合就业岗位的基本技能、专业综合技能要求编排各项任务，使知识与应用相结合，专业技能与相关岗位要求相结合，学习与就业发展相结合，力求突出重点、兼顾全面、循序渐进、除旧布新、易读可读，从而体现本书为职业服务的功能性；③坚持质量优先，题材涵盖检验技术与案例应用，内容上强调选材的先进性、方法的可操作性，对学生起到实践指导作用。为了方便学生及时获取本领域的最新研究成果及信息，培养其自学能力，拓展其思维空间，书末提供了免疫检验技术相关知识的学习网站。

本书可供医学检验技术、卫生检验与检疫技术、医学生物技术、食品分析与检验及相关专业的学生使用，由于各专业应用的侧重点不同，因此，编写时考虑了教材的兼容性和适用性。各专业使用时可根据其培养目标选用不同的教学内容，其他相关内容可作为专业发展方向、专业拓展进行选学。殷切希望本书的出版能够符合行业发展的需要，为学生、行业技术人员服务。

本书在编写过程中得到了苏州大学附属第一医院检验科、苏州市立医院本部检验科、苏州卫生职业技术学院附属吴中人民医院检验科等行业专家的指导和大力支持，并参考了许多相关的文献资料、书籍，引用了大量插图和表格，在此一并致以衷心的感谢。由于免疫学发展迅速，应用领域不断扩大，内容不断更新，也由于编者水平有限且时间仓促，书中难免有不妥之处，恳请前辈、同仁和学生在使用过程中不吝指正，提出宝贵意见。

编　者

目　录

CONTENTS

概　　述

一、免疫学及其分支学科

　　免疫学（Immunology）是研究机体免疫系统的结构、功能和免疫应答的机制及其在疾病诊断和防治中的应用的一门现代医学学科。免疫学可分为基础免疫学和临床免疫学，前者主要研究免疫系统的结构、功能和免疫应答的机制等；后者是指在应用免疫学基础理论的指导下，运用免疫学方法和技术，研究疾病特别是传染病、肿瘤、自身免疫病、器官移植、血液病、超敏反应和免疫缺陷病的发生机制、诊断和治疗的多个分支学科的总称。免疫检验技术是研究免疫学技术及其在医学检验、卫生检验和生物技术领域的应用的一门学科，该课程重点阐述免疫学技术的设计原理、类型、技术要点、临床应用和方法学评价。它是基础免疫学和临床免疫学之间的桥梁，是医学检验的重要组成部分。通过免疫学技术的检测，可获取机体免疫系统的信息，了解免疫物质的动态变化，并对免疫系统的功能作出评价。免疫学检测是一种微量化学分析方法，能超微量、特异性地对免疫分子、微生物成分以及生物化学成分等免疫物质进行分析，检测各种生理的和病理的免疫学指标，从而进行疾病的诊断、疗效评估和预后判断。

　　目前，随着标记免疫技术的不断完善，免疫学技术因此也取得了质的飞跃。随着单克隆抗体技术和计算机应用技术的发展，荧光免疫技术、酶联免疫分析技术、速率放射免疫分析技术、化学发光免疫技术、流式细胞免疫分析技术和免疫印迹技术等新技术、新方法以自动化的形式广泛用于临床实验诊断，各项技术所具有的高度特异性、高敏感性和高稳定性等特征使它们在临床诊断、治疗、预防和研究中发挥了重要作用。

二、免疫检验技术的任务

　　免疫检验技术的主要任务是利用免疫学检测原理与技术进行免疫学检测，其工作内容主要包括两个方面：一方面是对免疫活性细胞、抗原、抗体、补体、细胞因子等免疫相关物质进行检测；另一方面是检测体液中的微量物质如激素、酶、血浆微量蛋白、血液药物浓度、微量元素等。这些检测结果可为临床诊断、分析病情、调整治疗方案和判断预后等提供有效的实验数据。由于免疫检验结果与免疫学诊断直接相关，掌握免疫学技术，正确选择、应用及评价免疫检验技术，这是免疫检验工作者必备的基本技能。了解每项技术的特异性、敏感性和稳定性，掌握每项检测指标对疾病的临床诊断价值，正确解释免疫学检测所得到的信息，这是学习免疫检验技术的目的。为了保证实验结果无误，应执行标准化程序操作，规范实验仪器的校准，建立质量控制制度，以确保检测质量。因此，建立质量管理意识是免疫学检验工作者必备的职业素养。另外，由于免疫检验技术与临床医学紧密结合，因此检验专业人员应加强与临床的沟通，掌握临床信息，正确分析检测结果的临床意义。

三、免疫学的发展简史

唐开元年间，我国医师在医治天花的长期临床实践中，大胆创用了将天花痂粉吹入正常人鼻孔的方法，试图用这种方法让健康人感染一次轻症天花，从而达到预防天花的目的。这种经验性的方法虽然有一定的风险，但其免疫预防的效果却十分明显。据记载，天花流行期间，感染者通常有 15%～20% 的死亡率，而采用接种后死亡率最多也只有 2%～3%，这是中国人对人类做出的巨大贡献。

到了 18 世纪末，英国乡村医生 E. Jenner 观察到挤奶女工多患牛痘（人感染牛天花而产生的一种轻型的局部痘疹），但不患人类天花，为此 E. Jenner 进行了人体试验研究，创立了牛痘苗接种，这是世界上第一例成功的疫苗。这表明免疫学由经验发展时期，发展到了以科学实验为基础的科学发展时期。

牛痘苗发明后的 100 年左右，由于传染病的病原问题没有解决，免疫学的研究几乎没有很大发展。直至 19 世纪中后期，显微技术和微生物研究的发展，有力地推动了免疫学研究的发展，特别是抗感染免疫得到了迅速发展。1883 年，俄国动物学家 E. Metchnikoff 发现了白细胞的吞噬作用并提出了细胞免疫（cellular immunity）学说；1890 年，德国医师 E. von Behring 和日本学者北里发现了白喉抗毒素；1894 年，比利时血清学家 J. Bordet 发现了补体。这些发现支持免疫的基础是化学物质，提出了体液免疫（humoral immunity）学说。两种学派曾一度论战不休，直到 20 世纪初英国医师 A. Wright 发现了调理素，德国学者 P. Ehrlich 提出侧链学说，才将两种学说统一起来。E. von Behring 因此成为第一届诺贝尔生理学或医学奖得主，Metchnikoff 和 Ehrlich 分享了 1908 年诺贝尔生理学或医学奖。

在这一时期，对抗原抗体反应的研究也逐渐形成和发展起来。1896 年 H. Durham 等人发现了凝集反应，1897 年 R. Kraus 发现了沉淀反应，1900 年 J. Bordet 发现了补体结合反应。这些实验逐渐在临床检验中得到应用，此后的几十年中，血清学研究代表了免疫学发展的主流。1945 年 R. Owen 发现异卵双生的两只小牛的不同血型可以互相耐受，Macfarlane Burnet 对 Owen 的发现提供了理论上的解释，提出了获得性免疫耐受。

自 20 世纪以来，免疫学进入飞速发展阶段。20 世纪 40 年代中期，Snell 通过同类系小鼠培养实验研究，发现并证实了小鼠中 H-2 复合体及其在同种移植排斥中的作用。20 世纪 50 年代，法国的 Jean Dausset 发现并鉴定了人白细胞抗原（HLA）系统。Yalow 创建的放射免疫分析技术，开创了现代免疫标记分析技术，奠定了三大标记（酶标记、荧光标记和同位素标记）技术在临床检验中的重要地位。Yalow 也因此获得了 1977 年诺贝尔生理学或医学奖。

1975 年 Cesar Milstein 与 Georges F. Kohler 建立了单克隆抗体制备技术，该技术促成了现在的实验诊断和分子生物学的革命性的进展。Cesar Milstein 与 Georges F. Kohler 因此共同获得 1977 年诺贝尔生理学或医学奖。

近几十年来，免疫学的辉煌成就令人瞩目，特别是免疫检验技术的独特优势，有力地推动了医学和生命科学各领域的研究，并促进了临床医学的进步。目前，免疫学仍然是医学和生命科学领域的带头学科之一。

项目一　认识抗原抗体反应

 学习目标

1. 熟练掌握抗原抗体反应的概念。
2. 掌握抗原抗体反应的原理。
3. 熟练掌握抗原抗体反应的特点。
4. 熟练掌握抗原抗体的影响因素。
5. 熟练掌握抗原抗体反应的基本类型。

任务1　学会抗原抗体反应原理

　　抗原抗体反应是指抗原与相应抗体之间所发生的特异性结合反应。它们既可发生于体内，也可发生于体外。体液免疫学检验技术就是依据抗原抗体反应的基本原理而设计的体外实验。抗原与抗体能够特异性结合基于抗原表位与抗体分子超变区之间在化学结构和空间构型上相互吻合呈互补关系这一特点。这种结合是分子表面的、特异的、可逆的弱结合力。

一、抗原抗体的结合力

　　抗原与抗体的结合虽然是分子间结构互补的特异性结合，但不是形成牢固的共价键，而是以复杂的非共价键结合在一起。有四种分子间引力参与并促进抗原抗体间的特异性结合。

　　1. 静电引力　又称库仑引力，是抗原抗体分子带有相反电荷的氨基和羧基基团之间相互吸引的力，即抗体分子上带电荷的游离氨基和游离羧基与抗原分子上带相反电荷的对应基团相互吸引的力。这种引力和两电荷间的距离的平方成反比。两个电荷越接近，静电引力越强；反之，这种引力便很微弱。

　　2. 范德华力　氯气、二氧化碳等常温时是气体，在降低温度、增大压强时能凝结为液体，进一步能凝固为固体。状态之所以改变，是由于分子能缩短彼此间的距离，并由无规则运动转变为有规则排列，说明分子间存在作用力，该力为范德华力。结合力的大小与两个相互作用基团的极化程度的乘积成正比，与它们之间距离的7次方成反比，这种引力的能量小于静电引力。

　　3. 氢键结合力　氢键是由分子中的氢原子和电负性大的原子如氮、氧等相互吸引而形成的。当具有亲水基团（如－OH、－NH$_2$及－COOH）的抗体与相对应的抗原彼此接近时，可形成氢键桥梁，使抗原与抗体相互结合。氢键结合力较范德华引力强，并更具有特异性，因为它需要有供氢体和受氢体才能实现氢键结合。氢键结合力与供氢体和受氢体之间距离的 6 次方成反比，键能约 20.9kJ/mol。

4. 疏水作用力　两个疏水基团在水溶液中相互接触时，由于对水分子排斥而趋向聚集的力。当抗原抗体反应时，抗原决定簇与抗体上的结合点靠近，互相间正、负极性消失，由静电引力形成的亲水层立即失去，排斥了两者之间的水分子，从而促进抗原与抗体的相互吸引而结合。疏水作用力在抗原抗体反应中的结合是很重要的，提供的作用力最大，约占总结合力的 50％。

综上所述，几种作用力的大小都与抗原抗体分子之间的距离密切相关，只有两个分子表面广泛密切接触时，才能产生足够的力使其结合。抗原与对应抗体之间高度的空间互补结构恰好为这些结合力的发挥提供了条件。

二、抗原抗体的亲和性与亲和力

亲和性是指抗体分子上一个抗原结合点与对应的抗原表位之间相互适应而存在的引力，它是抗原抗体之间固有的结合力，亲和性越高，则与抗原结合越牢固。

抗体的亲和力是指抗体结合部位与抗原表位之间结合的强度，与抗体结合价直接相关，即所谓多价优势，由于抗原抗体的结合反应是可逆的，若抗体的亲和力高，则与抗原分子结合牢固，不易解离；反之即容易解离。

三、亲水胶体转化为疏水胶体

大多数抗原为蛋白质，抗体是球蛋白，它们溶解在水中皆为胶体溶液，不会发生自然沉淀。这种亲水胶体的形成机制是因蛋白质含有大量的氨基和羧基残基，在溶液中这些残基带有电荷，由于静电作用，在蛋白质分子周围出现了带相反电荷的电子云并形成了水化层，由于电荷的相互排斥，就避免了蛋白质分子间靠拢、凝集和沉淀。当抗原抗体结合后，使水化层表面电荷减少或消失，水化层变薄，电子云也消失，蛋白质由亲水胶体转化为疏水胶体。再加入电解质，如 NaCl，则进一步使疏水胶体物相互靠拢，形成可见的抗原抗体复合物（图 1-1）。

$$抗原（亲水胶体） + 抗体（亲水胶体） \longrightarrow 抗原抗体复合物（疏水胶体） \xrightarrow{电解质} 可见反应$$

图 1-1　亲水胶体转化为疏水胶体

任务 2　认识抗原抗体反应特点

一、特异性

抗原抗体的特异性是指抗原分子上的抗原决定簇和抗体分子超变区结合的特异性，这是由两者之间结构互补决定的。抗体分子 VH 区和 VL 区上各自具有的三个高变区共同组成抗原结合部位，该部位形成一个与抗原决定簇互补的槽沟，决定了抗体的特异性。因此，在抗原抗体反应的免疫学实验中，可以用已知的抗原或抗体来检测相应的抗体或抗原。但较大分子的蛋白质常含有多种抗原决定簇。如果两种不同的抗原分子上有相同的抗原表位，或抗原、抗体间构型部分相同，皆可出现交叉反应。

二、比例性

比例性是指抗原抗体特异性结合时，生成抗原抗体复合物的量与反应物浓度具有一定的比例关系，只有二者浓度比例适当时，才出现可见反应现象。因此，在进行抗原抗体实验时，抗原抗体反应比例最合适的范围，称为抗原抗体反应的等价带。如果超出等价带范围，抗原或抗体极度过剩时，虽有抗原抗体结合，但结合程度低，往往形成小分子结合物，且量少，无可见反应，这种现象称为带现象。这就是抗原抗体反应遵守的典型规律——Heidelberger 曲线（图 1-2）。当抗体过量时，称为前带；抗原过量时，称为后带。

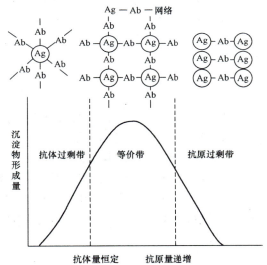

图 1-2　沉淀反应中沉淀量与抗原抗体的比例关系
Ag：抗原；Ab：抗体

关于抗原抗体结合后如何形成聚合物，曾经有过不少解释。结合现代免疫学的成就及电镜观察所见，仍可用 Marrack（1934）提出的网格学说（lattice theory）解释抗原抗体反应的比例性机制。天然抗原大多是多价的，抗体至少为 2 价，当抗原与抗体在等价带结合时，相互交互连接成具有立体结构的巨大网格状复合体，形成了肉眼可见的沉淀物。但当抗原或抗体过量时，由于过量方的结合价不能充分饱和，就只能形成较小的沉淀物或可溶性抗原抗体复合物，不能出现可见反应现象。但是，当抗原或抗体为单价，无论抗原与抗体的量比关系是否合适，均不能出现可见反应现象。

在用沉淀反应对不同来源的抗血清进行比较后，发现抗体可按等价带范围大小分为两种类型，即 R 型抗体和 H 型抗体。R 型抗体以家兔免疫血清为代表，具有较宽的抗原抗体合适比例范围，只在抗原过量时，才易出现溶性免疫复合物，大多数动物的免疫血均属此型。H 型抗体以马免疫血清为代表，其抗原与抗体的合适比例范围较窄，抗原或抗体过量，均可形成可溶性免疫复合物。人和许多大动物的抗血清皆属 H 型。

三、可逆性

抗原与抗体结合形成复合物后，在一定条件下，又可以解离为游离的抗原与抗体，这种特性称为抗原抗体反应的可逆性。抗原抗体的结合是分子表面的非共价键结合，形成的复合物是不牢固的，在一定条件下可以解离，因此抗原抗体反应形成复合物的过程是一个动态平衡过程。

抗原抗体复合物解离取决于两方面的因素：一是抗体对应抗原的亲和力；二是环境因素对复合物的影响。高亲和力抗体的抗原结合点与抗原表位的空间构型上非常适合，两者结合牢固，不容易解离；反之，低亲和力抗体与抗原形成的复合物较易解离。环境因素中，pH 过高或过低均可破坏离子间静电引力，降低抗原抗体的结合力，促使其解离。免疫技术中的亲和层析法，常用改变 pH 和离子强度促使抗原抗体复合物解离，从而纯化抗原或抗体。

四、阶段性

抗原抗体反应可分为两个阶段：第一阶段为抗原与抗体发生特异性结合的阶段，此阶段反应快，仅须数秒至数分钟，但不出现可见反应；第二阶段为可见反应阶段，这一阶段抗原抗体复合物在环境因素（如电解质、pH、温度、补体）的影响下，进一步交联和聚集，表现凝集、沉淀、溶解、补体结合介导的生物现象等肉眼可见的反应，此阶段反应慢，往往需要数分钟至数小时。实际上这两个阶段难以严格区分，所需时间亦受多种因素和反应条件的影响，如反应开始时抗原抗体浓度较高，且两者比例恰当，则很快能形成可见反应现象。

任务 3 认识影响抗原抗体反应的因素

影响抗原抗体反应的因素很多，主要有两个方面：一方面是抗原抗体本身的因素；另一方面是反应环境因素。

一、反应物自身因素

抗原抗体反应中，抗原和抗体是反应的主体，所以它们的特性直接影响其结合情况。

（一）抗原

抗原的理化性状、表面抗原决定簇的种类和数目等均可影响抗原抗体反应的结果。如可溶性抗原与相应的抗体反应出现沉淀，颗粒性抗原与相应的抗体反应出现凝集。由于粗糙型细菌在生理盐水中易发生自凝现象，所以在细菌血清学鉴定中，必须做对照实验，防止出现假阳性的误判。

（二）抗体

抗体对抗原抗体反应的影响主要有以下三个方面：

1. 抗体来源　不同动物来源的免疫血清，其反应性存在差异。如家兔等大多数动物的免疫血清，由于具有较宽的等价带，与相应抗原结合易出现可见的抗原抗体复合物，称为R 型抗体。马、人的免疫血清等价带窄，抗原不足或过剩，均易形成可溶性复合物，称为H 型抗体。家禽血清中 Ig 不能结合哺乳动物的补体，并且在高盐（80 g/L）溶液中沉淀明显。而单克隆抗体一般不用于沉淀或凝集反应。

2. 抗体浓度　抗体的浓度是相对于抗原而言的，二者浓度合适时才易出现可见的反应结果，所以在试验前应先进行预试验，寻找抗原抗体最佳反应浓度。

3. 特异性与亲和力　特异性与亲和力是影响抗原抗体反应的关键因素，它们共同影响试验结果准确度。试验试剂应尽可能选择高特异性、高亲和力的抗体，以保证试验的可靠性。

二、环境条件

（一）电解质

抗原与抗体发生结合后，由亲水胶体变为疏水胶体的过程中须有电解质参与才能进一步使抗原抗体复合物表面失去电荷，水化层破坏，复合物相互靠拢聚集，形成大块的凝集或沉淀。若无电解质参加，则不出现可见反应。为了促使沉淀物或凝集物的形成，常用0.85％氯化钠或各种缓冲液作抗原和抗体的稀释液及反应液。由于氯化钠在水溶液中解离成 Na^+ 和 Cl^-，可分别中和胶体粒子上的电荷，使胶体粒子的电势下降。当电势降至临界电势以下时，则能促使抗原抗体复合物从溶液中析出，形成可见的沉淀物或凝集物。但电解质的浓度不宜过高，否则会出现盐析现象。

（二）酸碱度

蛋白质具有两性电离性质，因此，每种蛋白质都有固定的等电点。抗原抗体反应必须在合适的 pH 环境中进行。酸碱值过高或过低都将影响抗原与抗体的理化性质，如 pH 约为3 时，接近细菌抗原的等电点，细菌因表面蛋白所带电荷消失，其间相互的排斥力丧失，可出现非特异性酸凝集，导致假阳性。故抗原抗体反应一般在 pH 为 6～9 反应溶液中进行。有补体参与的反应最适 pH 为 7.2～7.7。pH 过高或过低都将影响抗原与抗体的理化性质。

（三）温度

抗原抗体反应必须在合适的温度中进行，一般以 15～40 ℃为宜，在一定范围内，温度升高可加速分子运动，抗原与抗体碰撞机会增多，使反应加速。但若温度高于 56 ℃时，可导致已结合的抗原抗体解离，甚至变性或破坏；在 40 ℃时，结合速度慢，但结合牢固，更易于观察。常用的抗原抗体最适反应温度为 37 ℃。某些特殊的抗原抗体反应，对温度有一些特殊的要求，如冷凝集素在 4 ℃左右与红细胞结合最好，20 ℃以上反而解离。

此外，适当振荡和搅拌也能促进抗原抗体分子的接触，加速反应，其作用与反应物粒子大小成正比。

任务4　认识抗原抗体反应的类型

随着免疫学技术的飞速发展，在原有经典免疫学实验方法的基础上，新的免疫学测定方法不断出现，使免疫学实验技术更特异、更敏感和更稳定。目前根据反应物性质的不同和反应条件的差别，抗原抗体反应出现的现象和结果不同，以及反应时参与的其他条件不同，可将抗原抗体反应分为五种类型：①颗粒性抗原与相应的抗体结合所产生的凝集反应；②可溶性抗原与相应的抗体结合所产生的沉淀反应；③抗原抗体结合后激活补体所致的细胞溶解反应，细菌抗原表现为溶菌反应，红细胞抗原表现为溶血反应；④细菌外毒素或病毒与相应抗体结合所致的中和反应；⑤免疫标记的抗原抗体反应等。

表 1-1　抗原抗体反应的基本类型

反应类型	实验技术	检测方法	敏感度
凝集反应	直接凝集试验	用肉眼、放大镜或显微镜观察红细胞或胶乳等颗粒的凝集现象	1+
	间接凝集试验		2+
	凝集抑制试验		3+
	协同凝集试验		3+
	自身红细胞凝集试验		3+
	抗人球蛋白试验		3+
沉淀反应	液相沉淀试验	观察沉淀、检测浊度	1+、2+
	琼脂凝胶扩散	观察扫描沉淀线或沉淀环	1+
	凝胶电泳技术	观察扫描沉淀峰、沉淀弧	2+
补体参与的反应	补体溶血试验	以肉眼或光电比色仪观察测定溶血现象	2+
	补体结合试验		3+
中和反应	病毒中和试验	病毒感染性丧失	1+
	毒素中和试验	外毒素毒性丧失	2+
免疫标记	放射免疫技术	检测放射性强度	4+
	酶标免疫技术	检测酶底物显色	4+
	荧光免疫技术	检测荧光现象	4+
	化学发光免疫技术	测定发光强度	4+
	金标免疫技术	检测金颗粒沉淀	4+

项目二　免疫原和抗体的制备技术

学习目标

1. 熟练掌握免疫原的制备方法及意义。
2. 掌握多克隆抗体、单克隆抗体与免疫佐剂的概念。
3. 掌握抗血清的制备过程。
4. 熟练掌握单克隆抗体技术的基本原理、制备流程和应用。
5. 了解基因工程抗体的优点、种类和应用。

抗原和抗体是免疫反应的基本物质，也是免疫学检测的两大重要因素。抗原从物理性状上可分为颗粒性抗原及可溶性抗原，也可根据化学性质分为蛋白质抗原、多糖抗原和核酸抗原等。颗粒性抗原主要是指细胞抗原，如人和各种动物的血细胞、微生物和寄生虫细胞等。颗粒性抗原免疫原性强，一般不诱发免疫耐受，只需将分离或培养的细胞用生理盐水洗涤去除杂质，调整到一定浓度即可应用。常用的颗粒性抗原和抗体是免疫反应的基本物质，也是免疫学检测的两大重要因素。抗原的纯化是制备特异性抗体的前提条件，抗体作为重要的免疫效应分子，广泛应用于临床疾病的诊断、研究、治疗和预防中。因此，抗原和抗体的制备在免疫学检测和免疫学研究中是非常重要的。

任务 1　免疫原的制备

免疫原即抗原，是既能诱导机体产生抗体，又能与抗体在体内外发生特异性反应的物质。制备合格免疫原是制备高质量抗体的先决条件。免疫原的制备方法不尽相同，一般来说，免疫原制备的基本流程如图 2-1 所示。

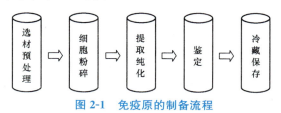

图 2-1　免疫原的制备流程

一、颗粒性抗原的制备

颗粒性抗原主要是指细胞抗原，如人和各种动物的血细胞、微生物和寄生虫细胞等。颗粒性抗原免疫原性强，一般不诱发免疫耐受，只需将分离或培养的细胞用生理盐水洗涤去除杂质，调整到一定浓度即可应用。常用的颗粒性抗原有绵羊红细胞和细菌抗原。

（一）绵羊红细胞的制备

取无菌新鲜绵羊红细胞，用无菌生理盐水洗涤 3 次（每次离心 2 000 r/min，10 min），最后配成 1×10^6 个/mL 的细胞悬液，即可应用。但有溶血现象者应弃去。

（二）细菌抗原的制备

细菌抗原包括菌体抗原、鞭毛抗原等，多用典型菌株的液体或固体纯培养物经集菌后处理。制备鞭毛抗原（H 抗原）需选用有动力的菌株，菌液用 0.3%～0.5%甲醛处理即可；菌体抗原（O 抗原）则需要 100 ℃加温 2～2.5 h 去掉鞭毛抗原后应用；Vi 抗原则应在杀菌后再加 0.5%～1.0%氯化钙溶液；有时虫卵也可做成抗原，如日本血吸虫卵抗原可制成悬液供免疫用。颗粒性抗原悬液呈浑浊状或乳浊状，免疫时多采用静脉内注射，一般不用皮内注射，很少使用佐剂做皮内注射。

二、可溶性抗原的制备

可溶性抗原包括蛋白质、糖蛋白、脂蛋白、核酸等，这些抗原大多来源于人和动物的组织或细胞，通常需要先将组织或细胞破碎，再经一定的方法提取和纯化，才能获得所需的可溶性抗原。

（一）组织细胞粗抗原的制备

1. 组织和细胞抗原的制备　取新鲜或低温保存的器官或组织，及时清除脂肪组织、结缔组织和大血管，内脏器官还应用生理盐水灌洗，去除血管内残留的血液。将处理好的器官组织在冰浴中切成小块后进行粉碎。粉碎方法有两类：①高速捣碎法：在组织中加生理盐水（1/3～1/2）装入捣碎机内，用 10 000 r/min 间断离心，每次 30～60 s，离心时间过长会产热破坏抗原活性；②研磨法：用玻璃匀浆器或乳钵研磨，经过旋转、压挤将组织粉碎。上述组织浆液经 2 000～3 000 r/min 离心 10 min 后分为两部分，沉淀物含有大量的组织细胞和碎片，上清液经 10 000～20 000 r/min 离心除去细胞碎片及微小组织后可用作提取可溶性抗原的材料。

2. 细胞抗原的制备　细胞抗原一般分为三个组分：膜蛋白抗原、细胞浆抗原（主要为细胞器）和细胞核及核膜抗原。制备各类细胞抗原都需要破碎细胞。不同类型细胞如正常组织细胞、传代培养的细胞或细菌细胞，其破碎的方法和条件亦有所不同。

（1）酶处理法：在一定条件下，溶菌酶、蜗牛酶、纤维素酶、半纤维素酶和蛋白酶等能够消化溶解细菌、真菌和细胞。如溶菌酶在碱性条件下能溶解革兰阳性菌的细胞壁，纤维素酶主要溶解真菌细胞壁；酶处理法的作用条件温和，不易损坏内含物成分，可有效控制细胞壁破坏程度，适用于多种微生物细胞的溶解。

（2）反复冻融法：通过骤然冷冻使细胞内水分结晶以及细胞内外溶剂浓度突然改变而破坏细胞。将待破碎细胞置-20 ℃冰箱内完全冻结，然后在室温融化，如此反复多次，大部分组织细胞及细胞内的颗粒可被融破。此法适用于对组织细胞的处理。如要提取细菌或病毒中的蛋白质或核酸，可用类似的冷热交替法，即将细胞置于沸水浴中，90 ℃左右维持数分钟后，立即移至冰浴或更低的温度环境迅速冷却，可使大部分微生物细胞膜破坏。

（3）超声波破碎法：利用超声波的机械振荡产生压力使细胞破碎。超声波破碎时，需间歇进行，避免长时间作用产热破坏抗原。组织细胞与微生物的破碎大多采用此法。

（4）自溶法：利用组织细胞和微生物的自身酶系，在一定的 pH 和温度下使细胞裂解。动物组织细胞自溶的温度常选 0～4 ℃，而微生物常选室温（22～25 ℃）。自溶时常需加入少量防腐剂，如甲苯或氯仿等，NaN_3 不宜使用，因其能抑制酶的活力。

（5）表面活性剂处理法：在适当的温度、pH 及低离子强度的条件下，表面活性剂与脂蛋白形成微泡，使细胞膜通透性改变致细胞溶解。常用的表面活性剂有十二烷基磺酸钠（SDS）、二乙胺十六烷基溴、苯扎溴铵、聚山梨酯等。本法作用较温和，多用于细菌的破碎。

（二）蛋白质抗原的制备

不同种类的蛋白质，其分子量、结构和理化性质不同，因而应根据目的蛋白质特有的性质采用有针对性的方法进行分离纯化。

1. 超速离心法　是利用抗原比重特点进行分离的方法，常用于分离亚细胞成分及大分子蛋白质。超速离心可分为差速离心和梯度离心，前者是低速与高速离心交替进行，分离大小差异较大的抗原。梯度离心是利用样品中各颗粒在一定密度梯度介质（蔗糖、甘油、氯化铯等）中沉降速度或漂浮速度不同，使具有不同沉浮速度的物质位于不同密度的梯度层内。除个别成分外，极难将某一抗原成分分离出来。

2. 选择性沉淀法　根据不同蛋白质理化性质上的差异，使用各种沉淀剂或改变某些外界条件迫使蛋白质抗原成分沉淀，从而达到纯化的目的。其方法常用盐析沉淀法、有机溶剂沉淀法、聚合物沉淀法等。盐析沉淀法为经典的蛋白质纯化分离技术，是利用各种蛋白质在不同盐浓度中有不同溶解度进行分段提取的方法，具有方法简单、有效、不影响抗原活性等优点。常用盐析剂为 330～500 g/L 饱和度的硫酸铵，该法可用于蛋白质抗原的粗筛、浓缩。若用 330～400 g/L 饱和度的硫酸铵沉淀丙种球蛋白，主要为 IgG（95％以上），去盐后能直接用于一些检测抗体试剂。

3. 凝胶过滤　凝胶过滤又名分子筛层析，微孔凝胶是具有三维空间多孔网状结构的物质，经处理平衡后，装入层析柱内作为分子筛的支撑物。当含有各种分子的样品液缓慢流经凝胶柱时，大分子物质不易进入凝胶微孔中，在凝胶颗粒之间的空隙很快由上至下通过，首先被洗脱出来；小分子物质能进入凝胶颗粒的微孔内，需反复洗脱才能缓慢地流出，因而蛋白分子按分子大小被分离（图 2-2）。

4. 离子交换层析　利用一些带电离子基团的纤维素或凝胶吸附带有相反电荷的蛋白质抗原，因各种蛋白质的等电点不同，所带电荷量不同，所以与纤维素或凝胶结合的能力有

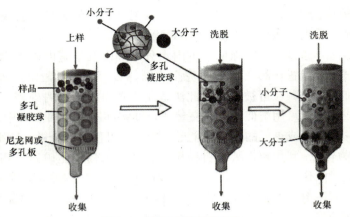

图 2-2 凝胶过滤法示意图

差别。当洗脱时，逐渐增加流动相的离子强度，加入的离子与蛋白质竞争纤维素上的电荷位点，使吸附的蛋白与离子交换剂解离，从而将不同特性的蛋白质洗脱分离。

5. 亲和层析 亲和层析是根据生物大分子间专一性亲和力而设计的层析技术，如抗原和抗体、酶与配体、酶和酶抑制剂、激素与受体之间具有专一亲和力，在一定条件下，二者能紧密结合成复合物。若将已知一方固定在固相载体上，则可从溶液中特异地分离和提纯另一方。该法的特点是特异性强、操作简单、提取物纯度高，是纯化抗原常用而有效的方法。作为亲和层析支持物，须符合以下要求：①非特异性吸附低；②液体通过时流速要快；③在各种 pH 和高浓度盐溶液中稳定；④必须有合适的、丰富的化学基团，能有效地与蛋白质或其他化合物结合；⑤必须带有丰富的微孔，以增加结合容量。符合以上 5 个条件的支持物有琼脂糖、聚丙烯酰胺和多孔玻璃球，其中最常用的支持物是琼脂糖珠（seph-arose 4B）。

（三）核酸抗原的制备

核酸分子多数是半抗原物质，与适当载体连接可作为免疫原制备抗体。提取核酸的主要步骤是：先破碎细胞，使核酸从细胞中游离出来，再用酚和氯仿抽提去除蛋白质，最后用乙醇沉淀核酸。

（四）脂多糖抗原的制备

脂多糖（Lipopolysaccharides，LPS）是革兰阴性菌细胞壁的重要成分，有多种生物学效应，常用苯酚法提取 LPS。提取的主要步骤是：将 2 g 干燥的菌体（或菌量相当的湿菌体）在 35 mL 水中混匀，加热到 65～68 ℃，加入等体积预热的 90% 苯酚并剧烈搅匀，再加热 5 min，用冰水立即冷却至 10 ℃ 以下，5 000 r/min 离心 20～30 min，使其分为上、下两层。上层为水层（含 LPS），下层为酚层，菌体碎片沉于底部。吸取水层，透析除酚、浓缩、超速离心后，脂多糖位于上层沉淀的透明胶质部分，取出悬于水中，再离心，可获得纯化的 LPS 样品。

（五）免疫球蛋白片段的制备

免疫球蛋白作为抗原，可用于免疫动物制备相应的抗体，而这种抗体常用于免疫球蛋白的检测。五类免疫球蛋白均可用上述纯化的方法提取。如将免疫球蛋白分解成各种片段，如 Fab 段、Fc 段、轻链和重链等作为免疫原制备抗血清，可获得分辨力更高的特异抗体。免疫球蛋白片段制备方法有：①免疫球蛋白肽链亚单位之间以非共价键连接，如氢键、静电引力等，这些化学键结合力较弱，可经强变形剂（如盐酸胍）将其断开以制备片段；②二硫键是连接免疫球蛋白肽链的共价键，通常采用氧化法或还原法将其解离，从而将重链和轻链分开。③酶对免疫球蛋白的水解有极好的专一性，不同的酶将免疫球蛋白裂解成不同片段。如木瓜蛋白酶将 IgG 裂解成一个 Fc 段和两个 Fab 段；胃蛋白酶将 IgG 水解成一个 F（ab′)$_2$ 片段和数个结晶小片段。

（六）纯化抗原的鉴定、浓缩与保存

纯化抗原的鉴定内容包括分子量、含量、纯度和免疫活性鉴定等。鉴定方法较多，常用的有聚丙烯酰胺凝胶电泳法、结晶法、免疫电泳法和免疫双扩散法等，仅用一种方法还无法做纯度鉴定，实际应用时需用几种方法联合进行鉴定。结晶不是纯度的标准，因结晶中往往含有其他成分。电泳谱中呈现单一区带也不能排除在这条带中含有其他成分。有时虽出现几条带，也可能是同一物质的聚合体或降解物。抗原经纯化后常需要进行浓缩，浓缩的方法有吸收浓缩法、蒸发浓缩法和超滤浓缩法。

浓缩后的抗原可以在液态或干燥状态低温保存。液态保存时须加入防腐剂，如氯仿、叠氮化钠、硫柳汞等。干燥状态保存较稳定，在 0～4 ℃条件下可保存数年。蛋白抗原的定量可用生化分析中的常用方法。根据测试抗原量的多少可用双缩脲法或酚试剂法。如果抗原极为宝贵，可用紫外光吸收法。

三、半抗原免疫原的制备

半抗原是仅有抗原性而无免疫原性的物质，如多肽、甾体激素、核苷、某些药物等小分子物质均为半抗原。这些小分子物质仅能与相应的抗体发生特异性结合，而它们自身并不具有免疫原性，不能诱导抗体产生，但若将半抗原连接到大分子载体上成为完全抗原后就能刺激机体产生抗体。结合的方法有物理法和化学法。

（一）载体

可选作半抗原载体的有蛋白质、多肽聚合物、大分子聚合物等。

1. 蛋白质类载体　蛋白质是结构复杂的大分子胶体物质，是一种良好的载体。常用的有牛血清白蛋白（bovine serum albumin，BSA）、人血清白蛋白（human serum albumin，HSA）、卵白蛋白（ovalbumin，OVA）和钥孔血蓝蛋白（keyhole limpet hemocyanin，KLH）等。其中因牛血清白蛋白溶解度大，免疫活性强，容易获得，故最为常用。蛋白质与半抗原的结合是通过游离氨基、羧基、酚基、巯基和胍基等活性基团的缩合。

2. 多肽聚合物　是人工合成的载体。常用的有多聚赖氨酸、二软脂酰赖氨酸、多聚混合氨基酸等。这些多聚物与半抗原结合后，可诱导动物产生针对半抗原的高效价、高亲和力的抗体。多聚赖氨酸的分子量可达十几万到几十万，是良好的载体。

3. 其他载体　大分子聚合物如羧甲基纤维素（carboxymethyl cellulose，CMC）、聚乙

烯吡咯烷酮（Polyvinylpyrrolidone，PVP）及活性炭等皆可与半抗原结合，加入弗氏完全佐剂可诱导动物产生良好的抗体。

因半抗原种类、动物类别、载体种类及结合方法的不同，制得的免疫原对动物免疫所产生的效果也不同。实际应用时，应多采用几种载体或方法。

（二）连接方法

半抗原与载体的连接方法有物理法和化学法。物理法是通过电荷和微孔吸附半抗原，吸附的载体有淀粉、聚乙烯吡咯烷酮、硫酸葡聚糖和羧甲基纤维素等。化学法是利用某些功能基团把半抗原交联在载体上。半抗原带有的化学基团不同，其化学连接方法也不同，带有游离氨基或游离羧基以及两种基团均有的半抗原，可直接与载体连接，连接方法有碳二亚胺法、戊二醛法等；无氨基与羧基的半抗原不能直接与载体连接，需要用化学方法使其转变为带有游离氨基或游离羧基的衍生物后才能与载体连接，常用琥珀酸酐法、一氯醋酸钠法等方法连接。

（三）半抗原免疫原的鉴定

半抗原与载体结合的数目与免疫原性密切相关，一般认为一个载体分子上要连接20个以上的半抗原分子，才能有效地刺激免疫动物产生抗体。因此，在半抗原与载体连接后，应测定连接到载体上的半抗原量。通常应用吸收光谱分析法测定，也可应用放射性核素标记半抗原掺入法。

四、免疫佐剂

免疫佐剂（immunoadjuvant），简称佐剂，是先于抗原或与抗原一起注入机体、可增强机体对该抗原的特异性免疫应答或改变免疫应答类型的物质。免疫佐剂为一类非特异性的免疫增强剂。佐剂本身可具有免疫原性，也可无免疫原性。

（一）佐剂的常用种类

目前可安全地用于人体的佐剂只有氢氧化铝、明矾、polyI-C、胞壁酰二肽、细胞因子和热休克蛋白等。最常用于免疫动物的佐剂是弗氏佐剂（Freund adjuvant）。弗氏佐剂包括弗氏不完全佐剂和弗氏完全佐剂。弗氏不完全佐剂由油剂（花生油或液体石蜡）和乳化剂（羊毛脂或吐温-80）制成，在弗氏不完全佐剂中加入卡介苗即为弗氏完全佐剂。弗氏完全佐剂的作用较强，易在注射局部形成肉芽肿和持久溃疡，因而不适用于人体。

使用弗氏佐剂免疫动物前，需将佐剂和抗原按体积比1∶1充分混合成油包水乳剂。乳化方法可用：①研磨法。先将佐剂加热倾入无菌乳钵，待冷后缓缓滴入卡介苗，边滴边按同一方向研磨，使菌体完全分散，再用同法加入抗原，直到完全变成乳剂。②注射器混合法。用两个5 mL注射器，在针头处用尼龙管连接，一侧为佐剂，另一侧为抗原，装好后来回推动，经多次混合逐渐变为乳剂。此法能进行无菌操作，并节省抗原与佐剂，但不易乳化完全。鉴定是否乳化完全的方法是将一滴乳剂滴入水中，若立即散开，则乳化不好；若不散开，则乳化完全。还可将乳化过的物质放置一段时间，若出现油水分层，也说明未乳化完全。

佐剂的种类很多，可按其理化性质进行分类，见表2-1。

表 2-1　佐剂的常用种类

分　类	常　用　种　类
无机佐剂	氢氧化铝、磷酸钙、磷酸铝、表面活性剂
有机佐剂	分枝杆菌、百日咳杆菌、短小棒状杆菌、脂多糖、胞壁酰二肽、细胞因子、热休克蛋白
合成佐剂	双链多聚腺苷酸-尿苷酸（polyA-U）、双链多聚肌苷酸-胞苷酸（polyI-C）
油剂	弗氏佐剂、矿物油、植物油

（二）佐剂的作用机制

佐剂能增强抗原免疫原性，并能增强机体对免疫原刺激的反应性，而且能改变免疫应答的类型。其可能的作用机制主要有：①改变抗原的物理性状，形成抗原储存库，利于抗原缓慢释放，延长抗原在体内的存留时间，从而有效地刺激免疫系统；②活化抗原提呈细胞（APC），增强其抗原提呈能力，促使其释放细胞因子，调节及增强淋巴细胞应答能力。③刺激淋巴细胞增殖和分化，扩大和增强免疫应答的效应。

（三）佐剂的应用原则

应用佐剂的目的是为了提高抗原的免疫原性，以增强体液免疫和细胞免疫应答。有些抗原如可溶性蛋白抗原经高度纯化后，免疫原性往往降低，因而，这些抗原尤其是可溶性抗原在免疫动物时必须加入佐剂，以促进抗体的产生。在某种情况下，欲改变抗原免疫应答类型，延长抗原在免疫动物体内的存留时间，或改变抗原的分布，或增强局部对变应原的超敏反应等情况，都可考虑应用佐剂。应用佐剂也可能引起过强的免疫应答而造成免疫损伤，对于可预见的严重免疫病理反应应慎重使用。

任务 2　免疫血清的制备

目前临床应用的抗体按其制备的原理可分为三类：第一类是用传统方法制备的免疫血清，又称抗血清，是利用抗原免疫动物，从动物血清中获得的针对抗原多种表位的抗体，称多克隆抗体；第二类是通过杂交瘤技术制备的针对抗原分子中一种抗原表位的抗体，称单克隆抗体（monoclonal antibody，McAb）；第三类是利用基因工程技术制备的抗体，称基因工程抗体（genetic engineering antibody，GEAb）。

抗血清的制备大致分为三个阶段，即免疫原的制备、动物免疫和血清的分离纯化与鉴定。动物免疫应选择适宜的动物及设计切实可行的免疫方案，如抗原的剂量、剂型、注射途径、免疫次数、免疫间隔及免疫动物的生理状态等，这些均与免疫效果密切相关。

一、免疫动物的选择

制备免疫血清的接种动物主要有哺乳类和禽类。常用的有家兔、绵羊、马、豚鼠和鸡等。动物种类的选择主要根据抗原的生物学特性和所需抗体的数量和用途而定，具体选择时应考虑以下因素。

（一）动物种属的选择

一般而言，抗原来源与免疫动物种属差异越大，免疫原性越强，免疫效果越好；同种系或亲缘关系越近，免疫效果越差（如鸡与鸭之间、兔与大鼠之间），不容易产生抗体。

（二）动物个体的选择

免疫动物个体必须适龄、健康、无感染性疾病，体重符合要求。如家兔应选择 6 月龄以上，体重 2~3 kg 为宜。一般选用雄性动物，因为雌性动物尤其是妊娠动物会因诸多因素影响抗体的产生。

（三）抗原的性质与动物应答敏感性

不同性质的免疫原，适宜的动物亦不相同。蛋白质类抗原对多数动物皆适合，常选用家兔和山羊。但若动物体内含有蛋白抗原类似物质，则对这些动物免疫原性极差，如 IgE 对绵羊、多种酶类（如胃蛋白酶等）对山羊、胰岛素对家兔免疫后不易出现抗体。此时可改变抗原的剂型及选择另类动物如豚鼠等进行试验。其他类免疫原如类固醇激素免疫时多选用家兔，而酶类免疫多用豚鼠。

（四）抗血清的要求

根据免疫的动物种类不同，所获抗血清分为 R（rabbit）型及 H（horse）型，R 型抗血清是用家兔及其他动物免疫产生的抗体，抗原抗体反应比例合适范围较宽，适用于诊断试剂；H 型抗血清是用马等大型动物免疫获得的抗体，抗原抗体反应比例适合范围较窄，一般用作免疫治疗。除依据抗血清的用途选择动物外，也可从所需抗体的数量考虑，抗体需求量大，可选用马、绵羊等大型动物，抗体需求量小，可选用家兔或豚鼠。

二、免疫方案的制订与实施

确定免疫动物后，应依据抗原的性质、抗血清制备的不同要求来设计有效的免疫方案，包括免疫原的剂量、接种途径、次数、免疫间隔时间及佐剂的应用等，这些因素均关系到免疫的成功与否。

（一）免疫原的剂量

免疫原剂量的选择应考虑抗原免疫原性强弱、相对分子质量大小、动物的个体状态、免疫途径和免疫佐剂种类等因素。抗原剂量过大或过小都可使动物产生免疫耐受，在一定范围内，免疫原的用量越大，免疫反应越强，产生的抗体效价越高。一般情况下，大动物的免疫原计量为 0.5~1.0 mg/（只·次），小动物为 0.1~0.6 mg/（只·次）。用半抗原性免疫原时，半抗原的载体应始终相同，避免疫影响抗体的产量或改变抗体类别。是否使用佐剂，依免疫原的性质而定，颗粒性抗原具有强免疫原性，一般不用，也不易诱发免疫耐受；可溶性抗原则要加入佐剂，但应注意免疫耐受现象的发生。

（二）免疫途径

免疫途径多种多样，常用的途径有皮内、皮下、肌肉、静脉、腹腔、脾脏、淋巴结，初次免疫一般选择皮内接种，加强免疫和颗粒性抗原一般选择静脉注射或腹腔注射。可溶性抗原常采用皮下及皮内免疫时多点注射，包括脚掌、腋窝淋巴结周围及背部两侧、耳后以及颌下等处，每点注射量不宜超过 0.5 mL，以免引起局部无菌性坏死和脓肿。免疫原的进入途径决定了抗原的吸收、分布和代谢速度。对抗原的吸收速度为：静脉＝脾脏＝淋巴结＞腹腔＞肌肉＞皮下＞皮内。免疫途径的选择也应考虑免疫原的生物学及理化特性，如激素、酶及毒素等抗原，一般不宜静脉注射。宝贵抗原可选择淋巴结内微量注射，仅需 $10\sim100\ \mu g$ 抗原，方法是先用不完全佐剂进行基础免疫（预免疫），$10\sim15\ d$ 后可见肘窝或腹股沟处有肿大的淋巴结，用两手指固定好淋巴结，消毒后用微量注射器直接注射抗原。可获得比较好的免疫效果。半抗原宜用皮内多点注射。

（三）免疫间隔时间和次数

免疫间隔时间和次数应根据抗原的性质、抗原免疫原性的强弱、动物个体状态等因素确定，一般免疫的总次数为 $3\sim8$ 次。免疫间隔时间也是影响抗体产生的重要因素之一。尤其是首次与第二次免疫间隔很重要，因首次免疫后，动物机体处于识别抗原和 B 细胞增殖阶段，若很快进行第二次注射，相当于第一次抗原剂量过大，易造成免疫耐受。第三次及以后的间隔时间一般以 $7\sim20\ d$ 为佳，不能太长，以防止刺激变弱，抗体效价不高。半抗原的免疫间隔要求较长，有的报告 1 个月，有的达 $40\sim50\ d$。由于免疫原及动物的差异，可先进行预试验，寻求最佳剂量和间隔时间。

随着免疫次数的增加，有些抗原尤其是可溶性抗原的免疫，要防止动物过敏或死亡，在注射 $7\sim10\ d$ 以后，要考虑脱敏措施。此外，免疫前应测试动物体内是否存在针对注入抗原的抗体，免疫后应认真做好编号、标记、管理与记录，注意动物的体温、体重、呼吸与粪便是否正常，注射部位的变化及是否有其他异常表现等。

三、抗血清的收获

动物免疫 $3\sim5$ 次后，可取少量血清检测抗体效价与特异性，测试合格后，应在末次免疫后 $5\sim7\ d$ 及时采血分离抗血清。若抗血清效价不理想，可追加免疫 $1\sim2$ 次后再行采血。为防止血脂过高，在采血前动物应禁食 24 h。

（一）采血

目前常用的动物采血方法有以下三种：

1. 颈动脉放血法　该法采血量较多，常用于家兔、绵羊、山羊等动物的采血。以家兔为例：仰卧固定家兔，头部放低暴露颈部，剃毛消毒后，沿颈中线切开皮肤，钝性分离颈总动脉，将动脉与迷走神经游离，手术线结扎动脉远心端，用止血钳夹住近心端，在两端之间用另一止血钳夹持血管横径 1/3 以固定动脉，于结扎处剪断血管，将血管断端移向无菌瓶口，松开近心端止血钳，血液射入瓶内。另一种放血方法是分离颈动脉后，将无菌导管插入颈动脉近心端引血入瓶。一般一只家兔可放血 50～100 mL。放血时应避免速度过快，否则动物很快死亡，取血量减少。

2. 心脏采血法　此法常用于家兔、豚鼠、大鼠等小动物采血。将动物仰卧或垂直位固定，于左胸去毛消毒，触摸胸壁探明心脏搏动最明显处，将注射器在预定部位刺入，刺中心脏有明显的搏动感，抽取血液。一般一只家兔一次可取血 20～30 mL。本法要求操作熟练，否则穿刺不当，易引起动物急性死亡。

3. 静脉采血法　该方法可多次进行，采集较多的血液。如绵羊和山羊颈静脉采血，一次能采血 300 mL，采血后立即回输 10％葡萄糖生理盐水，能在短时间恢复动物的体能，3 d 后仍可采血 200～300 mL。让动物休息一周，加强免疫一次，又可采血两次。如此，一只绵羊可获血液 1 500～2 000 mL。家兔可在耳中央静脉处取血，小鼠在眼底静脉丛处取血，一次可获 0.1～0.3 mL 血液，小鼠还可采取摘除眼球或断尾法甚至断头法采血。

（二）分离收集血清

采集的动物血液应及时分离血清，分离方法常采用室温自然凝固，然后置 37 ℃或 4 ℃中使血块收缩后，再收集血清。前者血块收缩迅速，但所得血清较少；后者血块收缩较慢，时间较长，有时会出现溶血，但获血清多且效价不会下降。血清若混入红细胞，需离心沉淀除去。整个过程要防止污染和溶血现象发生。

（三）抗血清的纯化

在制备抗血清的过程中，往往由于抗原不纯、含性质相近的杂抗原较多等原因，加之自然免疫的影响，常有杂抗体的产生，即使使用高纯度的抗原（如 IgG）免疫动物，抗血清仍有抗重链及抗轻链抗体。此外，有些目的蛋白质与其他蛋白质结合在一起，免疫得到的抗血清也是含有抗其他蛋白的杂抗体。因此，抗血清获取后，需根据要求选用不同的方法（如亲和法、吸附法等）提纯目的抗体，除去非目的抗体或非特异干扰成分，这种经纯化、吸收处理后，去除杂抗体，只与其特异性抗原发生反应的抗血清，称为单价特异性抗血清。

有时在实际应用中需要高纯度、特异性强的免疫球蛋白进行免疫学检测和治疗。因此，所得的抗血清还需要进行免疫球蛋白的分类和纯化。操作时可根据实验室条件、纯化的种类［如 IgG、IgM、γ 球蛋白、F（ab′）$_2$ 片段等］不同选择适当的提纯方法。

四、抗血清的鉴定和保存

抗体效价高低、特异性强弱及亲和力大小是判断抗血清质量优劣的主要标准。免疫血清在保存或应用之前、纯化之后以及在动物免疫的后期都必须进行抗体活性的鉴定。

（一）抗血清的鉴定

抗血清的鉴定主要是检测抗体的效价、特异性、纯度与亲和力。

1. 抗血清效价的测定　抗血清效价是指血清中所含抗体的浓度或含量。测定抗血清效价的方法很多，包括试管凝集反应、琼脂扩散试验、ELISA 和放射免疫法等。目前常用的是放射免疫法和琼脂双向扩散法。放射免疫法测定的效价极为精确，是以不同稀释的抗血清与标记抗原混合，孵育 24 h 后，测定其结合率，以结合率为 50% 的血清稀释倍数为抗血清效价。琼脂双向扩散法是根据抗原与抗体在琼脂中由高浓度向低浓度扩散，两者相遇所形成抗原抗体复合物沉淀线的位置来判断抗体效价。有两种稀释方法：一是稀释抗血清，如 1∶2、1∶4、1∶8、1∶16 等倍比稀释，分别与一个固定浓度的纯抗原反应；另一种是同时倍比或按浓度稀释抗血清及抗原，再分别进行双向扩散试验（称棋盘滴定）。以抗原最高稀释倍数时出现沉淀线的抗血清最高稀释倍数为该抗体的效价。

2. 抗体特异性的鉴定 抗体的特异性是指抗体对相应的抗原及结构相似抗原的识别能力。应根据抗原性质来选择不同的方法。用颗粒性抗原制备的抗体，分别与抗体相对应的已知抗原（目的抗原）和相似抗原做玻片凝集试验。如果只与目的抗原反应，说明特异性强；如果与两种抗原都发生反应，则说明抗体不纯，有交叉反应，可用相关抗原进行吸收试验处理，去除共同抗体，提高其特异性。

用可溶性抗原制备的抗体，常用双向免疫琼脂扩散、免疫电泳、免疫转印等技术来分析。双向免疫琼脂扩散技术是在琼脂板上打两排孔，一排放含有同一种抗原的抗原粗提物和纯化抗原，另一排加待检抗血清，扩散 18～24 h 后，观察两排孔间出现的沉淀线。若抗血清与粗抗原及纯抗原之间皆出现一条沉淀线，而且两条线融合，证明此动物已产生单价特异性抗体。如与纯化抗原仅出现一条沉淀线，但与粗抗原出现多条沉淀线，并且其中一条沉淀线与纯抗原沉淀线融合，表示免疫成功，但有杂抗体存在。若没有沉淀线，表示免疫失败。

3. 抗体纯度的鉴定 往往由于抗原纯化不彻底或其他原因，使制备的抗血清含有杂蛋白，为去除杂蛋白的干扰，须对抗体进行纯度鉴定。鉴定可用 SDS-聚丙烯酰胺凝胶电泳（SDS-PAGE）、双向免疫琼脂扩散、免疫电泳等方法。依据出现的电泳区带与沉淀线分析抗体的纯度。

4. 抗体亲和力的鉴定 抗体亲和力是指抗体与抗原结合的强度，常以亲和常数 K 表示。一般采用平衡透析法、ELISA 和放射免疫技术等进行测定。亲和力鉴定对抗体的筛选、确定抗体的用途、验证抗体的均一性都具有重要意义。

（二）抗血清的保存

抗血清除菌后一般用小份包装保存，保存的方法常用以下三种：①4 ℃保存，液体状态下保存于普通冰箱，可存放 3～6 个月，效价高时，可放一年，若放置时间过长，应重新鉴定效价。保存时需加入 1～2 g/L NaN_3 和一定浓度的甘油，前者用以防腐，后者可延长保存期。②低温保存，存于 $-40～-20$ ℃，在 3～5 年内效价下降不明显，应避免反复冻融，否则效价明显降低。③真空干燥，用真空冻干机除去抗血清的水分，使最后制品内水分<0.2%，封装后可长期保存，在冰箱中可保存 5～10 年。

五、抗血清中抗体的纯化

纯化抗血清的目的是尽量去除免疫血清中与目的抗体不相关的成分，以避免杂抗体对特异性抗体的干扰。因此，应根据不同的要求，从抗血清中除去干扰成分或提取相应的免疫球蛋白。

（一）单价特异性抗体的提取

单价特异性抗体是指抗血清只与其特异性抗原发生反应。因免疫原不纯，抗血清可出现杂抗体。纵然用高纯度的 IgG 免疫动物，抗血清仍有抗重链及抗轻链抗体。此外，有些目的蛋白质与其他蛋白质黏合在一起，难以分开，免疫得到的抗血清总是含有抗其他蛋白的杂抗体。除去杂抗体的方法有两种。

1. 亲和层析法　将杂抗原交联到琼脂糖凝胶 4B 上，让抗血清通过亲和色谱柱，杂抗体被吸附在柱上，流出液则是单价特异性抗体。

2. 吸附法　将含有杂抗原混合液制成固相吸附剂，直接加到抗血清中，杂抗体与抗原吸附剂结合被除去。上清液则为无杂抗体的单价特异性抗体。有时因杂抗体多需吸附几次才能完全去除。

（二）IgG 类抗体的纯化

免疫动物的抗血清中，主要含有特异性 IgG。纯化后的特异性 IgG 类抗体常用于标记免疫或其他免疫技术中，如 ELISA，用于包被的抗体主要是特异性 IgG。纯化的 IgG 类抗体，可用饱和硫酸铵盐析法获得，也可用凝胶过滤法获取，还可采用离子交换层析法与亲和层析法提取。用酶解法可制备 F（ab'）$_2$ 片段。

任务3　单克隆抗体的制备

由最初一个细胞无性繁殖而形成的纯细胞集团，称为一个克隆（clone）。体内有许多识别不同抗原决定簇的 B 淋巴细胞克隆，一个 B 细胞克隆只能识别一种抗原决定簇。单克隆抗体（monoclonal antibody，McAb）是指由单个 B 细胞克隆产生的仅针对一种抗原表位、结构相同、功能均一的高特异性抗体。为获得 McAb 必须选出单个 B 淋巴细胞克隆，然而该细胞在体外是不能长期存活的，必须将它们变为能长期传代的细胞，才能持续产生单一特异性抗体，基于这一设想，1975 年由 Kohler 和 Milstein 创立了 B 细胞杂交瘤技术，利用 B 细胞杂交瘤技术可大量制备理化性状均一、生物活性专一、纯度高、易于标准化的单克隆抗体。

一、单克隆抗体技术的基本原理

目前常用的单克隆抗体制备技术是鼠-鼠 B 淋巴细胞杂交瘤技术。该技术是想将抗原免疫的小鼠脾细胞与具有体外长期繁殖能力的小鼠骨髓瘤细胞在融合剂作用下进行融合，然后用 HAT 选择性培养基进行培养，筛选出能同时表达两个亲代细胞性能的杂交瘤细胞株并扩大培养（即克隆化），最终获得既能产生所需抗体，又能体外长期增殖的杂交瘤细胞系，将其进行体外培养或动物腹腔接种培养，其培养液中可得到大量的高效价单克隆抗体。

二、单克隆抗体制备的流程和方法

制备单克隆抗体为一项周期性长和高度连续性的实验技术，涉及大量的细胞培养与免疫化学等基本方法，其制备的基本流程是：抗原的纯化与动物免疫、骨髓瘤细胞、B 细胞及饲养细胞的制备、细胞融合，杂交瘤细胞的筛选、阳性杂交瘤的克隆化培养与细胞冻存、单克隆抗体的制备、单克隆抗体的纯化及鉴定。单克隆抗体制备技术的流程如图 2-3 所示。

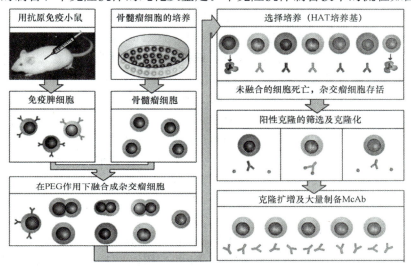

图 2-3　单克隆抗体制备的流程图

（一）抗原的纯化与动物免疫

尽量提高免疫抗原的纯度和活性，抗原的纯度越高效果越好。细胞性抗原每次可取 $(1\sim2)\times10^7$ 个细胞，不必加佐剂；可溶性抗原应加弗氏完全佐剂并经充分乳化，抗原用量一般为 100 μg。

免疫时选用的动物是与骨髓瘤细胞同源的、鼠龄在 8～12 周的 BALB/c 健康小鼠。可同时免疫接种 3～5 只小鼠，以防免疫反应不佳或免疫过程中死亡。细胞性抗原免疫途径多用腹腔内或皮内多点注射。珍贵微量抗原可进行脾脏内直接注射。免疫间隔通常 2～3 周，以获得高效价抗体为最终目的。末次免疫后 3～5 d 可分离脾细胞。收集血液、分离提纯血清供测定抗体及效价滴定用。

（二）细胞的选择与制备

杂交瘤技术首先是选择与制备用于细胞融合的两种亲本细胞：一种是有产生抗体能力的 B 细胞，通常来源于免疫动物的脾细胞；另一种是具有体外长期增殖能力的骨髓瘤细胞。同时也需制备饲养细胞。

1.B 细胞获取　因为脾脏是 B 细胞聚集的主要场所，故通常是取经特异性抗原免疫过并产生抗体的动物的脾脏作为 B 细胞来源。将脾细胞用台盼蓝染色计数，活细胞数应该占 95％以上。

2. 小鼠骨髓瘤细胞制备   合适的骨髓瘤细胞应满足以下条件：①小鼠骨髓瘤细胞系来源应与制备脾细胞小鼠同一品系，这样杂交融合率高；②小鼠骨髓瘤细胞自身不分泌免疫球蛋白及细胞因子，避免对杂交瘤细胞中的抗体合成基因产生抑制；③能在体外连续培养，生长快速，繁殖周期短于 24 h；④小鼠骨髓瘤细胞是次黄嘌呤-鸟嘌呤磷酸核糖转化酶（hypoxanthine-guanine phosphoribosyl transferase，HGPRT）缺陷株，可用 8-氮鸟嘌呤定期处理，HGPRT$^+$ 细胞利用 8-氮鸟嘌呤，合成毒性核苷酸而死亡，只有 HGPRT$^-$ 细胞能持续生长。目前常用的小鼠骨髓细胞瘤为 Sp2/0 和 NS-1 细胞株。选择处于对数生长期、细胞形态和活性都良好的细胞（活细胞计数大于 95%）作为融合细胞。一般在细胞融合前一天，用新鲜培养基调至细胞浓度为 2×10^5个/mL，次日即为对数生长期细胞。

3. 饲养细胞的制备   体外培养条件下，细胞生长依赖适当的细胞密度，所以在培养融合细胞以及细胞克隆化扩大培养时，均需要加入其他饲养细胞。小鼠腹腔巨噬细胞是最常用的饲养细胞，能分泌细胞生长因子，有利于细胞生长，同时可以吞噬衰老的细胞与微生物。小鼠腹腔巨噬细胞的制备方法为：冷冻果糖液注射腹腔，轻揉腹部几次，吸出含有巨噬细胞和其他细胞腹腔液，经离心调整细胞密度后，即可使用。但腹腔注射时，应避免刺破动物消化器官，防止收获的细胞被污染。另外，小鼠脾细胞、大鼠或豚鼠腹腔细胞等也可用作饲养细胞。

（三）细胞融合

细胞融合是产生杂交瘤细胞的关键环节。目前最常用的细胞融合剂为聚乙二醇（Polyethylene glycol，PEG），使用浓度通常为 400 g/L。PEG 可能导致细胞膜上脂类物质结构重排，使细胞膜容易打开而有助于融合。细胞融合的基本操作是将两种要融合的脾细胞与骨髓瘤细胞混合后加入 PEG，促使细胞彼此融合，融合时间控制在 2 min 以内，然后用培养液稀释 PEG，以消除 PEG 的毒性作用，再将融合细胞适当稀释，分别置培养板孔中培养。融合过程中应注意以下情况：①细胞比例：骨髓瘤细胞与脾细胞的比例可从 1：2～1：10 不等，常用 1：4，两种细胞在融合前应保证具有较高的活性；②培养液的成分：优质培养液对融合细胞尤其重要，其中小牛血清含量、各种离子强度及离子种类、温度、pH 及营养成分均可以影响细胞融合，需严格控制。若融合率下降，应及时检查培养基情况。

（四）杂交瘤细胞的筛选

杂交瘤细胞的筛选是将融合后的细胞混合体接种在影响 HAT 选择性培养基上，仅有杂交瘤细胞生长，从而实现筛选。原理是肿瘤细胞合成 DNA 有两条途径：一是主要合成途径，由糖和氨基酸合成核苷酸，然后合成 DNA，叶酸作为重要的辅酶参与这一合成过程；二是替代途径，在次黄嘌呤-鸟嘌呤磷酸核糖转化酶（HGPRT）及胸腺嘧啶核苷激酶（Thymidine kinase，TK）的催化下，利用次黄嘌呤及胸腺嘧啶核苷合成 DNA。杂交瘤细胞 HAT 选择性培养基中有三种关键成分：次黄嘌呤（hypoxanthine，H）、氨甲蝶呤（aminopterin，A）与胸腺嘧啶核苷（thymidine，T），其中氨甲蝶呤是叶酸的拮抗剂，可阻断主要途径合成骨髓瘤细胞 DNA。

细胞融合是一个随机的物理过程。融合结束后，在小鼠脾细胞和小鼠骨髓瘤细胞混合细胞的悬液中，融合后的细胞将以多种形式出现，如脾-骨髓瘤细胞融合的杂交瘤细胞、脾-

脾细胞融合细胞、骨-骨髓瘤融合细胞、未融合脾细胞、未融合骨髓瘤细胞，脾细胞（B 细胞）在 HAT 选择性培养基中可通过替代途径合成 DNA 而生存下来，但在培养基中不能生长繁殖，于 5～7 d 死亡。骨髓瘤细胞是经毒性培养基选出的 HGPRT 缺陷株，在合成 DNA 主要途径被氨甲蝶呤所阻断，又因缺乏 HGPRT 而不能利用次黄嘌呤，导致替代途径也不能合成 DNA，因此不能在 HAT 选择性培养基中生长。由脾细胞与骨髓瘤细胞融合的杂交瘤细胞，同时具有亲代双方的遗传性能，虽然合成 DNA 主要途径被氨甲蝶呤阻断，但由于杂交瘤细胞可从脾细胞获得 HGPRT，能经替代途径合成 DNA，因此，只有杂交瘤细胞能在 HAT 培养基中长期生存而被筛选出来。

（五）阳性杂交瘤细胞的克隆化培养与细胞冻存

由于一个 B 细胞仅识别一种抗原表位，而用于免疫小鼠的抗原可能含有多个抗原表位，制备的脾细胞也就存在针对不同抗原表位的 B 细胞。因此，在 HAT 培养液中生长的杂交瘤细胞中，既有针对目的抗原表位的特异性抗体分泌细胞，又有非特异性抗体分泌细胞及无关的细胞融合体，故必须及时筛选，以获取所需的特异性杂交瘤细胞。筛选的方法是将杂交瘤细胞群多次进行单个细胞培养，即克隆化培养。实验室最常用的克隆化的方法是有限稀释法。

有限稀释法是将杂交瘤细胞悬液连续稀释，理论上使分配到培养板（96 孔板）每孔中的细胞数为一个，培养后取每孔上清液，以 ELISA 或其他方法检测抗体含量。依抗体的分泌情况筛选出抗体高分泌孔，对高分泌抗体孔中细胞反复多次克隆化（3～5 次）后，再分别进行特异性抗体测定。最终可获得较稳定的由单个细胞增殖而形成同源性的杂交瘤细胞克隆。

筛选出的杂交瘤细胞即阳性克隆应及时冻存，以保证细胞不会因污染或过多传代变异丢失染色体而丧失分泌抗体功能。常用的细胞冻存保护剂是二甲基亚砜（DMSO），其易穿透细胞膜，可使冰点下降，提高细胞膜对水的通透性，且对细胞无明显毒性。目前常用液氮冷冻保存，冻存液为终浓度 90% 的小牛血清和 10% 的 DMSO，每个冻存管为 0.5 mL，所含细胞数量为 $1×10^6～5×10^6$ 个细胞。细胞置入液氮前，应在细胞内加入适量保护剂，逐渐降温（即"慢冻"），以减少冰晶对细胞膜的损伤，最后置入 $-196\ ℃$ 液氮中可长期保存，细胞冻存温度越低越好，该法保存的细胞株活性仅有轻微的降低。冻存的细胞复苏时应立即浸入 37～40 ℃ 水浴，使之迅速融化（即"快融"），细胞复苏后可作台盼蓝染色计数，活细胞不着色，死亡细胞染成均匀的蓝色。以活细胞数占计数总细胞百分比表示其活力，细胞活力应为 50%～95%，若低于 50%，说明冻存、复苏过程有问题。同时还应对细胞株进行遗传性能、抗体产生能力的鉴定，合格者调整至所需浓度后即可用于生产单克隆抗体。

（六）单克隆抗体的制备

经过反复克隆化获得稳定分泌抗体的阳性杂交瘤细胞株，进行及时冻存保种外，还应立即扩大培养，并尽早使用原始细胞株制备单克隆抗体。目前，大量制备单克隆抗体的方法有体外培养法和动物体内诱生法两种。

1. 体外培养法　目前各实验室普遍采用细胞单层培养法：将杂交瘤细胞接种到培养瓶

中，在5%CO_2、37℃环境中培养数天，待培养液颜色改变或细胞过多开始死亡时，收集上清液，离心弃掉碎片及细胞。本法所制抗体含量不高，为5～25 μg/mL，仅能满足部分实验要求。另一种是采用杂交瘤细胞高密度培养法，可制备大量单克隆抗体。高密度培养法分两大系统：一类是细胞悬浮培养系统，采用转瓶或发酵罐式的生物反应器；另一类是细胞固定化培养系统，包括中空纤维细胞培养法和微囊化细胞培养法。该法生产工艺简单、易控制，可大规模生产，目前国际上上市的单克隆抗体多采用此种方法制备。

2. 动物体内诱生法　是一种操作简便、经济的常用方法，主要用于生产科学研究或诊断检测的单克隆抗体。常用小鼠腹腔接种法：选用 BALB/c 小鼠或其 F1 亲代小鼠，用0.5 mL 液体石蜡或降植烷（pristane）先行小鼠腹腔注射，1周后将杂交瘤细胞接种到小鼠腹腔中。接种量为 $0.5×10^6$～$1×10^6$ 个/鼠。接种1～2周，小鼠有明显的腹腔积液产生，以无菌方法分次抽取腹腔积液，每只小鼠可收集 10～20 mL 的腹腔积液，离心去除细胞，灭活（56℃，30 min），再离心取上清液即可。此法制备的腹水抗体含量高，每毫升可高达5～10 mg。

（七）单克隆抗体的纯化与鉴定

经上述两种方法制备的单克隆抗体，由于其中含有培养基、宿主或克隆细胞本身的一些无关蛋白，必须进一步分离和纯化。一般采用过滤和离心法进行初步处理，先用半饱和、饱和硫酸铵进行初步沉淀，再根据不同的纯度要求采用相应的方法进一步纯化。通常采用盐析、凝胶过滤、离子交换层析等方法达到纯化目的。最有效的方法为亲和层析法。

纯化后的单克隆抗体需鉴定抗体的效价、特异性、亲和力、Ig 的类与亚类及识别抗原表位等。鉴定方法有放射免疫测定、ELISA、沉淀试验等，以 ELISA 方法最为常用。一般先行定性测定，阳性者再做定量检测。

三、单克隆抗体的临床应用

1. 应用于临床诊断　作为医学检验诊断试剂，单克隆抗体特异性强，可避免或减少交叉反应，提高抗原抗体反应结果的可信度。通过抗原抗体的检测，可以辅助诊断疾病、判断预后和研究疾病发生机制。同时由于单克隆抗体的高度均一性，使抗原抗体反应结果也具有了均一性，有利于检测结果的标准化和规范化。目前临床上许多试剂盒都用单抗制成，主要应用如下：①检测病原体：是单克隆抗体应用最多的领域，如诊断乙肝病毒、疱疹病毒、EB 病毒、巨细胞病毒及其他病原体感染的试剂。②检测肿瘤抗原：可用于肿瘤的诊断、分型及定位。目前用于临床的主要是抗肿瘤相关抗原的单克隆抗体，如甲胎蛋白（α-fetoprotein，AFP）和癌胚抗原（Carcinoembryonic antigen，CEA）的单克隆抗体等。③检测淋巴细胞的表面标志：淋巴细胞及其亚群在不同的发育阶段表达不同的标志，即不同的分化抗原，利用分化抗原的单克隆抗体可区分细胞群、亚群及分化阶段。如用 CD 系列单克隆抗体可鉴别 CD 细胞亚群，有助于了解细胞的分化和 T 细胞亚群的数量和质量变化，对多种疾病的诊断具有参考意义，表面标志的检测对白血病患者疾病的分期、治疗效果和预后判断也有一定指导作用。④测定机体微量成分：结合单克隆抗体和其他免疫技术，可对机体多种微量成分（如酶类、维生素、激素药物、细胞因子等）进行测定。利用单克隆抗体进行各种定性、定量与定位检测，对多种疾病诊断具有重要参考意义。单克隆抗体不但在鉴定细菌的种型及亚型、病毒变异株及寄生虫不同生活周期抗原等方面独具优势，近年来在进行肿瘤分型及分期、制订治疗方案及判断预后方面也获得较好成效。

2. 应用于临床治疗　临床上主要应用于肿瘤的治疗和防止移植排斥反应。将针对某一肿瘤抗原的单克隆抗体与放射性核素、化学药物连接，利用单克隆抗体的导向作用，将放射性核素、化学药物携带至靶器官，直接杀伤肿瘤细胞，且副作用少，称为放射免疫疗法与抗体导向化学疗法。另外，用一些非杀伤性单克隆抗体（抗 CD4、抗 CD8 等）封闭 T 细胞表面分子而诱导免疫耐受可防止移植排斥反应的发生。

3. 应用于物质的提纯　常用于蛋白质类物质的提纯。只要能制备出被提纯物质的相应单克隆抗体，就可以用已知的相应单克隆抗体作为亲和物的一方，利用亲和层析法提取高纯度的目标物质。

此外，目前单克隆抗体多数来源于小鼠，作为诊断试剂是令人满意的，但作为生物制剂应用于人体，则因异种蛋白的免疫原性及可引起过敏反应的特性，限制了其在人体内的广泛应用，因此制备人源化单克隆抗体是目前亟待解决的问题。

任务4　基因工程抗体

多克隆抗体与单克隆抗体虽然广泛应用于医学领域，但因其均来源于异种动物，具有较强的免疫原性，对人体的应用尤其在治疗方面受到一定的限制。因而在 20 世纪 80 年代诞生了应用 DNA 重组和蛋白质工程技术制备的基因工程抗体，它较其他两种抗体具有以下优点：①能降低甚至消除人体对抗体的免疫排斥反应；②相对分子质量较小，易穿透血管壁，可进入病变的核心部位，利于治疗；③可以利用原核细胞、真核细胞和植物等进行表达，且表达抗体量大，从而大大降低生产成本。

一、基因工程抗体的概念

基因工程抗体（genetic engineering antibody，GEAb）是采用 DNA 重组和蛋白质工程技术，对编码抗体基因按需要的不同进行切割、拼接、修饰和重组，然后将改造基因导入适宜的受体细胞，使其表达的一种新型抗体。这种新抗体去除和减少了可引起副作用的无关结构，降低甚至消除了人体对抗体的免疫排斥反应，不仅保留了天然抗体的特异性和主要生物学活性，还可赋予抗体分子新的生物学活性。基因工程抗体分子量较小，易于穿透血管壁，进入病灶的核心部位，有利于临床治疗。

二、基因工程抗体的种类

目前制备的基因工程抗体主要有人源化抗体、小分子抗体、双特异性抗体、抗体融合蛋白等。

1. 人源化抗体　人源化抗体（humanized antibody，HAb）有嵌合抗体与改形抗体两种（图 2-4）。嵌合抗体是最早制备成功的基因工程抗体，从杂交瘤细胞中分离出功能性可变区基因，与人 Ig 恒定区的基因连接，导入适当质粒载体，构建鼠-人嵌合的重链和轻链基因质粒载体，共同转染宿主细胞（骨髓瘤细胞），表达鼠-人嵌合抗体，该类抗体的特点是大大降低了鼠源性单克隆抗体的免疫原性，同时又保留了亲本抗体的特异性和亲和力。

虽然嵌合抗体的免疫原性明显低于鼠源型单克隆抗体，但由于可变区仍保留鼠源性，应用时仍有一定抗小鼠抗体反应。为了进一步降低抗体的免疫原性，近年来在嵌合抗体的基础上构建了改形抗体。其制备方法是将鼠源单抗可变区中决定簇互补区（CDR）序列改换成人源性单克隆抗体 CDR 区序列，重构成既具有鼠源性单抗的特异性又保持人抗体亲和力的人源化抗体，亦称移植抗体或重构抗体。该类抗体人源成分可达 90%，减少了抗体的异源性，人源化抗体的产生和发展，使得多种鼠源性单抗可应用于临床治疗。

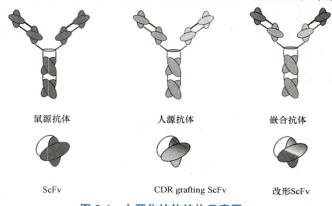

图 2-4　人源化抗体结构示意图

2. 小分子抗体　指相对分子质量小、具有抗原结合功能的分子片段，包括抗原结合片段（Fab）、可变区片段（Fv）、单链抗体（ScFv）、单区抗体（SdAb）和纳米抗体等（图 2-5）。小分子抗体具有以下一些特点：①相对分子质量小，在人体内穿透力强，免疫原性弱，有利于疾病的治疗；②Fab 片断是由 H 链 Fd 段和完整 L 链通过二硫键连接形成的异二聚体，仅有一个抗原结合位点，不含 Fc 段，不能与带有 Fc 段的受体细胞结合，引起不良反应少；③半衰期短，有利于及时中和及清除毒素；④可在大肠杆菌等原核细胞表达及易于基因工程操作。小分子抗体因上述独特的优势已成为基因工程研究的热点，目前临床上主要应用于肿瘤导向治疗与放射免疫诊断。

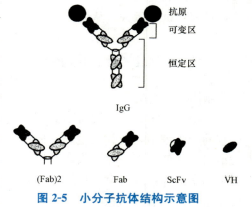

图 2-5　小分子抗体结构示意图

3. 双特异性抗体　又称双功能抗体，该抗体的两个抗原结合位点具有不同的特异性，结合两种不同的抗原分子（图 2-6）。如由抗肿瘤抗原的抗体和抗细胞毒性效应细胞（CTL、NK 细胞、LAK 细胞）表面分子的抗体（CD3 抗体或 CD16 抗体）制成的双特异性抗体，既能结合肿瘤细胞，又能结合细胞毒性效应细胞，促使细胞毒性效应细胞发挥抗肿瘤作用。

4. 抗体融合蛋白　指利用基因工程技术将抗体分子片段与其他生物活性蛋白融合而获

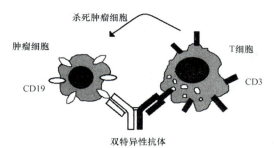

图 2-6　双特异性抗体结构示意图

得的融合蛋白。抗体融合蛋白因融合的蛋白质不同而具有多种生物功能，如将 Fv 与某些毒素、酶、细胞因子基因拼接，通过抗体的引导，可将这些生物活性物质引导到特定的靶部位，进而发挥生物学功能。ScFv 与某些细胞膜蛋白分子融合形成的融合蛋白，可表达于细胞表面，成为嵌合受体，使得细胞具有结合某种抗原的能力。

5. 完全人源化抗体　又称全人抗体，是临床治疗性抗体最理想的形式。目前，通过基因工程制备完全人源化抗体主要通过噬菌体抗体库技术与小鼠转基因技术两种方法获得。

噬菌体抗体库技术是近年发展起来的一项新的基因工程抗体技术。其原理是将体外克隆的抗体或抗体片段插入噬菌体载体的基因组 DNA 中，转染工程细菌进行表达，然后用抗原筛选即可获得特异性的单克隆抗体。利用该技术获得的完全人源的抗体，在 HIV 等病毒感染和肿瘤诊断与治疗方面有其特殊的价值。

在转基因动物方面，制备人抗体有几种不同的方法，但最被认可的是转染色体小鼠产生完全人抗体技术。转染色体小鼠携带有人微小染色体，它是从人 14 号及 2 号染色体上分离的，含有全部人抗体重、轻链胚系基因簇的染色体片段。这种携带人微小染色体的小鼠能够提供几乎完全相同的人免疫球蛋白基因环境，并在小鼠体内精确地重现人抗体的产生过程。

项目三　凝集反应技术

凝集反应（agglutination）是指细菌、红细胞等颗粒性抗原或表面结合抗原（或抗体）的颗粒状物质（如红细胞、聚苯乙烯胶乳等）与相应抗体（或抗原）结合后在一定条件下出现的肉眼可见的凝集现象。早在 1896 年，Widal 就利用伤寒患者的血清与伤寒杆菌发生特异性凝集的现象有效地诊断了伤寒病，从此开创了凝集试验在临床检验工作中的应用。1900 年，Landsteiner 在特异性血液凝集现象的基础上发现了人类血型，并于 1930 年获得了诺贝尔生理学或医学奖。凝集试验由于具有方法简便、结果直观、无需特殊仪器等优点，已成为常规的免疫检验技术，至今仍广泛应用于临床检验工作中。

凝集反应的发生分为两个阶段：①抗原抗体的特异性结合阶段；②出现凝集现象的可见反应阶段。抗原与抗体相遇，很快就发生结合，至于是否出现凝集现象，则受反应条件的影响。通常，细菌、红细胞等颗粒性抗原在反应液中带弱负电荷，周围吸引一层与之牢固结合的正离子，外面又排列一层松散的负离子层，构成一个双层离子云。在松散层内界和外界之间的电位差形成 Z 电位。溶液中的离子强度愈大，Z 电位也就愈大。Z 电位使颗粒相互排斥。当特异抗体与相应抗原颗粒互补结合时，抗体的交联作用克服了抗原颗粒表面的 Z 电位，而使颗粒聚集在一起。但当抗体分子太少，不足以克服相当厚度的离子云层时，则不能使颗粒聚集。因此，在凝集反应中，IgM 类抗体的作用比 IgG 类抗体要大数百倍，所以 IgG 类抗体常出现不完全反应，即不可见的抗原抗体反应。这种抗体有时又称不完全抗体。不完全抗体的含义是指可与抗原牢固结合，但因其分子量较小，不能起到由桥联作用而形成的可见的凝集现象。在试验过程中，为促使凝集现象的出现，可采取以下措施：增加蛋白质或电解质，降低溶液中离子强度以缩短颗粒间的距离；增加试液的黏滞度，如加入右旋糖酐或葡聚糖等；用胰酶或神经氨酸酶处理，改变细胞的表面化学结构；以离心方法克服颗粒间的排斥等。

凝集试验是一种定性的检测方法，即根据凝集现象的出现与否判定结果是阳性还是阴性；也可以进行半定量检测，即将标本作一系列倍比稀释后进行反应，以出现阳性反应的最高稀释度作为滴度。由于凝集反应方法简便，敏感度高，因而在临床检验中被广泛应用。

一般认为，颗粒性抗原与载体在普通光学显微镜下是可见的，可溶性抗原是在普通光学显微镜下不可见的物质。参与凝集反应的抗原也称为凝集原（agglutinogen），相应的抗体称为凝集素（agglutinin）。在免疫学技术中，凝集反应可分为直接凝集反应和间接凝集反应两大类。自身红细胞凝集试验和抗人球蛋白凝集试验是两种特殊的凝集反应。

任务1 学会直接凝集反应技术

细菌、螺旋体和红细胞等颗粒抗原，在适当电解质参与下可直接与相应抗体结合出现肉眼可见的凝集现象，称为直接凝集反应技术（图3-1）。直接凝集反应有如下特点：①抗原呈颗粒状，制成的液体为悬液；②抗原颗粒分子相对比抗体大，故反应所形成的凝集物主要成分为抗原；③抗原的比表面积（表面积/体积）比抗体小，试验时为使抗体不过剩，通常需要稀释抗体；④因为需要稀释抗体，故以出现凝集现象的抗体最高稀释度来判断效价，因而以测定抗体最为敏感。

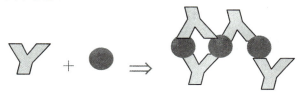

图3-1 直接凝集反应示意图

常用的直接凝集反应技术有玻片法和试管法两种。

一、玻片凝集试验（玻片法）

（一）基本原理

玻片凝集试验为定性试验方法，一般用已知抗体作为诊断血清与受检颗粒抗原，如菌液或红细胞悬液，各加一滴在玻片上，混匀，数分钟后即可用肉眼观察凝集结果，出现颗粒凝集的为阳性反应。此法可以进行细菌或红细胞的定性分析测定。

（二）检测方法

1. 于洁净玻片的一端加诊断血清1滴，另一端加生理盐水1滴作阴性对照。
2. 取待检菌液或血细胞悬液1滴，在玻片上分别与含1滴已知抗体的诊断血清和生理盐水混匀。
3. 轻摇玻片，室温静置数分钟后，用肉眼或低倍显微镜观察凝集结果。

（三）结果判断

玻片上抗原凝集成肉眼可见的小团块状或絮状凝集物，其周围液体澄清，为阳性反应，说明待检抗原与已知抗体相对应。阴性反应和生理盐水对照均不发生凝集，为均匀浑浊的乳状液。

（四）临床应用及方法特点

常用于红细胞 ABO 血型的鉴定，以及患者标本中分离得到的细菌菌种的诊断或细菌的分型。此法简便、快速，但敏感度低，多用于定性试验。细菌鉴定时，特别是肠道菌种的沙门菌属或志贺菌属，原则上先用多价诊断血清检测，如为阳性，再用单价诊断血清进行分群或定型。血型测定时，室温需保持在 20 ℃左右，若低于 10 ℃，易出现冷凝集现象而造成假阳性的错误诊断。

二、试管凝集试验（试管法）

（一）基本原理

试管凝集试验为半定量试验方法，在试管中用已知细菌或红细胞等颗粒性抗原悬液与一系列倍比稀释的受检血清混合，保温后观察每个试管内抗原凝集程度判断是否出现凝集现象。通常以产生明显凝集现象的受检血清最高稀释度作为血清中抗体的效价，亦称为滴度。此法多用来测定血清中的抗体。

（二）检测方法

用一系列试管，将待测血清在小试管中作一系列倍比稀释，各试管再加入等量已知的颗粒性抗原悬液一起混匀，37 ℃孵育，使细菌和抗体充分反应后，数小时或次日可观察每个试管内颗粒性抗原的凝集程度。

（三）结果判断

1. 首先观察阴性对照管，应无凝集现象，管底沉积呈圆形，边缘整齐，轻轻摇动则沉积的颗粒性抗原分散均匀呈浑浊现象。

2. 观察每个试管内颗粒性抗原的凝集程度，根据凝集现象强弱程度，分为五级：

（1）＋＋＋＋：细菌全部凝集，管内液体清澈透明，管底形成大片凝集物。

（2）＋＋＋：细菌大部分凝集，液体澄清，管底的片状凝集物小而薄，略少于"＋＋＋＋"。

（3）＋＋：约半数的细菌发生凝集，液体半澄清，管底出现明显的凝集环。

（4）＋：仅有少部分细菌凝集，液体较浑浊，管底可见沉积的细菌周边有稀疏、点状的凝集物，不易观察到。

（5）－：液体浑浊，细菌无凝集。与对照管相同。

3. 血清抗体效价的判定：以出现明显凝集现象（＋＋）的血清最高稀释度作为受检血清的抗体效价。

（四）临床应用及特点

临床上，试管凝集检测技术常用于抗体效价的测定、交叉配血试验、肥达试验、外斐试验，也可用于辅助诊断伤寒和斑疹伤寒，或进行流行性疾病的调查。肥达试验是用已知的特异性抗原检测受检者血清中有无特异性抗体及其含量（效价），外斐试验是用已知的非特异性抗原检测能与之发生交叉反应的抗体的凝集试验。此外，临床试管凝集试验在临床输血时也常用作受体和供体两者的血清和红细胞进行的交叉配血试验。在试验中，由于电解质浓度和 pH 不适当等原因，会引起抗原的非特异性凝集，出现假阳性反应，因此必须设不加抗体的稀释液作对照组。

三、直接凝集反应技术案例

（一）细菌鉴定

【要求】

（1）掌握玻片凝集检测技术。

（2）能对玻片凝集试验进行结果判断，能规范出具检测报告。

【用途】

（1）对未知细菌进行诊断或分型。

（2）新抗原物质的鉴定。

【内容】

直接凝集玻片法鉴定未知的细菌。

【相关知识点】

（1）设计原理：根据抗原抗体反应的特异性，一种抗原只能和与其相对应的抗体发生特异性结合，出现肉眼可见的凝集现象（图 3-2）。

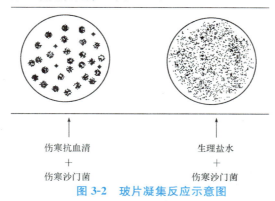

伤寒抗血清
＋
伤寒沙门菌

生理盐水
＋
伤寒沙门菌

图 3-2　玻片凝集反应示意图

（2）反应类型：属于直接凝集反应（玻片法），为定性试验。该试验用已知诊断血清与待检细菌反应，观察其是否凝集，即用已知抗体检查未知抗原。

【准备】

（1）待检细菌：可挑取平板培养基上培养的菌落或斜面培养基上的菌苔。

（2）诊断试剂：诊断血清有商品市场供应，严格按照诊断血清的说明书使用。

（3）其他：无菌滴管、接种环、载玻片、蜡笔、生理盐水等。

【操作步骤】

（1）取洁净的载玻片，用蜡笔分成 2 格，以无菌滴管吸取生理盐水 1 滴，以灭菌接种环或无菌滴管吸取生理盐水1环或1滴，置于载玻片一侧作为对照，并用同样方法取1环或1滴诊断血清放于另一侧。

（2）用灭菌接种环在酒精灯火焰上烧灼灭菌冷却后，挑取待检细菌少许，放在生理盐水一侧混匀，同样方法再取待检菌放在诊断血清一侧混匀。

（3）轻轻摇动玻片，2～3 min后观察结果。

【注意事项】

（1）每一待检菌必须用生理盐水作对照，如果发生凝集，试验结果无效。

（2）细菌必须充分研磨均匀至无凝集块，否则影响检测结果。

（3）在玻片两侧加入细菌时，要先涂在生理盐水侧，再涂在诊断血清侧，避免把诊断血清误带入生理盐水。

（4）严格无菌操作，遵守实验室规则，接种环必须烧灼灭菌，用后的载玻片仍有传染性，应立即放入指定的容器内。

（5）挑取的待检细菌应为纯菌，不可混有杂菌，以免影响检测结果。

（6）诊断血清应保存在4℃冰箱中，超过有效期的诊断血清不宜再用。

【结果分析与判断】

（1）阳性反应，为诊断血清对应的细菌，直接报告诊断结果（细菌定性）：生理盐水侧的细菌不凝集，为均匀浑浊的乳状液，诊断血清侧的细菌凝集成肉眼可见的小凝集块。

（2）阴性反应，无与诊断血清对应的细菌：生理盐水与诊断血清中的细菌均不凝集。

（3）假阳性反应：生理盐水和诊断血清中的细菌都发生凝集，说明待检细菌有自凝现象。

（二）肥达试验

【要求】

（1）学会试管法凝集测定技术。学会抗体效价的选择及常用的倍比稀释技术。

（2）能正确判断抗体的效价结果，规范出具检测报告。

【用途】

（1）测定患者血清中抗伤寒沙门菌、副伤寒沙门菌的抗体含量，了解患者血中抗体效价的动态变化。

（2）用于伤寒、副伤寒疾病的辅助诊断。

【内容】

伤寒和副伤寒沙门菌血清学检测——肥达试验。

【相关知识点】

沙门菌为胞内寄生菌，主要引起伤寒与副伤寒，即肠热症，在我国流行的主要是伤寒沙门菌、甲型副伤寒沙门菌、乙型副伤寒沙门菌，丙型副伤寒沙门菌很少见。因肠热证病程长，目前抗生素使用普遍等原因，导致临床症状常不典型，患者血清标本阳性检出率低，故常用血清学试验作为实验室辅助诊断的依据。常用于沙门菌检测的试管凝集试验为肥达试验。

（1）设计原理：属于直接凝集反应（试管法凝集试验），为半定量试验。该试验用已知伤寒杆菌的"O"抗原（TO表示）、"H"抗原（TH表示），甲、乙型副伤寒的"H"抗原

（PA、PB 表示）与患者血清中相应抗体反应，观察其凝集效价，从而判断患者血清中抗体的变化。

（2）检测项目的选取：伤寒杆菌与甲、乙型副伤寒杆菌的"O"抗原为"共同抗原"，故试验中仅用了伤寒杆菌的"O"抗原检测伤寒杆菌和甲、乙型副伤寒杆菌相对应的"O"抗体的变化；而"H"抗原是伤寒杆菌与甲、乙型副伤寒杆菌的各自特有抗原，故试验中选用了三种"H"抗原来检测相对应的抗体含量变化。

【准备】

（1）检测标本：待检血清。

（2）诊断试剂：诊断菌液有商品供应，包括伤寒杆菌 H、O 诊断菌液以及甲、乙型副伤寒沙门菌的诊断菌液、抗伤寒杆菌 H 或 O 诊断血清、生理盐水等。临床使用的市场销售的诊断菌液大多为每毫升含 70 亿个菌体，使用前严格按照使用说明书进行，将诊断菌液用生理盐水稀释到试剂盒推荐浓度（一般要求每毫升为 10 亿个菌体）。

（3）其他：生理盐水、恒温箱或水浴箱、1 mL 吸管、小试管、试管架、记号笔等。

【操作步骤】

（1）排管并做好标记：准备 4 排试管，每排取 8 支试管排列于试管架上，依次做好标记。

（2）稀释待检血清：每管加入 0.5 mL 生理盐水。于第 1 管中加入 0.5 mL 待检血清（1∶10），充分混匀后，吸出 0.5 mL 加入第 2 管，同法混匀后又吸出 0.5 mL 加入第 3 管，依次类推，连续稀释至第 7 管，最后从第 7 管中吸出 0.5 mL 弃去。第 8 管为生理盐水对照管，如图 3-3 所示。

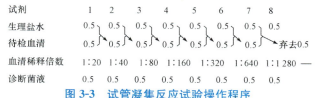

图 3-3　试管凝集反应试验操作程序

（3）加诊断菌液：在第一排的每支试管中加 0.5 mL 伤寒杆菌"H"诊断菌液（TH）；在第二排的每支试管中加 0.5 mL 伤寒杆菌"O"诊断菌液（TO）；在第三排的每支试管中加 0.5 mL 甲型副伤寒杆菌"H"诊断菌液（PA）；在第四排的每支试管加 0.5 mL 乙型副伤寒杆菌"H"诊断菌液（PB）；此时各试管血清又被稀释一倍，血清最后稀释度为 1∶40、1∶80、…、1∶2 560。

（4）振荡试管架，使试管内液体混匀。

（5）置 37 ℃水浴 2～4 h 或恒温箱过夜，次日观察结果。

【注意事项】

（1）稀释血清时，必须充分混匀，以保证抗血清浓度的一致性。

（2）加入诊断菌液后要充分混匀，以使抗原与抗体充分接触。

（3）观察结果应在良好的光照条件下。

（4）一般情况下，随着血清稀释度的增高，凝集反应会越来越弱，但抗体浓度过高时，由于抗原与抗体比例不适当反而无凝集现象出现，出现此情况时，应加大抗体稀释度重新试验。

【结果分析与判断】

（1）一般以凝集结果为阳性反应，但不能作为判断有无临床意义的指标，而是以效价高低来判断结果是否正常，但应排除假阴性。

（2）凝集程度判断

①－：细菌不凝集，液体浑浊度与对照管相同。

②＋：小部分细菌（约 25%）凝集，液体浑浊。

③＋＋：部分细菌（约 50%）凝集，液体较浑浊。

④＋＋＋：大部分细菌（约 75%）凝集，液体稍浑浊。

⑤＋＋＋＋：细菌全部凝集，凝块沉于管底，液体澄清透明。

（3）效价判定：以"＋＋"凝集的最高稀释度为判定终点，即为待测血清的抗体效价。

（4）正常参考值：由于隐性感染的原因，正常人血清中可以有一定的凝集效价，具体参考值为：TH≤1∶160；TO≤1∶80；PA≤1∶80；PB≤1∶80。

（5）效价高于正常参考值才有意义，有时单次效价增高不能定论，可随病程逐周进行复查。如急性期、恢复期血清效价比初次血清效价增长 4 倍或以上更有诊断意义。

（6）"O""H"增高的不同意义：因 O 抗体（IgM）出现早，持续约半年，消退后不易受非特异性抗原刺激而重现。H 抗体（IgG）出现较晚，持续时间长达数年，消失后易受非特异性抗原刺激而短时间重现。因此，若"O"与"H"凝集效价均超过正常参考值，则患者伤寒或副伤寒的可能性大；若"O"凝集效价不高而"H"凝集效价高，有可能曾经感染过、疫苗预防接种或产生非特异性回忆反应；若"O"凝集效价高而"H"凝集效价不高，则可能是早期感染或与伤寒沙门菌 O 抗原有共同抗原的其他沙门菌感染（如肠炎沙门菌）；若"H"凝集效价与"O"凝集效价均低，则患伤寒或副伤寒的可能性甚小；少数患者的试验结果未见异常，其原因可能是早期使用过抗生素治疗，或患者免疫功能低下所致。因此，肥达试验是伤寒、副伤寒疾病的辅助诊断方法。

【内容拓展】

患者 20 岁，女性，入院前两周间歇性发热伴寒战，夜间体温 39～40 ℃，发热期间左腹股沟有疼痛，肿胀。伴恶心、呕吐，时有咳嗽。体检左腹股沟有 3 cm×5 cm 的肿块。肝、脾稍肿大，腹部见玫瑰疹。血白细胞 $1.5 \times 10^8 /L$，中性粒细胞 70%，淋巴细胞 26%，单核细胞 4%。肝功能正常，腹股沟穿刺获坏死性物质，伴巨噬细胞，血培养阴性。

讨论：请根据患者上述症状判断该患者还需补充何种实验室检查，并简述其检测原理。

任务 2　学会间接凝集反应技术

间接凝集反应也称为被动凝集反应，是将可溶性抗原（或抗体）先吸附于适当大小的颗粒性载体的表面，然后与相应抗体（或抗原）结合，在适宜电解质存在时出现的特异性凝集现象。间接凝集反应增加了载体物质，加大了可溶性抗原或抗体的体积，当微量抗原与抗体结合后，就足以出现肉眼可见的凝集反应。因此，间接凝集反应的优点是通常比直接凝集反应的灵敏度高 2～8 倍。此法可用于临床微量抗原或抗体的检测。

一、反应类型

目前常用的间接凝集反应技术有正向间接凝集反应、反向间接凝集反应、间接凝集抑制反应等。

（一）正向间接凝集反应

1. 原理　正向间接凝集反应是用已知的抗原致敏载体颗粒以检测标本中的相应抗体。方法是将可溶性抗原与载体颗粒相结合，测定待检标本中的未知抗体，出现凝集现象为阳性，无凝集现象为阴性（图3-4）。

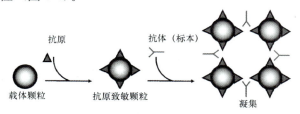

图3-4　正向间接凝集反应原理示意图

2. 应用　本法用以测定标本中未知抗体，方法简便、快速、敏感性和特异性均高，成本低廉。例如临床上用伤寒沙门菌的多糖抗原致敏绵羊红细胞来检测患者血清中的伤寒抗体、间接乳凝试验检测类风湿因子、间接炭凝试验检测梅毒反应素等。

（二）反向间接凝集反应

1. 原理　反向间接凝集反应用已知的特异性抗体致敏载体颗粒以检测标本中的相应抗原。方法是将已知抗体吸附于载体颗粒表面，再与标本中未知可溶性抗原反应，通过抗原交联，形成肉眼可见的凝集颗粒或凝集块，出现凝集现象为阳性，无凝集现象为阴性（图3-5）。

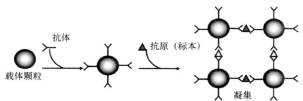

图3-5　反向间接凝集反应原理示意图

2. 应用　本法用以检测标本中的未知抗原，方法快速、简便、敏感性高、特异性强。临床上用于检测乙型肝炎病毒表面抗原（HBsAg）、甲胎蛋白（AFP）、新型隐球菌荚膜抗原等。

（三）间接凝集抑制反应

1. 原理　间接凝集抑制反应是预先用待检测标本中的可溶性抗原封闭抗原的结合位点，使吸附于载体颗粒上的可溶性抗原不能与抗体结合而未出现凝集现象。诊断试剂为抗原致敏的载体颗粒及相应的已知抗体，用于检测标本中是否存在与致敏抗原相同的抗原。

试验方法是先将待检标本与已知抗体试剂混合，充分作用后，再加入已知可溶性抗原致敏的载体。若待检标本中有可溶性抗原与已知抗体结合，则占据了抗体的抗原结合位点，无法使吸附于载体颗粒上的可溶性抗原与抗体结合，不能出现凝集现象，为阴性反应，说明标本中存在与致敏载体颗粒抗原相同的抗原；否则，吸附于载体颗粒上的可溶性抗原就可以与已知抗体结合，从而出现凝集现象，为阳性反应，说明待检标本中不存在与致敏抗原相同的抗原（图3-6）。同理，可用抗体致敏的载体及已知抗原作为诊断试剂，以检测待检标本中的未知抗体，此时称为反向间接凝集抑制反应。

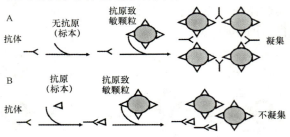

图 3-6　间接凝集抑制反应原理示意图

2. 应用　本法用以测定可溶性抗原。方法灵敏度高、特异性强。临床上常用胶乳凝集抑制试验以检测孕妇尿液中的人绒毛膜促性腺激素（Human chorionic gonadotropin，HCG），协助诊断孕妇的早期妊娠。

（四）间接血凝试验

1. 原理　间接血凝试验也称为被动血凝试验，是将可溶性抗原（或抗体）吸附在人的O型红细胞或绵羊、家兔的红细胞上，制备成抗原致敏的红细胞，与相应的抗体（或抗原）作用后，在有电解质存在的条件下，经过一定时间可出现肉眼可见的红细胞凝集现象（图3-7）。

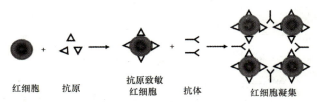

红细胞　　抗原　　抗原致敏　　抗体　　红细胞凝集
　　　　　　　　　红细胞

图 3-7　间接血凝试验原理示意图

常用的载体是大小均一的红细胞，最常用的为绵羊、家兔、鸡的红细胞及O型人红细胞。新鲜红细胞能吸附多糖类抗原，但吸附蛋白质抗原或抗体的能力较差。经甲醛、戊二醛、丙酮醛处理的醛化红细胞能耐60 ℃加热，并可反复冻融不破碎，在4 ℃可保存3～6个月。

2. 技术要点　用可溶型抗原，如伤寒沙门菌的多糖抗原与2%的绵羊红细胞混合于25 ℃下作用后即为致敏细胞，将待检测标本倍比稀释，一般稀释至1∶64，同时设不含标本的稀释液为对照孔；在含检测标本和稀释液1滴的微量反应板孔中，加入等量致敏红细胞悬液1滴，充分混匀，置室温1～2 h，即可观察结果，根据红细胞凝集的程度判断阳性反应的强弱（图3-8），以＋＋凝集的孔为滴度终点。

—   ＋   ＋＋   ＋＋＋   ＋＋＋＋

图 3-8　血凝反应强度示意图

—：红细胞沉积于孔底；＋：红细胞沉积于孔底，周围有散在少量凝集；
＋＋：红细胞形成层凝集，面积较小，边缘较松散；＋＋＋：红细胞形成片层凝集，面积略多于"＋＋"；
＋＋＋＋：红细胞形成片层凝集，均匀布满孔底，或边缘皱缩如花边状

3. 应用　可以用于检测沙门菌抗体、乙型肝炎病毒表面抗原的抗体、血吸虫抗体、抗甲状腺球蛋白、抗核抗体、类风湿因子等，还可以用于检测纤维蛋白原等血浆蛋白成分，以诊断某些凝血系统的疾病。该方法的敏感性高于胶乳凝集试验和直接凝集试验，且简便易行、快速、方便、成本低廉。

（五）胶乳凝集试验

胶乳凝集试验也是一种间接凝集试验，所用的载体颗粒为聚苯乙烯胶乳，是一种直径约为 0.8 μm 大小的圆形颗粒，带有负电荷，可物理性吸附蛋白分子，但这种结合牢固性差。也可制备成具有化学活性基团的颗粒，如带有羧基的羧化聚苯乙烯胶乳等，抗原或抗体以共价键交联在胶乳表面。化学交联一般通过缩合剂碳化二亚胺将胶乳上的羧基与被交联物上的氨基缩合在一起。这种用交联致敏的胶乳试剂性能稳定，保存期长。

胶乳凝集试验分试管法与玻片法。试管法是先将受检标本在试管中以缓冲液作倍比稀释，然后加入致敏的胶乳试剂，反应后观察胶乳凝集结果。玻片法操作简便，将一滴受检标本和一滴致敏的胶乳试剂在玻片上混匀后，连续摇动 2～3 min 即可观察结果。出现大凝集颗粒的为阳性反应，保持均匀乳液状为阴性反应。胶乳为人工合成的载体，因此其性能比红细胞性能稳定，均一性好。但胶乳与蛋白质的结合能力以及凝集性能不如红细胞。因此，作为间接凝集试验，胶乳试验的敏感度不及血凝试验。

二、间接凝集反应技术的应用

间接凝集反应适用于各种抗体和可溶性抗原的检测。在临床检验工作中最常用的间接凝集试验为间接血凝试验和胶乳凝集试验。间接凝集反应具有快速、敏感、操作简便、无需特殊实验设备等特点，而且能用于抗原或抗体的测定，因此在临床检验工作中被广泛应用。

1. 抗原的检测　反向间接凝集试验可用于检测病原体可溶性抗原，也可用于检测各种蛋白质成分。

2. 抗体的检测　可用于检测细菌、病毒和寄生虫等感染后产生的抗体，如间接凝集试验或明胶颗粒凝集试验用于检测人类免疫缺陷病毒（Human Immunodeficiency Virus，HIV）抗体以诊断艾滋病；胶乳凝集试验用于检测抗体、溶血素"O"等；将全病毒抗原及重组抗原吸附在粉红色明胶颗粒上，用于检测相应的抗体。

三、间接凝集反应技术案例

（一）链球菌溶血素"O"的检测（ASO 胶乳法）

【要求】

（1）掌握链球菌溶血素"O"测定技术。

（2）能正确判断效价结果，规范出具报告。

【用途】

（1）测定患者血清中抗链球菌溶血素"O"抗体含量。

（2）用于风湿热、急性肾小球肾炎等与链球菌感染有关疾病的辅助诊断。

【内容】

抗"O"试验——ASO 胶乳法。

【相关知识点】

（1）链球菌溶血素"O"的特性：链球菌能产生溶血毒素，其中链球菌溶血素 O（Streptolysin O，SLO），对血小板、巨噬细胞、神经细胞、心肌细胞有毒性作用。SLO 免疫原性强，85%～90%链球菌感染的患者，于感染后 2～3 周至病愈后数月到一年内能检出高滴度抗体。因此，测定抗 SLO 抗体（Antistreptolysin O，ASO）含量，可作为链球菌感染或风湿热活动的指标之一。

（2）检测原理：ASO 胶乳法是中和反应与正向间接凝集试验相结合的反应类型。在受检血清标本中加入适量的溶血素"O"，如标本中含高浓度的抗体，与溶血素"O"中和后则有多余的抗体存在，经与溶血素"O"致敏的胶乳试剂反应，可出现清晰而均匀的凝集颗粒。

（3）ASO 动态变化：正常人体内因隐性感染等原因可有低滴度的抗"O"抗体，其效价一般<1∶200，只有当感染时，才会产生高效价的"抗 O"抗体，这时进行 ASO 胶乳法测定，才会有多余抗体被检测出来，一般抗体水平>1∶400 才诊断为阳性结果。

【准备】

（1）诊断试剂：ASO 检测试剂有商品市场供应，包括溶血素"O"溶液、ASO 胶乳试剂、阳性控制血清、阴性控制血清等，严格按照试剂盒的说明书使用。

（2）其他：洁净玻片、待检血清、生理盐水等。

【操作步骤】

（1）灭活补体：待检血清用生理盐水 1∶50 稀释，56 ℃灭活 30 min 即可。

（2）标本片制作：取一块洁净的载玻片，左侧加阴性对照 1 滴，右侧加待检血清 1 滴。

（3）加诊断试剂：在左右两侧分别滴加溶血素"O"1 滴，轻轻摇动 2 min 后，再分别滴加 ASO 胶乳试剂 1 滴，轻轻摇动，反应 3 min 后观察结果（图 3-9）。

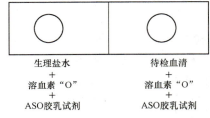

图 3-9　ASO 胶乳凝集试验操作流程示意图

【注意事项】

（1）试剂的添加顺序不能颠倒。

（2）反应过程在室温下进行，反应时间应充足。

【结果分析与判断】

（1）实验结果报告：若实验结果出现凝集现象，则报告结果为抗"O"试验（＋）；若实验结果没有出现凝集现象，则报告结果为抗"O"试验（－）。

（2）该试验报告结果若为阳性反应，则说明待检血清内含有抗"O"抗体＞1∶400；若能提高待检血清稀释度，再进行 ASO 胶乳凝集测定仍阳性者，临床意义则更大。

（3）抗"O"试验用于链球菌感染或风湿热的辅助诊断。风湿热患者血清中抗"O"抗体比正常人显著增高，活动性风湿热患者一般超过 1∶400。

（二）人绒毛膜促性腺激素（HCG）的检测

【要求】

（1）掌握间接凝集抑制试验法检测孕妇尿液中的 HCG。

（2）能正确判断试验结果，并规范出具试验报告。

【用途】

（1）本试验主要用于早期妊娠的诊断。

（2）用于与妊娠相关疾病和肿瘤的诊断及鉴别诊断。

【内容】

间接凝集抑制法检测 HCG。

【相关知识点】

（1）人绒毛膜促性腺激素（HCG）：是由胎盘绒毛膜滋养层细胞分泌的一种糖蛋白。HCG 在受精后第六天前后就进入母体血液，在血液中的含量一直快速增高到孕期的第 8 周，然后浓度缓慢降低，直到孕期的第 18～20 周维持 10 d 左右之后，再开始下降（但仍高于正常人体水平）。此方法敏感，受孕 2～6 d 即呈现阳性反应。

（2）原理：属于间接凝集抑制试验法。该试验利用已知抗原致敏的载体颗粒与待检标本中可溶性抗原竞争有限抗体的经典方法。若标本中含有 HCG 抗原，则与相应抗体结合，阻断了致敏载体颗粒表面抗原与抗体的结合，不出现凝集现象；若标本中不含有 HCG 抗原，则无法与抗体结合，引起致敏载体颗粒表面抗原与相应抗体的结合，出现凝集现象。

【准备】

（1）材料：诊断试剂有商品市场供应，主要包括抗-HCG 血清、致敏 HCG 的胶乳载体颗粒，严格按照试剂盒的说明书使用。

（2）其他：孕妇尿液、非孕妇尿液（作为阴性对照）、反应板、吸管等。

【操作步骤】

（1）加样：用吸管吸取待检孕妇尿液 1 滴于反应板左侧，非孕妇尿液 1 滴加于反应板右侧作为阴性对照。

（2）加已知抗体：在试剂盒中取标记"抗-HCG（抗-人绒毛膜促性腺激素）血清"分别在反应板左、右两侧各滴加 1 滴，用牙签搅动使其充分混匀，反应 1～2 min。

（3）加致敏颗粒：在试剂盒中取标记"HCG 致敏胶乳颗粒"分别在反应板左、右两侧各滴加 1 滴，缓慢摇动 5～10 min，置黑色背景下边摇动边用肉眼观察凝集结果。

【注意事项】

（1）待检尿液以晨尿最好；诊断试剂使用前应在室温下预温并摇匀。

（2）待检标本和试剂的加入顺序应按照操作步骤进行，否则结果难以判断。

（3）观察结果应在较强的光线下进行，必要时可借助放大镜或显微镜观察。

（4）本试验为定性试验，加入试剂时液滴大小应均匀一致。

【结果分析与判断】

（1）试验结果如果出现均匀浑浊胶乳状，说明没有出现凝集现象，结果报告应为"阳性"；试验结果如果出现细小白色的颗粒状凝集，结果报告应为"阴性"。

（2）该试验可用于孕妇早期的妊娠诊断，及产后或人流术后情况的判断，如在一定时间内仍未恢复则应考虑异常的可能。但在宫外孕子宫出血的 3 d 内仍可为阳性，可用 HCG 指标与其他急腹症作鉴别诊断；另外，不完全流产时，HCG 检测仍可为阳性，完全流产或死胎时则逐渐转阴。

（3）患有内分泌疾病（如甲状腺功能亢进症）、脑垂体疾病、卵巢肿瘤、葡萄胎、绒毛膜上皮癌、睾丸畸胎瘤、子宫癌、胃癌、肝癌等疾病时，尿液中 HCG 含量也可以升高。

任务 3　认识其他凝集反应技术

一、自身红细胞凝集试验

1. 原理　自身红细胞凝集试验与一般间接血凝试验的不同之处在于反应中的红细胞是未经致敏的受检者新鲜红细胞。主要试剂为抗人 O 型红细胞的单克隆抗体，这种抗体能与任何血型的红细胞结合，但都不会引起凝集反应。但与另一特异性抗体可以连接成双功能抗体，可用于检测标本中的抗原（图 3-10）；如与特异性抗原连接，则可用于检测标本中的抗体。反应中的标本为受检者的全血。

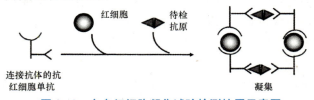

图 3-10　自身红细胞凝集试验检测抗原示意图

2. 技术要点　试验的过程为：在白色塑料片上加血液标本 1 滴和连接抗体（抗原）的抗红细胞单抗的诊断试剂 1 滴，充分混匀，2 min 后观察凝集结果，出现红细胞凝集为阳性。血液标本中的红细胞和抗原（或抗体）分别与试剂中的连接抗体（抗原）的抗红细胞单克隆抗体产生结合反应，从而形成网络而导致红细胞出现凝集。

3. 应用　自身红细胞凝集试验的特点是受检标本为全血，不需分离血清，可采指血或耳垂血进行试验，受检者即刻可知道检测结果。此试验可用于抗 HIV 抗体的检测，也可检测 HBsAg 诊断试剂的供应，其敏感度与间接血凝试验相仿。

二、协同凝集试验

1. 原理　协同凝集反应与间接凝集反应的原理相类似，但所用载体既非天然的红细胞，也非人工合成的聚合物颗粒，而是金黄色葡萄球菌。该菌体细胞壁成分中含有 A 蛋白（Staphylococal protein A，SPA），具有与 IgG 的 Fc 段结合的特性。因此，当金黄色葡萄球菌 SPA 与 IgG 抗体的 Fc 段连接后，就成为抗体致敏的载体颗粒，但抗体的两个 Fab 段仍暴露在金黄色葡萄球菌表面，可与相应特异性抗原结合而使金黄色葡萄球菌出现凝集现象。协同凝集反应是一种特殊的反向间接凝集试验而使金黄色葡萄球菌凝集，可以用来检测多种特异性抗原。

协同凝集试验的特异性取决于致敏免疫血清的特异性，其凝集反应的强度取决于免疫血清的效价，故应选择特异性强和效价高的免疫血清制备 SPA 诊断菌液。为排除非特异性凝集所造成的假阳性，每次试验应同时设立严格的对照组，并在试验前仔细检查所用的诊断试剂有无自凝现象或出现细小颗粒，以免影响结果观察或导致错误结果。

2. 应用　临床上该试验常用于脑脊液、血液、尿液或其他分泌物中病原体的快速鉴定和分型、病毒的鉴定分型及细菌可溶性产物的测定。本方法特异性强、灵敏度高出玻片凝集法 50 倍以上，节省抗血清，具有快速、简便、不需特殊仪器设备等优点，是一种简便的血清学反应技术。

三、抗人球蛋白试验

抗人球蛋白凝集试验由 Coombs 于 1945 年建立，故又称为 Coombs 试验，是检测抗红细胞不完全抗体的一种具有重要实际应用价值的方法技术。所谓不完全抗体，是指能与相应抗原牢固结合却无可见凝集现象的抗体，多数是 7S 的 IgG 类抗体，可借助抗人球蛋白抗体作为第二抗体的搭桥作用，连接与红细胞表面抗原结合的特异抗体，使不完全抗体与相应抗原结合后能出现红细胞凝集现象，成为抗人球蛋白凝集试验。该试验分为直接 Coombs 试验和间接 Coombs 试验两类。

（一）直接 Coombs 试验

红细胞上结合有不完全抗体，加入抗人球蛋白后可与红细胞表面的不完全抗体结合，促使红细胞凝集（图 3-11）。该法用于检测红细胞上的不完全抗体，可用玻片法定性测定，也可用试管法作半定量分析。临床上常用于新生儿溶血症、自身免疫性溶血症、特发性自身免疫性贫血和医源性溶血性疾病患者红细胞上抗 Rh 抗体的检测。

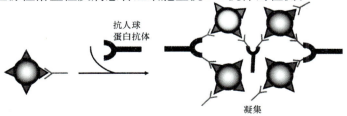

图 3-11　直接 Coombs 试验原理示意图

（二）间接 Coombs 试验

间接 Coombs 试验主要用于检测游离血清中的抗红细胞不完全抗体，方法是先将待检血清和具有不完全抗体结合位点的红细胞相结合，再加入抗人球蛋白抗体去结合红细胞上的不完全抗体，就可出现可见的红细胞凝集现象（图3-12）。此试验多用于检测母体血清中抗 Rh 抗体，以便及早发现和避免新生儿溶血症的发生，亦可对红细胞不相容的输血所产生的血型抗体进行检测。

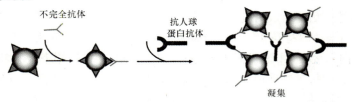

图 3-12　间接 Coombs 试验原理示意图

Coombs 试验除了广泛应用于血液病的检测外，还可采用专一特异性的抗人球蛋白的血清，如抗 IgG 血清、抗 IgA 或抗 IgM 以及抗补体血清等，分析结合于红细胞上的不完全抗体的免疫球蛋白亚类。

四、冷凝集试验

冷凝集试验主要用于由肺炎支原体引起的原发性非典型性肺炎的辅助诊断。由肺炎支原体感染引起的原发性非典型性肺炎患者的血清中常含有较高的寒冷红细胞凝集素，简称冷凝集素，它能与患者自身红细胞或"O"型人红细胞在 4 ℃条件下发生凝集，在 37 ℃时又呈可逆性完全散开。75％的支原体肺炎患者，于发病后第二周血清中冷凝集素效价达 1∶32 以上，一次检查凝集价＞1∶64 或动态检查升高 4 倍以上时，才有诊断意义。某些患冷凝集素综合征的患者，其效价可高达 1∶1 000 以上。患者采血后如不能立即送检，请将血样保持与体温相近的温度，不要置于冰箱等寒冷环境。正常人体冷凝集试验参考值为：凝集价≤1∶32。

多数正常人体内都有低效价的自身冷凝集素，但效价低，反应温度范围也小，绝大多数正常人本试验呈阴性反应，无临床意义。冷凝集素升高可以是急性的或慢性的，急性升高见于肺炎支原体感染、传染性单核细胞增多症；慢性升高可见于淋巴组织增生，如淋巴瘤。老年人天气冷时可发生雷诺现象和血红蛋白尿。患有流行性感冒、锥虫病、肝硬化等也可呈阳性反应，但滴度均较低。冷凝集素通常是 IgM，极少病例中冷凝集素是 IgG，可使用冷盐水和冷抗球蛋白试剂进行检测。

项目四 沉淀反应技术

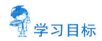

学习目标

1. 掌握液相内沉淀试验、凝胶内沉淀试验、免疫电泳技术的原理。
2. 熟悉液相内沉淀试验、凝胶内沉淀试验、免疫电泳技术的应用。
3. 了解各种沉淀反应方法的技术要点和影响因素。
4. 能进行凝胶内沉淀试验的技术操作，并能正确判断结果。

沉淀反应（precipitation reaction）是可溶性抗原与相应抗体特异性结合，在适当条件下形成肉眼可见沉淀物的现象。可溶性抗原包括细菌培养滤液、外毒素、组织成分和血清蛋白等。Kraus早在1897年就发现，细菌培养液与相应抗血清混合时可发生沉淀反应。

多克隆抗体可与抗原表面多个不同的表位结合，容易与多个抗原交联成网状结构而发生沉淀，而单克隆抗体只与抗原表面的一种表位结合，不易形成交联，故不适用于免疫沉淀试验。沉淀反应分两个阶段，第一阶段发生抗原抗体特异性结合，第二阶段形成可见的免疫复合物。经典的沉淀反应在第二阶段观察或测量沉淀线或沉淀环等来判定结果，称为终点法；而快速免疫浊度法则在第一阶段测定免疫复合物形成的速率，称为速率法。现代各种免疫标记技术是在沉淀反应的基础上建立起来的，因此，沉淀反应是免疫学检测技术的核心技术，特别是近年来免疫浊度测定技术的建立使沉淀反应适应了现代测定快速、简便和自动化的要求，开创了免疫学定量检测的新纪元，并成为临床上常用的一种简便、可靠的免疫学检测技术。沉淀反应的三大基本类型如图4-1所示。

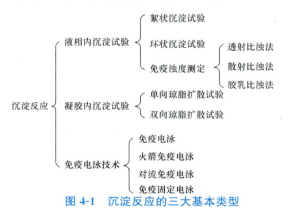

图 4-1 沉淀反应的三大基本类型

任务1　学会液相内沉淀试验

液相内沉淀试验是指以缓冲液为反应介质，在其中进行的抗原-抗体特异性结合反应。目前临床上常用的液相内沉淀试验是絮状沉淀试验和免疫浊度测定。

一、絮状沉淀试验

1. 基本原理　絮状沉淀试验为历史较久又较有用的方法。该法要点是：将抗原与抗体溶液混合在一起，在电解质存在时，抗原与抗体结合，形成肉眼可见的絮状沉淀物。这种沉淀试验受到抗原和抗体比例的直接影响，因而形成了抗原抗体反应最适比例的基本测定方法。

2. 技术要点

（1）抗原稀释法：将可溶性抗原作一系列稀释后，与恒定浓度的抗血清等量混合，混匀后置37 ℃孵育直至肉眼可见沉淀物出现。沉淀物的形成量随抗原量的变化而不同，以出现沉淀物最多的最高稀释管为抗原最适比例管。

表 4-1　抗原稀释法举例　　　　　　　　　　　　　　　　　　　　　mmol/L

管号	抗原	抗体	总沉淀量	反应过剩物	抗原沉淀量	抗体沉淀量	沉淀中 Ab/Ag
1	0.003	0.68	0.093	Ab	0.003	0.090	30.0
2	0.005	0.68	0.145	Ab	0.005	0.140	28.0
3	0.011	0.68	0.249	Ab	0.011	0.238	21.7
4	0.021	0.68	0.422	Ab	0.021	0.401	19.1
5	0.032	0.68	0.571	Ab	0.032	0.539	16.8
6	0.043	0.68	0.734	—	0.043	0.691	16.1
7	0.064	0.68	0.720	Ag	—	—	—
8	0.085	0.68	0.601	Ag	—	—	—
9	0.171	0.68	0.464	Ag	—	—	—
10	0.341	0.68	0.368	Ag	—	—	—

从表4-1可以看出，1～5管为抗体过剩管，7～10管为抗原过剩管，唯第6管沉淀物最多。因此，抗体浓度不变的情况下，抗原稀释为1∶16，即为抗原抗体反应最适比。

（2）抗体稀释法：将抗体做一系列倍比稀释，与恒定浓度的抗原等量混合反应，以出现沉淀物最多的最高稀释管为抗体最适比例管，计算结果同抗原稀释法。

（3）棋盘滴定法：又称为方阵滴定法。为了取得抗原与抗体的最佳比例，将抗原和抗体分别进行一系列的倍比稀释，取不同稀释度的抗原抗体等量混合，根据形成沉淀物的量，即可一次性找出抗原抗体反应的最适比例（表4-2）。

表 4-2 棋盘滴定法最适比例测定举例

抗体稀释度	抗原稀释度								
	1/10	1/20	1/40	1/80	1/160	1/320	1/640	1/120	对照
1/5	+	++	+++	+++	++	+	±	−	−
1/10	+	++	++	++	+++	++	+	−	−
1/20	+	++	++	++	+++	++	+	−	−
1/40	−	±	+	+	++	+++	++	+	−
1/80	−	−	−	−	+	+	+	+	−

"＋"为沉淀物量

从表 4-2 可以看出，棋盘滴定法可较准确地找出抗原与抗体的最适比例。如抗体用 1：40，抗原则按 1：320 稀释则为最适比例。

3. 方法学评价 此方法操作简单，设备要求低。但受抗原抗体比例的影响非常明显，因而常用来作为测定抗原抗体反应最适比例的方法。

二、环状沉淀试验

环状沉淀试验是经典的血清学定性试验之一，是 Ascoli 于 1902 年建立的，主要用来鉴定微量抗原，如鉴定血迹和诊断炭疽。

1. 原理 将抗原溶液叠加在细小玻璃管中的抗体溶液上方，因抗血清蛋白浓度高、比重大，在两液交界的清晰界面上形成白色沉淀环为阳性反应。

2. 技术要点 先将抗血清加入内径 1.5～2 mm 小玻璃管至 1/3 高度，再用细长滴管沿管壁叠加抗原溶液，因抗血清蛋白浓度高，比重较抗原大，两液交界处形成清晰的界面，室温放置 1～10 min，在两液交界处呈现乳白沉淀环为阳性反应。

3. 方法学评价 环状沉淀试验方法简单快速，但敏感性低（3～20 mg/mL），且不能作两种以上抗原的分析鉴别，现已少用，多被其他方法替代。

三、免疫浊度测定

免疫浊度测定是将现代光学测量仪器与自动化分析检测系统相结合应用于沉淀反应，可对各种液相介质中的微量抗原、抗体和药物及其他小分子半抗原物质进行定量测定的技术。可溶性抗原与相应抗体特异性结合，当二者比例合适时，在特殊的缓冲液中它们快速形成一定大小的免疫复合物，使反应液出现浊度变化，反应液浊度与待测抗原呈正相关，然后利用现代光学测量仪器对浊度进行测定，从而检测抗原含量。目前，临床上常用的微量免疫沉淀测定法，按照检测仪器设计的不同，分为透射比浊法、散射比浊法和免疫胶乳比浊法三大类型。

（一）透射比浊法

1. 原理 可溶性抗原与抗体在一定缓冲液中形成免疫复合物，当光线透过反应液时，由于溶液内免疫复合物微粒对光线的反射和吸收，引起透射光的减少，在一定范围内，透射光减少的量（用吸光度表示）与免疫复合物呈正相关，当抗体量固定时，与待测抗原量成正比（图4-2）。用已知浓度的标准品进行比较，可测出标本中抗原含量。

2. 技术要点　取一定量经稀释后的待检测样品和标准品分别加入测定管中，分别加入方阵滴定法测定的最适工作浓度抗体，孵育一定时间，测定吸光度（A）值。以不同浓度抗原含量为横轴，吸光度为纵轴，绘制标准曲线，从标准曲线可得待测抗原含量。

3. 方法学评价　本方法敏感度高于单向琼脂扩散5～10倍，但不及免疫标记技术分析高。方法批内、批间重复性好，操作简便，可全自动化和半自动化分析。反应时间较长，抗原或抗体量过剩时易出现可溶性复合物，造成测定误差。

4. 临床应用　透射比浊法可测定免疫球蛋白、C-反应蛋白、尿液微量白蛋白、转铁蛋白等多种抗原和抗体，但因其灵敏度不够高，目前有被散射比浊测定取代的趋势。该测定原理主要用于生化分析仪。

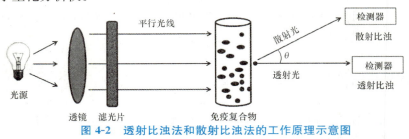

图 4-2　透射比浊法和散射比浊法的工作原理示意图

（二）散射比浊法

1. 原理　一定波长的光沿水平轴照射，通过溶液时遇到其中的抗原抗体复合物，光线被粒子颗粒折射而发生偏转，产生散射光。其中，散射光的光线偏转角度与发射光的波长、抗原抗体复合物的大小和多少密切相关。散射光的强度与复合物的含量成正比，即待测的抗原越多，形成的复合物越多，散射光就越强。

2. 技术要点　散射比浊法可分为终点散射比浊法和速率散射比浊法两种。

（1）终点散射比浊法：取一定量经稀释后的待测抗原和抗原标准品分别加入试管中，然后加入抗体充分混匀，孵育一定时间后，用散射比浊仪测定反应液的散射光强度。以抗原标准品的数量为横坐标，浊度为纵坐标，绘制标准曲线。根据待测抗原液的浊度，查出抗原相应含量。

（2）速率散射比浊法：是抗原抗体结合反应的一种动态测定方法，测定抗原抗体结合的最大反应速度。将抗原抗体的沉淀反应与散射比浊分析相结合，对单位时间内抗原和抗体结合形成复合物的最快时间段的散射光信号值进行测定。当抗体的浓度固定于一定范围时，速度峰值的大小与抗原含量成正相关。随着时间的延长，免疫复合物的量逐渐增多，抗原抗体结合速度的峰值在一定的时间出现，峰值出现的时间与抗体的浓度和纯度直接相关。检测时，将经稀释的待检抗原和标准品加入样本盘中，将抗血清加入试剂盘，选择检测项目，仪器即可自动测定并计算待测蛋白成分的含量。

3. 方法学评价　散射比浊法最大的优点是速度快、节省反应时间，还具有敏感度高（达到 $\mu g/L$ 水平）、可自动化操作、精密度高和稳定性好等特点。但用于免疫沉淀反应有很多缺陷，如因为是一次性测定光吸收值，没有考虑单个待测样本的散射效果，可能使测定结果不准确。应选择适当的光源强度、反应时间、测量角度、光源波长、离子强度、pH等。其中速率散射比浊法较终点散射比浊法速度更佳，其敏感度可达 ng/L 水平。

（三）免疫胶乳比浊法

上述比浊法中，少量的小抗原抗体复合物极难形成浊度，为解决快速反应及微量化要求，建立了带载体的免疫胶乳比浊法，提高了免疫浊度测定的灵敏度。

1. 原理　将抗体吸附在大小适中、均匀一致的胶乳颗粒上，制成致敏的胶乳颗粒，当遇到相应抗原时，发生交联反应，形成抗原抗体复合物，胶乳颗粒发生凝集。单个胶乳颗粒在入射光波长之内并不阻碍光线透过，两个及其两个以上胶乳颗粒凝聚时则使透过的光减少，其减少的程度与胶乳颗粒凝聚的程度成正比，即与待测抗原量成正比，由此可检测样本中的特定抗原含量（图 4-3）。

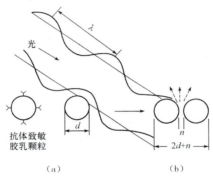

图 4-3　免疫胶乳比浊法工作原理
（a）单个胶乳颗粒不阻碍光线透过
（b）抗原抗体复合物形成的胶乳颗粒使透射光减弱，散射光增强

2. 技术要点　将抗体致敏的胶乳溶液分别和稀释后的待检测抗原、不同浓度的抗原标准品反应一定时间后，测定吸光度。然后以抗原标准品的数量为横坐标、吸光度为纵坐标绘制标准曲线，查出待检测抗原含量。胶乳颗粒的均一性将直接影响光散射作用，影响检测结果，因此需要选择均匀一致的胶乳颗粒。此外，试剂需要加保护剂以提高其稳定性，所用器皿要洁净，避免杂质微粒的干扰。

3. 方法学评价　该法精确度和敏感度都达到了放射免疫测定要求。但其操作简便，稳定性好，试剂低廉，个体免疫复合物对结果影响也小，且不需要特殊的仪器设备，一般分光光度计、自动生化分析仪或散射比浊仪均可使用。

任务2　学会凝胶内沉淀试验

凝胶内沉淀试验是利用可溶性抗原和相应抗体在含电解质的凝胶内分别自由扩散，形成浓度梯度，扩散过程中抗原和抗体相遇会发生特异性结合，并在抗原与抗体浓度比例恰当的位置形成肉眼可见的沉淀线或沉淀环。最常用的凝胶为琼脂糖、琼脂、葡聚糖、聚丙烯酰胺凝胶等。适宜浓度的凝胶可视为一种固相液体，水分占 98% 以上，凝胶内形成网络，将水分固相化。抗原和抗体蛋白质在此凝胶内扩散，犹如在液体中自由运动。由于凝胶内沉淀试验具有高度的敏感性和特异性，且设备简单、操作方便，因而得到广泛应用。Bechhold 在 1905 年把抗体放在明胶中，将抗原加于其中，发现沉淀反应可在凝胶中进行。Mancini 在 1965 年提出单向免疫扩散技术，使免疫试验由定性向定量化发展。

凝胶内沉淀试验可根据抗原与抗体反应的方式和特性，分为单向琼脂扩散试验和双向琼脂扩散试验。

一、单向琼脂扩散试验

1. 原理　将适当浓度的已知抗体预先加入到琼脂凝胶中混匀，然后浇铸成平板，待琼脂凝固后在平板上打孔，并加入待测抗原溶液，抗原从孔中向四周扩散，边扩散边与琼脂中抗体结合，24～48 h 后在抗原抗体比例合适的部位相遇，形成以抗原孔为中心的乳白色沉淀环，沉淀环直径或面积的大小与孔中抗原的浓度、抗原分子量、扩散时间有关。最后，从不同浓度的标准抗原制成的标准曲线上查出待测标本中抗原的含量。

2. 技术要点　①琼脂平板的制备：将抗体和 50 ℃热融化的 0.9% 琼脂糖混合，即可倾注成平板，待凝固后在琼脂平板上打孔；②绘制标准曲线：取不同浓度的抗原标准品加入预先打好的抗原孔中，置于湿盒内，放入 37 ℃温箱，让其自由扩散与抗体反应，24～48 h 后测定沉淀环的直径，绘制标准曲线；③样本检测：加入已稀释的待检测样本抗原溶液，置于湿盒内，放入 37 ℃温箱，让其自由扩散与抗体反应，24～48 h 后测定样品孔形成的沉淀环的直径，根据沉淀环直径大小在标准曲线中查出相应的抗原含量（图 4-4）。

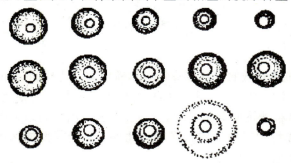

图 4-4　单向琼脂扩散试验示意图

上排 5 个为不同浓度的参考标准品；中、下排为患者血清；下排右 2 为异常病理血清

沉淀环的直径与待检测标本内抗原含量的关系，有两种计算方法：

（1）Mancini 曲线：适用于大分子抗原（如 IgM）和长时间扩散（＞48 h）的试验结果处理，沉淀环随时间的延长而逐渐扩大，当抗原抗体反应充分而终止时，扩散环直径的平方（d^2）与抗原浓度（C）呈线性关系，常数 $K = C/d^2$，此为 Mancini 曲线，使用普通方格坐标纸作图画线（图 4-5）。

（2）Fahey 曲线：这种曲线适用于小分子抗原（如 IgG、IgA）和较短时间（24 h）扩散的结果处理，抗原浓度的对数（lgC）与扩散圈直径（d）之间呈线性关系。常数 $K =$

$\lg C/d$，此为 Fahey 曲线，使用半对数坐标纸作图画线（图 4-6）。

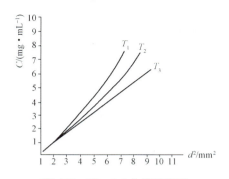

图 4-5 Mancini 曲线示意图
T_1 为 16～24 h；T_2 为 24～48 h；T_3 为 48 h 以上
T_3 为直线，T_1 为反抛物线

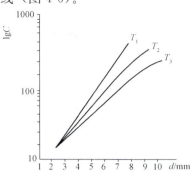

图 4-6 Fahey 曲线示意图
T_1 为 16～24 h；T_2 为 24～48 h；T_3 为 48 h 以上
T_1 为直线，T_3 为反抛物线

3. 方法学评价　本方法稳定、简便，不需仪器设备，重复性和线性关系可信。但灵敏度较差，仅为 1.25 mg/L，耗时长。单向琼脂扩散试验有时可出现双重沉淀环现象，一般可能是抗原组分不纯或由于抗原性质相同但扩散速率不同的两个组分引起。另外，本试验的影响因素多，主要有：①抗体的种类。为提高试验敏感度，应首选敏感度高、亲和力强、特异性好、效价高的抗血清。试验证明，兔抗血清优于马、羊抗血清。②标准曲线测定必须同时制作，不可一次做成，长期应用。③测定时必须同时加测质控血清，以保证测量准确性。④沉淀环有时出现呈两重沉淀环的双环现象。这是由于出现了扩散率不同但抗原性相同的两个组分。例如 α 重链病血清中出现的 α 重链和正常 IgA 发生反应，就形成内外两重环。⑤在单向扩散试验时，有时会出现结果与真实含量不符，这主要出现在 Ig 测定中。如用单向克隆抗体或用骨髓抗原免疫动物获得的抗血清，都存在结合价单一的现象，若用此作为单向扩散试剂测量正常人的多态性抗原，则抗体相对过剩，使沉淀圈直径变小，测量值降低。⑥测得结果的假阳性升高现象与上面相反，如用多克隆抗体测定单克隆病（M 蛋白），则抗原相对过剩（单一抗原决定簇成分），致使沉淀圈呈不相关的扩大，从而造成某一成分的伪性增加，造成假阳性。

4. 临床应用　单向琼脂扩散试验可做定量试验，主要用于测定标本中各种免疫球蛋白和各种补体成分的定量测定，临床上最常用的检测项目有 IgG、IgA、IgM、C3、C4、转铁蛋白、抗胰蛋白酶、糖蛋白和前白蛋白等多种血浆蛋白。但由于该试验方法存在灵敏度低、反应时间长及影响因素多等缺点，临床上逐渐被其他方法取代。

二、双向琼脂扩散试验

1. 原理　将抗原和抗体溶液分别加在琼脂糖凝胶不同的对应孔中，让两者在凝胶中自由扩散，当抗原和抗体相遇在比例合适处发生特异性结合时，形成肉眼可见的乳白色沉淀线，根据对沉淀线的位置、形状以及对比关系，可进行抗原或抗体的定性分析，是鉴定抗原和抗体最常见的方法之一。

2. 技术要点　①制备琼脂板：将载玻片置于水平面上，隔水加热熔化琼脂凝胶，取已熔化的琼脂凝胶约 4 mL 倾注于载玻片上，使其成厚度约为 1.5 mm 的琼脂板；②打孔：待琼脂板凝固后，根据需要，选择梅花型、三角型、双孔型或双排型打孔模板，置于琼脂板下，然后用直径 3 mm 的打孔器打孔，孔间距为 3～5 mm，用注射器针头挑出孔中琼脂；③加样：用微量加样器分别取抗原、抗体 10 μL 加入对应的孔中，置湿盒 37 ℃温育 1～2 天，观察沉淀线结果。

3. 方法学评价　常用于测定抗原或抗体的存在与否和相对含量的估计，及抗原或抗体相对分子量的估计。本法操作简单、特异性高、结果可靠、成本低廉、无需特殊设备，但灵敏度较低，耗时长，不能精确定量，临床上逐渐被其他技术取代。

4. 临床应用

（1）检测未知的抗原或抗体：根据沉淀线的有无对检测结果进行定性，根据沉淀线有无和已知的抗原（抗体），就可以确定标本中待检测的抗体（抗原）。根据沉淀线的位置估计抗原或抗体的相对含量，根据沉淀弧的形状判断抗原或抗体的相对扩散速率和浓度。沉淀弧如靠近抗原孔，则指示抗体浓度较大；如靠近抗体孔，则指示抗原浓度较大（图 4-7）；不出现沉淀线则表明抗体或抗原过剩。另外，如出现多条沉淀线，则说明抗原和抗体皆不是单一的成分。因此，双向琼脂扩散试验还可用于鉴定抗原或抗体的纯度。

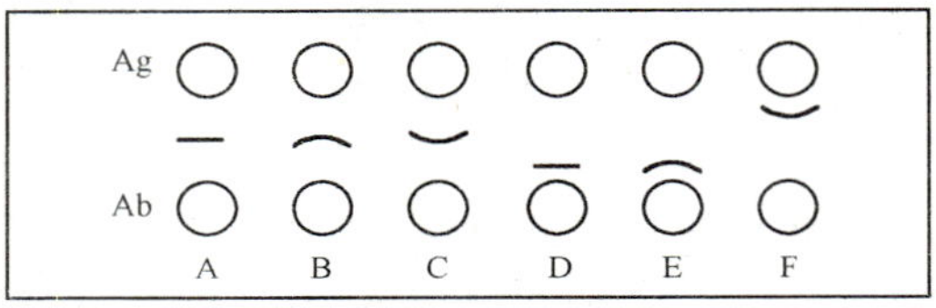

图 4-7 沉淀线的形状、位置与抗原和抗体扩散速率及浓度的关系示意图

注：A：Ag、Ab 浓度及扩散率近似；B：Ag、Ab 浓度近似，扩散率 Ag>Ab；
C：Ag、Ab 浓度近似，扩散率 Ag<Ab；D：浓度 Ag>Ab，扩散率近似；
E：浓度 Ag>Ab，扩散率 Ag>Ab；F：浓度 Ag<Ab，扩散率 Ag<Ab

（2）抗原性质的分析：在琼脂板上打三个呈三角形排列的孔，其中两个分别加入标本中的待检测抗原和标准抗原，另一孔中加入抗体，可出现几种不同形态的沉淀线（图 4-8）。若图中两条沉淀线互相吻合相连，表明两种受检抗原（Ag-s）性质完全相同；若图中两条沉淀线部分相连，表明两种受检抗原之间部分相同，皆有相同的 Ag-s 抗原表位，但又有不同的 Ag-x 和 Ag-y 表位；若图中两条沉淀线交叉而过，说明两种抗原完全不同（Ag-x 和 Ag-y）。这种分析抗原成分的技术是目前免疫化学中最常用的鉴定技术之一。

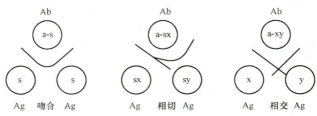

图 4-8　双向免疫扩散试验不同形态沉淀线的基本图形

（3）抗体效价的滴定：本法是抗血清抗体效价滴定的常规方法。按照梅花形排列打孔，中间孔加定量抗原，周围孔加不同稀释度的抗体，经过凝胶内自由扩散，形成沉淀线，以出现沉淀线最高的抗体稀释度为该抗体的效价。如图4-9所示，该检测抗体的效价即为1∶16。

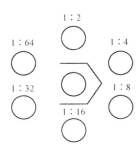

图4-9　抗体效价滴定结果示意图

（4）抗原或抗体纯度鉴定：用混合抗原或抗体鉴定抗体或抗原纯度，若出现一条沉淀线说明待检测抗原或抗体比较纯；若出现多条沉淀线说明抗体或抗原不纯。

三、凝胶内沉淀技术案例

（一）单向琼脂扩散试验

【要求】

（1）能熟练进行单向琼脂扩散试验技术的操作。

（2）能正确判断试验结果，并规范出具试验报告结果。

【用途】

（1）可用于检测血清中IgM、IgG、IgA及补体C3、C4的含量。

（2）为后续的免疫电泳技术奠定基础。

【内容】

单向琼脂扩散试验定量检测IgG。

【相关知识点】

（1）原理：将抗Ig单克隆抗体均匀地混合于琼脂糖凝胶内制成平板，在平板上打孔，并在孔中加入一定量的待测血清，待测样品中Ig呈辐射状向含抗体的琼脂内扩散，当抗原与抗体的量达到恰当比例时形成可见的沉淀环。在一定范围内，沉淀环直径与待检血清中Ig的含量呈正相关。用标准抗原或国际参考蛋白制成标准曲线，即可用于定量检测未知标本的抗原浓度（mg/mL）。

（2）应用：本法是一种经典的定量检测技术，因灵敏度不高，只能做初步含量的判断。由于方法简单，可自制反应板进行初步检测。

【准备】

（1）试验试剂：2%生理盐水、琼脂、标准马抗人IgG单克隆抗体、标准参考蛋白、待检血清标本、PBS（pH7.2，0.01 mol/L缓冲液）。

（2）其他：打孔器、打孔模板、反应湿盒、微量加样器等。

【操作步骤】

（1）琼脂板的制备：用生理盐水配制浓度为1.5%的琼脂凝胶，加0.01%（0.1 g/L）NaN₃，置水浴中煮沸熔化至澄清，置56 ℃水浴中预热备用；吸取已熔化琼脂59 mL于三角烧瓶中，置56 ℃水浴中保温，将预温的抗人IgG单克隆抗体诊断血清1 mL与59 mL熔化琼脂充分混匀，继续保温于56 ℃水浴中备用；取一张洁净干燥的载玻片，置于水平台上，用吸管吸取充分混匀的抗体琼脂缓和溶液4 mL浇于载玻片上，置室温冷却凝固后呈直线排列打孔，孔径一般为 3～5 mm，孔距 10 mm（现已有商品化彩色 IgG 单扩板）。

（2）标准曲线的制备：用 0.5 mL 蒸馏水溶解冻干人免疫球蛋白工作标准品，完全溶解后用生理盐水稀释成五个浓度梯度（如人免疫球蛋白工作标准品 IgG 含量为 11.66 g/L，稀释度为 1：5、1：10、1：20、1：40、1：80，IgG 相应含量分别为 2 332、1 166、583、291、146 mg/L），用微量加样器各取 10 μL 依次加入琼脂板孔中，将加样的琼脂板放入湿盒中，37 ℃孵育 24 h 后，观察结果并测量沉淀环直径，以孔中标准参考蛋白含量为纵坐标，沉淀环直径为横坐标，绘制 Mancini 或 Fahey 标准曲线。

（3）人血清中 IgG 的测定：取待测血清 0.1 mL，加生理盐水 0.3 mL 混匀后，用微量加样器取 10 μL 稀释血清加入琼脂板孔中。将加样的琼脂板放入湿盒中，37 ℃孵育 24 h 后，观察并测量沉淀环的直径。根据沉淀环的直径在标准曲线上可查得 IgG 含量，乘以稀释倍数即为待测血清中的 IgG 含量。

【结果分析与判断】

正常成人血清 IgG 的量为（12.87±1.35）mg/mL。沉淀环的直径大小与抗原含量呈正相关，根据测量沉淀环直径，然后用标准曲线计算出标本中的 IgG 含量。若检测值高于或低于参考值均为异常，临床上某些自身免疫病、肝脏疾病等可出现 IgG 增高，而免疫缺陷病则可出现血清 IgG 降低。为了提高结果的准确性，在制备标准曲线时，为尽量减少误差，至少应做两份以上的标准板；加样时，每份标本应各加两孔，吸取每份标本应更换塑料吸头；制板时，琼脂溶液温度不要太高，以免破坏抗体。

（二）双向琼脂扩散试验

【要求】

（1）能熟练进行双向琼脂扩散试验技术的操作。

（2）能正确判断试验结果，并规范出具试验报告结果。

【用途】

（1）可用于检测未知的抗原或抗体，进行抗原成分分析、抗体效价测定及抗原纯度鉴定。

（2）为免疫电泳技术奠定操作技能基础。

【内容】

双向琼脂扩散试验检测抗体效价。

【相关知识点】

（1）原理：将抗原与不同稀释度的抗体分别加在琼脂凝胶板上的相应孔内，让其分别向周围自由扩散。在抗原和抗体孔之间，比例合适的抗原与抗体相遇而发生特异性反应，并在合适部位形成肉眼可见的白色沉淀线，以出现沉淀线的最高稀释倍数为该抗体的效价。

（2）应用：本法是一种经典的抗体效价检测技术，因灵敏度不高，只能对目的抗体进行半定量测定。

【准备】

（1）试验试剂：人血清、兔抗人全血清、2%生理盐水琼脂、PBS（pH7.2，0.01 mol/L 缓冲液）。

（2）其他：载玻片、试管、打孔器、打孔模板、反应湿盒、微量加样器、水浴箱或水浴锅、温箱等。

【操作步骤】

（1）琼脂板的制备：用生理盐水配制浓度为 1.5％ 的琼脂凝胶，加 0.01％ （0.1 g/L） NaN₃，置水浴中煮沸熔化至澄清；取一张洁净干燥的载玻片，置于水平台上，用吸管吸取充分混匀的抗体琼脂缓和溶液 4 mL 浇于载玻片上，使其成厚度约为 1.5 mm 的琼脂板，置室温冷却凝固后呈梅花形排列打孔，孔径一般为 3～5 mm，孔距 10 mm。可用注射器针头挑出孔中琼脂，要求孔打得圆整光滑，孔缘不能破裂，底部勿与载玻片脱离。

（2）加样：用微量加样器取人血清抗原 10 μL 加于梅花形中央孔，再分别取不同稀释倍数（1：2～1：64）的兔抗人全血清 10 μL、抗体加入周围孔，然后将琼脂板放入湿盒中，37 ℃ 孵育 24 h 后，观察沉淀线是否出现及位置。温育时间过长，沉淀线可解离而导致假阴性；时间过短，则沉淀线还没有出现或不清楚，也可放置冰箱一定时间后观察结果，沉淀线则更加清晰。

【结果分析与判断】

以出现沉淀线的抗体最高稀释倍数作为抗体的效价。

任务3 学会免疫电泳技术

免疫电泳技术是电泳分析与沉淀反应的结合产物，由 Graber 和 Willians 于 1953 年将凝胶扩散置于直流电场中进行而创建。该技术有以下优点：一是加快了沉淀反应的速度；二是将某些蛋白组分利用其带电荷的不同而将其分开，再分别与抗体反应，从而使方法更为微量化和多样化，使其应用范围日益扩大；三是电场中规定了抗原抗体运动扩散的方向，提高了反应灵敏度。目前免疫电泳技术已发展出包括免疫电泳、对流免疫电泳、火箭免疫电泳和免疫固定电泳等多项技术种类。

一、免疫电泳

1. 原理 免疫电泳为区带电泳与双向琼脂扩散相结合的一种免疫扩散技术。先利用区带电泳技术将不同电荷、分子量和构型的蛋白质抗原在琼脂凝胶内分离开形成不同区带，然后与电泳方向平行，挖一条槽，加入与抗原相对应的抗血清，置室温或 37 ℃ 使抗原或抗体呈双向扩散而在相应位置上形成肉眼可见的弧形沉淀线（图 4-10）。根据沉淀线的数量、位置和形态，可分析待测样品中所含抗原成分的种类及其性质。

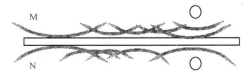

图 4-10 免疫电泳沉淀线示意图

注：槽中加入抗正常人血清抗体；M：IgG 骨髓瘤患者血清免疫电泳图谱；N：正常人血清电泳图谱

2. 技术要点　①取洁净载玻片，浇注融化的琼脂凝胶，凝固后打孔挖槽；②用微量加样器将待检样本和标准蛋白对照分别加入孔中；③电泳条件以电压 4～6 V/cm 的电压下，电泳 1.5～2 h；④电泳结束后，用毛细滴管在槽内加入抗相应抗原的混合抗体，室温下或 37 ℃孵育，直至出现肉眼可见的沉淀线；⑤观察沉淀线的数量、形状和位置，并和标准蛋白质与其抗体结合形成的沉淀线进行比较，可分析待测样品中所含蛋白质的种类和性质。

3. 方法学评价　该方法操作简单，样品用量少，特异性高，分辨率高，但沉淀线的数目和分辨率受许多因素的影响：①抗原与抗体的比例不当，使某些成分不能产生沉淀线，因此要预测抗体与抗原的最适比；②抗血清的抗体谱，抗血清所包含的抗体谱越宽，分离效果越好，将几种动物的抗血清混合使用效果更好；③电泳条件，如缓冲液、琼脂和电泳等皆可直接影响沉淀线的分辨率。

4. 临床应用　免疫电泳为定性试验，目前主要用于纯化抗原和抗体成分的分析，鉴定血清免疫球蛋白成分，识别和鉴定正常、异常免疫球蛋白，如多发性骨髓瘤患者血清在免疫电泳后，可观察到异常的 M 蛋白沉淀弧。

二、火箭免疫电泳

火箭免疫电泳技术是由单向琼脂扩散发展起来的一项定量技术，实质上是通过电泳进行加速的单向免疫扩散试验，由 Lawrell 于 1966 年建立，由于其沉淀形似火箭，故称为火箭免疫电泳。

1. 原理　抗原与凝胶中的抗体，在电场作用下移动，逐渐形成梯度浓度，抗原抗体在比例合适时形成不溶性免疫复合物沉淀线，随着抗原量的减少，与凝胶内抗体结合形成的不溶性免疫复合物也逐渐减少，致使沉淀带越来越窄，形成火箭样沉淀带，峰形高低与抗原量成正比（图 4-11）。

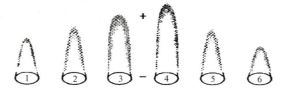

图 4-11　火箭免疫电泳图
注：①②③为标本；④⑤⑥为标准抗原

2. 技术要点　①制备抗体琼脂糖凝胶板：将已融化的 1.2% 巴比妥缓冲液琼脂糖冷却至 55 ℃左右，加入适量抗血清，混匀后立即浇板，置室温凝固；②打孔：在琼脂糖凝胶板一侧打孔，孔径 3 mm，孔距 2 mm，置琼脂板于电泳槽内，搭桥后用微量注射器准确加样 10 μL；③电泳：将样品孔置于阴极端（负极），调节电压 8～10 V/cm 或 3～5 mA/cm 的电流强度，电泳 6 h；④观察沉淀峰：电泳完毕后，观察琼脂板上沉淀峰，并测量从孔中心到峰尖的高度；⑤绘制标准曲线：以峰高为纵坐标，浓度为横坐标，绘制标准曲线，计算出待检样品内的抗原浓度。

3. 方法学评价　本方法操作简便省时，灵敏度高，重复性好，定量检测抗原只能测定 μg/mL 以上的抗原含量，若采用[125]I 标记的放射性核素作免疫自显影技术，可测出达 ng/mL

抗原含量。火箭电泳操作时应注意以下几点：①所用琼脂可选择无电渗或电渗很小的，否则火箭形状不规则；②注意电泳终点时间，如火箭电泳顶部呈不清晰的云雾状或圆形皆提示未达终点；③标本数量多时，电泳板应先置电泳槽上，搭桥并开启电源后再加样。

4. 临床应用　该技术可用于抗原蛋白定量检测，如 IgG、IgA、IgM、sIgA、C3、C4 以及裂解产物和 AFP 的测定。

三、对流免疫电泳

1. 原理　对流免疫电泳实质上是定向加速的电泳技术和双向琼脂免疫扩散技术相结合的一种免疫扩散技术。在用 pH 为 8.6 巴比妥缓冲液中，大部分蛋白质抗原成分常带较强的负电荷，且分子小、电泳力大，在电场中向正极移动；而抗体球蛋白因其等电点偏高，带负电荷少，且分子较大，故电泳力小，同时，凝胶的电渗作用较大，使其向负极移动。因此，对流免疫电泳时，抗原放阴极侧孔，抗体放阳极侧孔，在电场中二者相向移动，在两者相遇且比例恰当之处，形成白色沉淀线。若抗原浓度超过抗体，沉淀线靠近抗体孔。

2. 技术要点　①用吸管取琼脂溶液 4 mL 加于载玻片上，制备 1.2% 巴比妥琼脂凝胶板；②待凝固后用打孔器在琼脂板上成对打孔，孔径 3 mm，孔距 6 mm；③于阴极侧孔内加入待检血清抗原或阳性对照血清抗原，阳极侧孔内加抗血清；④电泳条件为 3～4 mA/cm，电泳 30 min～1 h 观察结果。

3. 方法学评价　本试验简便、快速，灵敏度比双向琼脂扩散试验高 8～10 倍，可测出蛋白样品的浓度达到 2.5～5 μg/mL，但分辨率低于双向琼脂扩散试验。

项目五　补体结合试验和补体测定技术

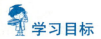

学习目标

1. 熟练掌握补体结合试验的原理及其主要参与成分。
2. 掌握血清总补体活性测定的原理、方法及临床意义。
3. 了解血清总补体活性测定的技术要点和影响因素。
4. 能正确判断实验结果，并规范书写试验报告。

任务 1　认识补体结合试验

补体结合试验（complement fixation test，CFT）是根据任何抗原抗体复合物可激活补体和激活补体的特性，用一定量的补体和致敏红细胞来检查抗原抗体间有无特异性结合的一类试验。Wassermann 早在 1906 年就将其用于梅毒的诊断，即著名的华氏反应。

一、基本原理

补体结合试验包括反应系统和指示系统，有 5 种成分参与反应，包括反应系统中的抗原、抗体和补体，及指示系统中的绵羊红细胞（SRBC）与溶血素。当抗原抗体发生特异性结合时，可以激活补体，使后加入的指示系统不溶血；当抗原抗体没有发生特异性结合时，补体呈现游离状态而与后加入的指示系统仍可结合发生溶血反应。因此，将反应系统中的待检抗原或待检抗体进行倍比稀释，根据溶血情况可达到对补体定性和定量的目的。

如果反应系统中存在待检的抗体（或抗原），则抗原抗体发生反应后可结合补体；再加入指示系统时，由于反应体系中已没有游离的补体而不出现溶血，为补体结合试验阳性；如果反应系统中不存在的待检的抗体（或抗原），则反应体系中仍有游离的补体存在，当加入指示系统时会出现溶血现象，为补体结合试验阴性（图 5-1）。因此，补体结合试验可用已知抗原来检测相应抗体，或用

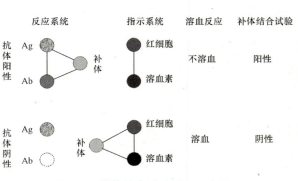

图 5-1　补体结合试验原理示意图

已知抗体来检测相应抗原，试验中常以 50％不溶血作为判定终点，临床上常用于血清总补体活性或溶血素效价的测定。

二、技术要点

补体结合试验反应成分多，其中每一反应成分含量过多或过少都会导致错误结果，因此必须滴定后，取适量浓度的反应成分进行正式试验。补体结合试验多采用豚鼠血清作为试验用补体的来源，由于个体差异，为确保血清中补体的有效活性，必须取 3 只以上豚鼠的血清混合后使用，同时，由于补体在体外极易衰变，所以检测补体活性的血清标本和作为补体试剂的血清必须新鲜。

1. 溶血素滴定 溶血素即绵羊红细胞抗体，多数是以绵羊红细胞免疫家兔而获得的兔抗血清，在使用前须加热 56 ℃ 30 min 进行灭活补体。由于补体结合试验是精密的试验，试验结果与溶血素的效价密切有关，故需要进行测定溶血素效价。溶血素稀释不采用连续倍比稀释法，一般采用等倍交叉法将溶血素稀释成一系列稀释倍数，加入补体、缓冲盐水（以补充正式试验中的抗原和抗体量）、绵羊红细胞悬液，37 ℃孵育使 SRBC 与溶血素结合，激活补体，将能完全溶解红细胞的溶血素最高稀释倍数定为 1 个单位（1 U/mL），做补体活性测定或补体结合试验等正式试验时使用 2 个单位（2 U/mL）即可。

2. 补体滴定 按照递增量的方法将补体加入各试验管中，补充缓冲盐水，每管加入抗原，孵育，每管再加入 2 个单位溶血素和 SRBC 悬液，孵育使 SRBC 和溶血素结合，激活补体，将能发生完全溶血现象的最小补体量定为 1 个单位。正式试验时，要求每 0.2 mL 体积含 2 个单位补体。

3. 抗原滴定 将抗原和待检血清倍比稀释成 1∶2、1∶4、1∶8、1∶16、1∶32 等一系列倍数，按照行与列（类似棋盘滴定法）分别加入各试管中，对照管补充缓冲盐水，加 2 个单位补体，孵育，抗原抗体结合并激活补体，加 2 个单位溶血素和 SRBC 悬液，孵育，SRBC 与溶血素结合，如有补体存在，则激活补体引起溶血反应，否则不出现溶血现象，选择呈强阳性（＋＋＋＋）的抗原和抗体最高稀释度作为 1 个单位抗原或 1 个单位抗体。正式试验中，抗原用量为 2～4 个单位，而抗体则采用 4 个单位用量。

4. 正式试验 将待检血清标本倍比稀释成 1∶2、1∶4、1∶8、1∶16 等不同的稀释倍数，

同时设置抗原对照、血清对照、溶血素对照、SRBC 对照及不同量的补体对照，加入 2 个单位抗原，补充缓冲盐水，加入 2 个单位补体，孵育，如有抗体存在，则和抗原结合，形成抗原抗体免疫复合物，可结合补体；否则就不能结合补体，再加入 2 个单位的溶血素和 SRBC 悬液，孵育时，溶血素可以和 SRBC 结合，激活补体导致红细胞破裂溶血，根据是否出现溶血反应判定补体是否存在，而判定抗体效价。需要注意的是，血清、抗原及溶血素三个对照必须完全溶血，而 SRBC 对照则应完全不溶血；补体对照中，1 个单位以上的补体对照管应完全溶血，否则试验结果可靠性不够，必要时增设阴性血清和阳性血清对照。按照不溶血的不同程度记录，以呈 50％不溶血（＋＋）的最高稀释度作为效价终点。

三、方法学评价

补体结合试验可应用于传染病的诊断、血迹中蛋白质的鉴定、HLA 分型等方面，但是由于参与成分多，影响因素较多，操作烦琐但要求严格，尽管多种测定被其他方法取代，但仍是一个免疫学技术训练的很好的试验。

1. 优点　该法敏感性高、特异性强、应用面广（可用于检测多种类型的抗原或抗体）、通过溶血和不溶血判定反应结果较为容易、适用于不同物理状态（颗粒性、可溶性、浑浊、不均匀块状）的抗原类型、不需要特殊的仪器设备。

2. 缺点　参与反应的各成分必须逐个滴定，否则难以寻找预期结果，操作麻烦；补体不稳定，难以标准化；抗原或者待检的血清标本可能有抗补体的作用，影响补体活性测定。

任务 2　学会血清总补体活性的测定

一、基本原理

绵羊红细胞与对应的溶血素相遇可以结合形成抗原抗体复合物，会激活血清中的补体进而导致红细胞溶解。当反应体系中绵羊红细胞和溶血素量一定时，特定的反应时间内，溶血程度与补体的含量及活性呈正相关关系，并发现接近 50％红细胞发生溶血时，二者之间近似直线关系，因此，以引起 50％溶血作为最敏感判定终点测定补体含量的试验，称为 CH50 试验。以 50％溶血所需要的最小补体量为 1 个 CH50U，可计算出待检测血清中的总补体活性，以 CH50U/mL 表示。由图 5-2 看出，在轻微溶血和接近完全溶血时，补体量的变化不能使溶血程度有显著改变，但在半溶血（50％溶血）上下时曲线最陡，即使补体含量仅有较小变动时，溶血程度也会发生较大的改变，也就是说对补体量的变化非常敏感。

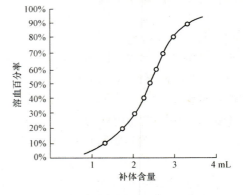

图 5-2　溶血程度和补体含量的关系

二、技术要点

根据 50％溶血反应对补体的剂量依赖呈一个特殊的 S 形曲线的原理，采用改良 Mayer 法：①致敏绵羊红细胞：2％绵羊红细胞加等量 2U 溶血素（已有市售商品，按说明稀释至使用效价），混匀，置 37 ℃水浴 30 min；②稀释血清：待检血清 0.2 mL 加缓冲液 3.8 mL，稀释度为 1∶20；③配制溶血标准管：2％绵羊红细胞 2 mL 加蒸馏水 8 mL，混匀，即为全溶血管，取全溶血管液体 2 mL 加缓冲液 2 mL，即为 50％溶血管；④按照表 5-1 所示，依次加入各成分于试管中，混匀，置 37 ℃水浴 30 min，第 10 管为非溶血对照管；⑤结果测定：取出试管，2 000 rpm/min，离心 10 min，对照管应不溶血。肉眼比色，选与 50％溶血标准管相近两管，再用分光光度计测 OD_{542} 值，确定与标准管最接近者为终点管，然后用公式计算 CH50 值：血清总补体 CH50（U/mL）＝（1/血清用量）×稀释度。如第 5 管为终点管，则待检血清中的 CH50 为 66.7 U/mL。

表 5-1　总补体溶血活性 CH50 的测定　　　　　　　　mL

试管号	1：20 待检血清	巴比妥缓冲液	2U 溶血素	2%绵羊红细胞
1	0.10	1.40	0.5	0.5
2	0.15	1.35	0.5	0.5
3	0.20	1.30	0.5	0.5
4	0.25	1.25	0.5	0.5
5	0.30	1.20	0.5	0.5
6	0.35	1.15	0.5	0.5
7	0.40	1.10	0.5	0.5
8	0.45	1.05	0.5	0.5
9	0.50	1.00	0.5	0.5
10	0.00	1.50	0.5	0.5

三、方法学评价

本检测补体方法简便快速，但敏感性较低，主要反映抗原抗体复合物激活补体经典激活途径所导致的溶血功能，其结果与 C1～C9 补体各组分的含量及活性均有关系，但并非完全相关。不能测定补体蛋白的绝对值，也不能测定旁路激活途径中的组分。旁路途径溶血活性的测定本章节不作介绍。

四、临床意义

正常人血清总补体活性 CH50 的参考范围为 50～100 U/mL。CH50 试验主要检测的是补体经典途径的溶血活性，所反映的是补体 C1～C9 成分的综合水平。如果测定值过低或者完全无活性，首先应考虑补体缺陷，可分别检测 C4、C2、C3 和 C5 等成分的血清含量；严重肝病时血浆蛋白合成能力受损，营养不良时蛋白合成原料不足等，都可以不同程度地引起血清补体水平下降。

血清总补体活性升高常见于急性炎症、组织损伤（风湿热急性期、结节性周围动脉炎、皮肌炎、伤寒等）、心肌梗死、甲状腺炎、大叶性肺炎、糖尿病、妊娠等；血清总补体活性下降主要见于系统性红斑狼疮活动期、急性肾小球肾炎、类风湿性关节炎、强直性脊柱炎等自身免疫病，以及亚急性细菌性心内膜炎、严重肝病尤其是肝坏死时导致的 CH50 降低，故补体检测常可作为自身免疫病诊断或是否处于疾病活动期的参考指标，另外，对肝炎病例测定补体有助于判断肝脏受损的程度。

任务3 认识补体组分的检测技术

检测补体经典激活途径常用的指标为 CH50、C2、C3、C4 测定，其中阳性率最高的是 C4 活性测定，其次为 C4 定量测定。检测旁路激活途径常用的指标为 APH50、B 因子、P 因子，以 B 因子活性阳性率最高。补体活性和含量的测定不能相互取代，本节主要介绍 C3 含量测定和 C4 活性测定。

一、C3 含量测定（单向琼脂扩散试验）

C3 是血清补体成分中含量最多的一种，常用单向琼脂扩散试验测定其含量。

1. 原理　在含有抗 C3 血清的琼脂板上打孔，加入待检样品，样品中 C3 向四周扩散，与琼脂中相应抗体结合，形成白色沉淀环，环的直径与 C3 浓度呈正相关。用 C3 标准品制作标准曲线，根据待检样品孔的沉淀环直径，即可测出其中含量。

2. 技术要点　制备抗 C3 琼脂凝胶板，打孔，加样（C3 标准品和待测血清），孵育一定时间，使样品中 C3 充分和凝胶中抗 C3 反应，形成沉淀环。测量沉淀环直径，以沉淀环直径为纵坐标，C3 标准品含量为横坐标（对数坐标纸），绘制标准曲线，在标准曲线上查出待检 C3 含量。

3. 临床意义　正常人参考值：男 0.86～2.52 g/L；女 0.86～2.06 g/L。C3 含量降低常见于反复感染、急性肾小球肾炎、免疫复合物病和膜增生性肾小球肾炎。目前，多采用免疫比浊法测定血清 C3 含量。

二、C4 活性测定（免疫溶血法）

用氨水处理豚鼠血清，制备除去 C4 的血清，加入致敏绵羊红细胞后，由于补体不能依次被激活，因此红细胞不溶解。当再加入含有 C4 的待检血清后，补体连锁反应又重新完成，导致红细胞溶解。溶血程度和待检血清中 C4 活性呈正相关，以引起 50％溶血所需的最小 C4 量作为一个溶血活性单位，计算出待检血清中 C4 溶血活性。本法通过测定 C4 溶血活性反映 C4 含量是否正常，可用于检测先天性补体 C4 缺陷，遗传性血管性水肿发作时，C4 含量极低。正常人 C4 溶血活性参考值为（7 898.67±1 893.40）U/mL。

项目六　酶免疫技术

　　酶免疫分析技术是以酶标记的抗原或抗体作为主要试剂，检测样本中相应的抗体或抗原，是将抗原抗体反应的特异性与酶高效催化反应的专一性相结合的一种免疫检测技术。它将酶与抗体（或抗原）结合成酶标记抗体（或抗原），此结合物既保留抗体（或抗原）的免疫学活性，又保留酶对底物的高效催化活性。在酶标抗体（或抗原）与抗原（或抗体）的特异性反应完成后，加入酶的相应底物，通过酶对底物的显色反应，对抗原（抗体）进行定位、定性或定量的测定分析，提高了抗原抗体反应的敏感性。在经典的三大免疫标记技术中，该技术具有灵敏度高、特异性强、准确性好、酶标记物有效期长，试剂价格低廉等优点。随着科学研究的深入发展，相关新技术，如单克隆抗体技术、生物素-亲和素放大系统、化学发光技术等相继出现，这些技术与酶免疫分析技术相结合，进一步提高了灵敏度、特异性和自动化程度，使酶免疫分析技术不断更新，现已被广泛应用于医学和生物学科的各个领域。

　　根据被检测物质在体内存在位置是细胞还是体液，酶免疫分析技术可分为酶免疫组织化学技术和酶免疫测定技术两大类，酶免疫组织化学主要用于组织切片或其他标本中抗原的定位，酶标记抗体与组织切片上的抗原起反应，然后与酶的显色底物相互作用，形成有色沉淀物，可以在普通光学显微镜下观察组织切片上抗原抗体复合物的颜色和位置变化。酶免疫测定技术主要用于体液标本中抗原（抗体）的定性或定量。根据抗原抗体反应后是否需要分离结合的与游离的酶标记物而分为均相和非均相两种类型。均相酶免疫测定主要包括酶放大免疫测定和克隆酶供体免疫测定，非均相酶免疫测定技术根据是否采用固相材料吸附抗原或抗体，又可分为液相和固相酶免疫测定两种类型，固相酶免疫测定的特点是将抗原或抗体吸附在固相载体上，使标本中抗体抗原反应在固相载体上进行，然后借助与固相抗原抗体复合物特异性结合的酶标记物催化底物的显色反应，测定标本中抗原或抗体的含量，其特点是只需经过固相的洗涤，就可以达到分离抗原抗体复合物与其他物质的目的，大大简化了操作步骤。根据使用的固相载体的不同，又将固相酶免疫测定分为用琼脂糖珠、聚苯乙烯及其他固相载体的反应体系，其中以聚苯乙烯及其他固相支持物为载体的反应体系称为酶联免疫吸附试验（enzyme linked immunosorbent assay，ELISA），目前 ELISA 检测技术已经成为临床检验工作中应用较广泛的免疫测定技术。酶免疫技术的分类见图 6-1。

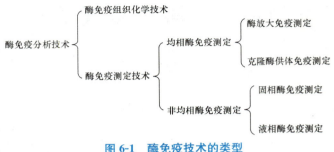

图 6-1　酶免疫技术的类型

任务 1　酶标记物的制备

通过化学或免疫反应让酶与抗原或抗体结合的过程，称为酶标记，带有酶标记的抗原或抗体称为酶标记物或酶结合物，不同的酶免疫分析技术所采用的酶及底物不同。

一、酶和酶底物

酶免疫测定技术可使免疫反应的结果得以放大，提高测定方法的灵敏度，对酶的质量要求较高，一个酶蛋白分子每分钟可催化 $10^3 \sim 10^4$ 个底物分子转变成有色产物，为此用于标记的酶应具备以下条件：①酶活性和纯度都要高，能对低浓度底物产生较高的催化反应率，且处于抗原抗体反应的最适 pH 时其活性稳定；②酶作用的专一性强，酶活性不受样品中其他成分的影响，受检组织和体液中不存在与标记酶相同的内源酶或抑制物；③酶的性质稳定，易与抗原或抗体偶联，偶联后不影响抗原、抗体和酶的活性；④酶催化底物后的产物易于测定，判断和测量酶活性的方法简单易行、敏感、准确；⑤酶本身、辅助因子和底物对人体无害；⑥酶的底物易于配制和保存；⑦酶及其底物价格低廉，容易获得。

（一）辣根过氧化物酶

1. 理化特性　辣根过氧化物酶（horseradish peroxidase，HRP）是 ELISA 和酶免疫组化技术中最常用的酶。HRP 因在辣根中含量最多而得名，是由主酶（酶蛋白）和辅基（亚铁血红素）结合而成的一种卟啉蛋白质复合酶，分子量 40 000，等电点 pH 为 5.5～9.0。主酶为无色糖蛋白，与酶的活性无关，在 275 nm 波长处有最高吸收峰；辅基是深棕色的含铁卟啉环，为酶的活性中心，在 403 nm 波长处有最高吸收峰。HRP 的质量常用纯度 RZ（Reinheit Zahl）和活性表示，HRP 的纯度以 403 nm 处吸光度值与 275 nm 处吸光度值的比值表示，RZ 值越大，表示酶的纯度越高。用于酶免疫分析技术中的 HRP，其 RZ 值应大于 3.0。酶活性用单位（U）表示，用邻联茴香胺法测定时，在 25 ℃条件下 1 min 将 1 μmol 的底物转化为产物所需的酶量为一个单位。酶的纯度并不代表酶的活性，RZ 值与酶的活性无关，酶变性后，RZ 值不变但活性降低。使用酶制剂时，酶活性比 RZ 值更重要，因此，不仅要选纯度高的酶，还要选活性强的酶。

HRP 与其他酶相比具有以下优点：①分子量较小，标记物易透入细胞内；②标记方法简单；③酶及酶标记物比较稳定，易保存；在 pH3.5～12.0 范围内、63 ℃15 min 条件下稳定，用甲苯与石蜡包埋切片处理，或用纯乙醇及 10％甲醛水溶液固定做冰冻切片，其活性均不受影响；④溶解性好，100 mL 缓冲盐溶液中可溶解 5 g HRP；⑤价格低廉且已商品化，容易获得；⑥底物种类多，可供不同的实验选择。因此，HRP 是目前 ELISA 及 EIH-CT 中最常用的酶。氧化物、硫化物、氟化物及叠氮化物等可抑制 HRP 的活性，故不能用 NaN₃ 类防腐剂。

2. 常用底物　HRP 的底物为过氧化物和供氢体（DH₂）两大类。HRP 的真正底物是 H_2O_2，但人们习惯把供氢体称为底物。

（1）过氧化物：目前常用的过氧化物是过氧化氢（H_2O_2）和过氧化氢尿素（$CH_6N_2O_3$）。但 H_2O_2 应用液很不稳定，需在用前临时配制。H_2O_2 在过氧化氢尿素中约含 35％，将其配制成保存液或应用液可较长时期保存。

（2）供氢体：HRP 的供氢体很多，多用无色的还原型染料，经反应生成有色的氧化型染料，常用的供氢体及反应产物见表 6-1。

表 6-1　HRP 常用的供氢体底物及其反应产物

供氢体底物	反应产物	终止剂	测读波长
二氨基联苯胺（diamido-benzidine，DAB）	棕色、不溶性	24 mol/L	492 nm
联苯胺（benzidine）	蓝色、不溶性	HCl 或 H_2SO_4	450 nm
邻苯二胺（o-phenylenediamin，OPD）	黄色、可溶性	同上	450 nm
四甲基联苯胺（3，3，5，5-tetramethyl-benzidine，TMB）	蓝色（黄色）、可溶性	同上	460 nm
5-氨基水杨酸（5-aminosalicylic acid，5-ASA）	棕色、可溶性	NaOH	550 nm
ABTS［2，2′-azino-bis（3-ethylbenzothiazoline-6-sulphonic acid）］	绿色、可溶性	1％SDS	405 nm

注：反应产物一栏括号内为终止后的显色。

许多化合物可作为 HRP 的供氢体，在 ELISA 中常用的供氢体底物有：①四甲基联苯胺（TMB）：稳定性好，显色反应无须避光，无致癌性，是目前 ELISA 中应用最广泛的底物，TMB 经酶作用后呈蓝色，目测对比度鲜明，便于目测观察结果，易比色定量测定。用 H_2SO_4 终止反应后变为黄色，最大吸收峰波长为 450 nm。缺点是水溶性差；②邻苯二胺（OPD）：灵敏度高，但其应用液稳定性差，需新鲜配制后在 1 h 内使用，显色过程须避光，有致癌性。OPD 与酶反应后呈橙黄色，用 H_2SO_4 终止反应后呈棕黄色，最大吸收峰波长为 492 nm。目测对比度不明显，但容易比色定量测定；③二氨基联苯胺（DAB）：以 DAB 为供氢体的反应产物为不溶性的棕色吩嗪衍生物，可用普通光镜观察，不适合比色测定；此种多聚物能还原和螯合四氧化锇（OsO_4），形成具有电子密度的产物，很适合电镜检查，多用于酶免疫组织化学技术。另外，以 OPD、TMB、ABTS 为供氢体的反应产物为可溶性显色溶液，可进行比色测定，适合于待检物质的定量检测。

（二）碱性磷酸酶

碱性磷酸酶（alkaline phosphatase，AP）是一种磷酸酯水解酶，从大肠杆菌提取的AP分子量为80 000，最适pH为8.0。从小牛肠黏膜提取的AP分子量为100 000，最适pH为9.6，但后者的酶活性较高。AP常用的底物是对硝基苯磷酸酯（p-nitrophenyl phosphate，p-NPP），其反应产物为黄色对硝基酚（PNP），最大吸收波长为405 nm。由于碱性条件下，对硝基酚的光吸收增强，可使碱性磷酸酶失活，因而使用NaOH做终止剂。因其分子量较大（80 000～100 000），不易透入细胞内，故很少用于EIHCT，因其敏感性一般高于HRP系统，空白值也较低，也常用于EIA。但由于高纯度AP较难获得，稳定性较HRP差，市场价格比HRP贵，制备酶标记物时合格率较HRP低等原因，国内ELISA临床检验工作中一般均采用HRP作为底物。

（三）其他酶

商品试剂中除上述两种酶外，经常应用的酶还有β-半乳糖苷酶（β-galactosidase，β-Gal），其常用底物为4-甲伞酮基-β-D-半乳糖苷（4-methylumbelliferyl-β-D-galactoside，4MUG），4MUG经酶作用后，可生成高强度荧光物4-甲基伞形酮（4MU），敏感性较HRP者高30～50倍，但测量时需用荧光计。葡萄糖氧化酶（GOD）多用于EIHCT，底物为葡萄糖，供氢体为对硝基蓝四氮唑，反应产物为不溶性的蓝色沉淀。另外，6-磷酸葡萄糖脱氢酶、溶菌酶、青霉素酶、脲酶、苹果酸脱氢酶等均可用于均相酶免疫测定。

二、酶标记抗体（抗原）的制备

酶标记抗体（抗原）是指通过化学反应或免疫学反应，让酶与抗体（抗原）形成结合物，也称为酶标记物。酶标记抗体（抗原）的方法有多种，常因酶不同而采用不同的标记方法。

（一）标记前准备

1. 标记抗体或抗原的选择　用于标记的抗原要求纯度高、免疫原性强；标记的抗体则要求特异性强、效价高、亲和力强、易于分离纯化和批量生产。根据具体方法选用不同的抗体组分，如单克隆抗体、多克隆抗体和经纯化的Ig组分，如Ig的Fab片段、F（ab'）$_2$片段等。

2. 酶标记方法的选择　酶标记物即酶标记的抗体或抗原，是酶免疫分析技术的重要诊断试剂。酶标记抗体或抗原有多种方法，一般应符合下述条件：①技术方法简单，产率高；②不影响酶和抗体（抗原）的生物活性；③所得酶标记物稳定，本身不发生聚合；④较少形成酶与酶、抗体与抗体或抗原与抗原的聚合物。

（二）常用的标记方法

1. 过碘酸钠氧化法　该法仅用于HRP的标记。HRP是一种糖蛋白，含18%的糖，过碘酸钠可将与酶活性无关的多糖羟基氧化为醛基。此醛基很活泼，再与抗体蛋白的游离氨基结合，形成 HRP-CH₂-NH-IgG。为防止酶蛋白氨基与醛基反应发生自身偶联，常在标记前先用二硝基氟苯（DNFB）封闭酶蛋白上的 α-氨基和 ε-氨基。酶与抗体结合反应后，再加入硼氢化钠（NaHB₄）还原后，即生成稳定的酶标记物。此法酶标记物产率较高，为常用的酶标记抗体的方法。但纯化后仍有少量游离 IgG，部分结合物可能聚合，抗体的活性可能有所降低。

2. 戊二醛交联法　目前最常用的交联剂是戊二醛。戊二醛是双功能交联剂，具有两个活性醛基，可分别与酶分子和抗体（抗原）分子上的氨基结合，起到"搭桥"作用。戊二醛法又可根据试剂加入的方法分为一步法和二步法。

（1）一步法：将抗体（抗原）、酶和戊二醛同时混合进行。此法操作简便，广泛用于 HRP、AP 与抗体（抗原）的交联。但酶标记物的产率低，由于结合物立体构型障碍，酶和抗体容易失活，且酶标记物的聚合较多，易发生自身交联，酶和抗体交联时分子间的比例不严格，结合物分子量大小不一，多数较大，因此穿透力较小。

（2）二步法：先将过量的戊二醛与酶反应，让酶分子上的氨基仅与戊二醛分子上的醛基结合，不发生酶与酶的结合，除去未与酶结合的多余戊二醛后，再加入抗体（抗原），形成酶-戊二醛-抗体（抗原）结合物。其优点是酶标记物均一，无自身聚合，分子量小，易穿透细胞膜，灵敏度与活性均较高，标记率较一步法高。

如用酶作为抗原与相应抗体结合形成的免疫复合物代替酶标记物，就可提高酶免疫方法的灵敏度，减少化学偶联反应对酶和抗体活性的影响。因酶和抗酶抗体不用任何化学交联剂处理就可特异性结合，并且活性不受影响。因此 HRP-抗 HRP（PAP）、AP-抗 AP（APAAP）已广泛用于酶免疫技术中。近年来，研究者将双特异性抗体或杂交抗体用于酶免疫技术中，使酶免疫方法的简便性、特异性与灵敏性大大提高。

（三）酶标记物的纯化与鉴定

1. 酶标记物的纯化　标记完成后应除去反应溶液中的游离酶、游离抗体（抗原）、酶聚合物及抗体（抗原）聚合物，避免游离酶增加非特异显色，以及因游离抗体（抗原）的竞争作用而降低特异性染色强度。常用的纯化方法有葡聚糖凝胶柱层析法（如 Sephadex G-200）和 50％饱和硫酸铵沉淀法等。

2. 酶标记物的鉴定　每批制备的酶标记物都要进行质量和标记率的鉴定，质量鉴定包括酶活性和抗体（抗原）的免疫活性鉴定。

（1）质量鉴定：常用免疫电泳或双向琼脂扩散法，出现沉淀线表示结合物中的抗体（抗原）具有免疫活性。沉淀线经生理盐水反复漂洗后，滴加酶的底物溶液，若在沉淀线上显色，表示结合物中酶仍具有活性，也可直接用 ELISA 法测定酶活性。

（2）酶标记率测定：常用分光光度法分别测定结合物中酶和抗体（抗原）蛋白的含量，再用如下公式计算其标记率。

以戊二醛法制备的 HRP 标记 IgG 为例：

①酶结合量（mg/mL）$= A_{403nm} \times 0.4$

即酶在 403 nm 波长的 A 值为 1 时，酶的含量为 0.4 mg/mL；

②IgG 含量（mg/mL）$= (A_{280nm} - A_{403nm} \times 0.42) \times 0.94 \times 0.62$

即酶蛋白（0.3）结合戊二醛后 A 值为 0.42；抗体蛋白与醛化酶结合后 A_{280nm} 约增加

6%，故乘以 0.94；兔 IgG 的 $A_{280nm}=1.0$ 时，为 0.62。

过碘酸钠标记法的 IgG 含量（mg/mL）$=(A_{280nm}-A_{403nm}\times 0.3)\times 0.62$

③克分子比或摩尔比（E/P）HRP/IgG = HRP（mg/mL）/HRP 分子量÷IgG（mg/mL）/IgG 分子量 = HRP（mg/mL）/40 000÷IgG（mg/mL）/160 000 = HRP（mg/mL）/IgG（mg/mL）×4（E/P），一般为 1～2；

④酶的标记率 = 结合物中酶量/标记时的酶量×100%（或酶的标记率 $=A_{403nm}/A_{280nm}$）

一般酶量为 1 mg/mL、HRP/IgG 在 1.5～2.0 之间、酶的标记率大于 0.3 时，酶联免疫吸附试验的结果最好。

三、固相载体

除均相酶免疫测定外，各种非均相酶免疫测定反应最后都需分离游离和结合的酶标记物。固相抗体（抗原）作为最有效和简便的分离方法，是固相酶免疫测定（如 ELISA）必不可少的首要条件。因此，对固相材料和固相化方法的选择是酶免疫测定的基础。

理想的固相载体应具备如下特点：①与抗体（抗原）有较高的结合容量，且结合稳定极少脱落；②可结合抗原、抗体、亲和素、链霉亲和素等大分子蛋白质；③生物大分子固相化后仍应保持活性，活性基团朝向反应溶液更佳，有利于进行充分反应；④固相化方法应简便、快速。

常使用的固相载体的种类有：

1. 塑料制品 常用的塑料制品由聚苯乙烯、聚乙烯、聚氯乙烯、聚丙烯酰胺制成。不同塑料载体的吸附性能差别很大，目前最常用的是聚苯乙烯，它具有较强的吸附蛋白质的性能，抗体或蛋白质抗原吸附其上后仍保留原来的免疫活性。聚苯乙烯为塑料，常制成各种不同规格的微量反应板，在 ELISA 测定过程中作为载体和容器，不参与免疫反应和化学反应，因材料经济、价格低廉、来源容易、方法简便，临床工作中被普遍采用。

塑料制品的形状主要有微量反应板、小试管和小珠三种，最常使用的固相载体是微量反应板，经射线或紫外线照射后吸附蛋白质的性能增强。国际通用的标准板形是 8×12 的 96 孔式，其优点是便于批量标本测定，并可在特定的比色计上迅速测定结果。此外，易与自动化仪器配套使用，有利于各操作步骤的标准化。

良好的微量反应板应该具有吸附性能好、空白值低、孔底透明度高等特点，各板之间、同一板各孔之间性能一致或十分接近。聚苯乙烯 ELISA 板由于原料的不同和制作工艺的差别，各种产品的质量差异很大，因此，每一批号的 ELISA 板在使用前须事先检查性能。常用的检查方法为：以一定浓度的人 IgG（一般为 10 ng/mL）包被 ELISA 板各孔，洗涤后每孔内加入适当稀释度的酶标抗人 IgG 抗体，温育后洗涤，加底物显色，终止酶反应后，分别测定各孔溶液的吸光度。严格控制反应条件，使各孔读数的吸光度为 0.8 左右。计算全部读数的平均值，所有单孔读数与总平均读数之差应在 10% 以内。

2. 微颗粒与磁性微球 微颗粒是由高分子单体聚合成的微球或颗粒，直径多为微米（μm）或毫米（mm）级。微颗粒带有能与蛋白质结合的功能团（如—NH_2、—COOH、—OH、—CHO 或—NH—NH_2 等），易与抗体（抗原）形成化学偶联，且结合容量大。此外，由于反应悬液中微颗粒表面积极大，反应速率与液相反应接近，反应微颗粒可以均匀地分散到整个反应溶液中，使反应面积增加，反应速度加快，磁性微球（磁珠）在液相中可使反应物迅速有效地结合到其表面，反应结束后用磁铁吸引作为分离的手段，洗涤和分离简便快速，已普遍应用于自动化程序较高的荧光酶免疫测定和化学发光酶免疫测定等技术中。

3. 微孔滤膜　是一种多孔薄膜过滤材料，孔径为 $0.25 \sim 14~\mu m$，包括硝酸纤维素（nitrocellulose，NC）膜、尼龙膜和玻璃纤维素膜等。微孔滤膜通过非共价键吸附抗原或抗体蛋白质，吸附能力很强，如 NC 膜对大多数抗体（抗原）的吸附率近 100%，而且当样品量微少（<1 μL）时，吸附也比较完全，故已广泛应用于斑点-酶免疫测定（dot-ELISA）、免疫印迹技术、斑点金免疫渗滤试验等。

任务 2　学会酶联免疫吸附试验

采用聚苯乙烯及其他固相支持物作为反应的载体，将抗原或抗体吸附在固相载体上进行的反应称为酶联免疫吸附试验（enzyme linked immunosorbent assay，ELISA）。瑞典学者 Engrall 和 Perlmann 及荷兰学者 Van Weeman 和 Schuurs 分别于 1971 年进行了该方法的报道，可以对待检液体标本中的微量物质进行定量测定，是目前临床上应用较为广泛的固相酶免疫测定试验方法。

一、基本原理

将已知抗体或抗原包被在固相载体表面，按照不同的步骤加入待测试抗原或抗体，及酶标抗体活抗原，充分反应后，用洗涤的方法将连接在固相载体上的抗原抗体复合物与液相中其他物质分离，洗涤去除游离的酶标抗体或抗原，最后加入酶的底物，根据酶对底物催化的显色反应程度，而对标本中抗原或抗体进行定性或定量测定。在反应缓冲液中，将抗体或抗原连接到固相载体上的固相化过程称为包被（coating）。

二、技术类型

依据上述 ELISA 检测的基本原理，该方法既可以用于测定未知的抗原，又可以用于测定未知的抗体。根据检测目的、试剂来源、实验条件和操作步骤的不同，ELISA 有以下几种常用类型。

（一）用于检测抗原的技术类型

1. 双抗体夹心法　又称为三明治法（Sandwich 法），是检测抗原最常用的方法。将已知抗体包被固相载体上，待检标本中的相应抗原与固相表面的抗体结合，洗涤去除未结合成分后，再与加入抗原特异的酶标抗体结合，形成固相抗体-待检抗原-酶标抗体复合物，根据加入底物后的显色程度，确定待检抗原的含量，从而对待检抗原进行定性或定量（图 6-2）。

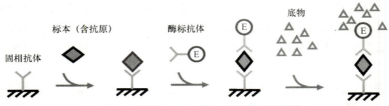

图 6-2　双抗体夹心法检测抗原原理示意图

技术要点如下：

（1）包被：将已知特异性抗体与固相反应板连接，形成固相抗体，洗涤除去未吸附的抗体及杂质。

（2）加待检标本并温育：使标本中的抗原与固相载体上的抗体充分反应结合，形成固相抗体抗原复合物，洗涤除去其他未结合的物质。

（3）加酶标抗体：使固相抗体抗原复合物上的抗原与酶标抗体结合，形成固相已知抗体-待测抗原-酶标抗体复合物，充分洗涤去除未结合的酶标抗体。此时固相载体上结合的酶量与标本中待测抗原的含量呈正相关。

（4）加底物显色：固相夹心复合物中的酶可催化底物成为有色产物，根据颜色反应的程度进行该抗原的定性或定量。

具体操作流程如下：

（1）包被：包被已知抗体（形成固相抗体）

　　↓ 洗涤（去除未结合抗体）

（2）加样：加待测标本（待测抗原）（形成固相抗原抗体复合物）

　　↓ 洗涤（去除未结合物）

（3）加酶标记物：酶标抗体（形成固相抗体-抗原-酶标抗体复合物）

　　↓ 洗涤（去除未结合酶标抗体）

（4）加酶底物：显色剂（有色产物显色反应程度与酶量呈正相关）

　　↓ 加终止液

（5）结果判定：显色颜色越深，表明待检抗原量越多，肉眼观察为定性分析；酶标仪检测为定性或定量分析。

双抗体夹心法中检测的抗原结合价应为二价或二价以上的抗原，应注意类风湿因子（RF）的干扰。RF 是一种抗变性 IgG 的自身抗体，多为 IgM 型，能和多种动物 IgG 的 Fc 段结合。如果待检标本中含有 RF，可同时与固相抗体和酶标抗体的 Fc 段结合，产生假阳性结果。使用抗体的 F（ab'）$_2$ 或 Fab 片段作为酶标抗体可消除 RF 的干扰。

2. 双位点一步法　双位点一步法即在双抗体夹心法基础上使用针对抗原分子上两个不同抗原决定簇的单克隆抗体，分别作为固相包被抗体和酶标抗体。测定时将待检标本和酶标抗体同时加入进行结合反应，两种抗体互不干扰，经一次温育和洗涤后，即可加入底物进行显色测定（图 6-3）。此法简化了双抗夹心法的操作步骤，省时方便，而且由于使用了高亲和力的单克隆抗体，大大提高了检测方法的敏感性和特异性，目前临床实验室中测定大分子抗原如 HBsAg、AFP 和 HCG 等均采用双位点一步法。

双位点一步法中，如果待检标本中抗原浓度过高，过量的抗原则会分别与固相抗体和酶标抗体结合，从而抑制夹心复合物的形成，类似于沉淀反应中抗原过剩的后带现象，所得结果将低于实际的含量，这种现象称为"钩状效应"（hook effect）。钩状效应严重时，可出现假阴性结果，必要时可将待检标本适当稀释后重新测定。

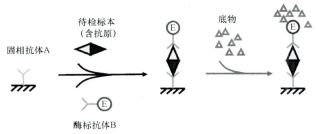

图 6-3　双位点一步法检测抗原原理示意图

3. 竞争法　又称为竞争抑制法，主要用于测定抗体或小分子抗原。酶标抗原和待检抗原对包被的固相特异性抗体具有相同的结合能力，二者在反应液中可以竞争结合固相特异性抗体。反应体系中，固相抗体和酶标抗原含量是固定的。若待检标本中无抗原，则酶标抗原可以与固相抗体结合；待检标本中抗原含量越多，结合的特异性抗体就越多，而酶标抗原与固相抗体结合越少，则底物显色反应越浅，反之则显色越深，也就是反应体系中结合的酶标抗原量和底物显色程度与待检标本中抗原含量成反比关系（图 6-4）。

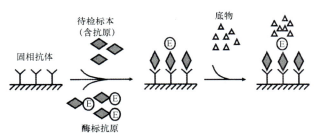

图 6-4　竞争法检测抗原原理示意图

技术要点如下：

（1）包被：将已知特异性抗体与固相反应板连接，形成固相抗体，洗涤除去未吸附的抗体及杂质。

（2）加样：将待检抗原标本适当稀释，与一定量的酶标抗原溶液充分混合，同时加入反应体系中，使之与固相抗体竞争性结合。如待检标本中无抗原，则酶标抗原可以完全与固相抗体结合；如待检标本中含有待检抗原，则与酶标抗原竞争性结合固相抗体，竞争性地占去了部分酶标抗原与固相载体结合的机会，减少了酶标抗原与固相抗体的结合量，同时，实验对照管中不加待检抗原，而只加酶标抗原。孵育后，充分洗涤除去游离的酶标抗原及其他未结合物。

（3）加底物显色：待测管颜色越淡，表示标本中抗原含量越多，表示颜色反应程度与待测抗原量成反比。实验对照管中由于结合的酶标抗原量最多，故颜色最深。实验对照管颜色深度与待测管颜色深度之差，与待检标本抗原含量呈正相关。

具体操作流程如下：

（1）包被：包被已知抗体（形成固相抗体）

    ↓ 洗涤（去除未结合抗体）

（2）加样：同时加入待检标本抗原和酶标抗原（形成固相抗原抗体复合物，固相抗体与待测抗原和酶标抗原竞争结合）

      ↓ 洗涤（去除未结合酶标抗体）

（3）显色：加酶底物显色剂（有色产物显色反应程度与待检抗原含量呈反比关系）

    ↓ 加终止液

（4）结果判定：有色产物的多少与酶标抗原量成正比，与待测抗原量成反比，肉眼观察为定性分析；酶标仪检测为定性或定量分析。

4. 桥联法 又称抗酶抗体法或不标记抗体酶法。常用的有 HRP-抗 HRP（PAP）法和 AP-抗 AP（APAAP）法。

技术要点如下：

（1）包被：将特异性抗体与固相反应板连接，形成固相抗体，洗涤除去未吸附的抗体及杂质。

（2）加待检标本并温育：使标本中的抗原与固相载体上的抗体充分反应结合，形成固相抗体抗原复合物，洗涤除去其他未结合的物质。

（3）加抗待检抗原的特异性抗体（如羊抗待测抗原的特异性抗体），充分结合反应后，洗涤除去未结合物。

（4）加抗抗体（如兔抗羊免疫球蛋白抗体）：让其与结合于固相的羊抗待测抗原的抗体结合后，洗涤除去未结合物。

（5）加酶-抗酶抗体复合物：使结合于固相的抗抗体（兔抗羊 IgG 抗体）与复合物中的抗酶抗体（羊的 IgG）Fc 段结合，洗涤除去未结合的酶-抗酶抗体复合物。

（6）显色：反应体系中加入底物，对待测抗原进行定性或定量。

此法不需要纯化抗血清，酶和抗酶抗体的结合不需要作任何处理，就可特异性结合且活性不受影响，操作简便、特异性强、敏感性高、重复性好，但操作时间较长。另外，也有应用双特异性抗体（即基因工程技术制备的两个可变区可分别与待测抗原和酶标抗体结合）建立的检测抗原的桥联法，其特异性、敏感性都很高，操作简便省时，但双特异性抗体制备技术难度较大。

（二）用于检测抗体的技术类型

1. 间接法 是检测抗体最常用的技术方法。将已知抗原吸附于固相载体上，待检标本中相应抗体与之结合，形成固相抗原-抗体复合物，再用酶标二抗与固相免疫复合物中的抗体结合，形成固相抗原-抗体-酶标二抗复合物，根据反应液中加入底物后的显色程度，确定待检标本中的抗体含量（图 6-5）。

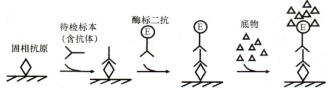

图 6-5　间接法检测抗体原理示意图

技术要点如下：

（1）包被抗原：将特异性抗原包被于固相反应板上，形成固相抗原，洗涤除去未结合的抗原及杂质。

（2）加待检血清：将待检标本适当稀释后，使标本中的待检特异性抗体与抗原结合，形成固相抗原抗体复合物。经充分洗涤后，固相载体上只留下结合的特异性抗体。其他免疫球蛋白及血清中的杂质由于不能与固相抗原结合，在洗涤过程中被去除。

（3）加酶标二抗：与固相抗原抗体复合物中的抗体结合，从而使该抗体间接与酶连接。洗涤去除未结合的酶标抗体。

（4）显色：加底物显色，颜色深度代表标本中待检抗体的含量。

操作流程如下：

（1）包被：包被已知抗原（形成固相抗原）

    ↓ 洗涤（去除未结合抗原）

（2）加样：加入待检测标本（待测抗体）（形成固相抗原抗体复合物）

    ↓ 洗涤（去除未结合物）

（3）加酶标记物：酶标二抗（形成固相抗原-抗体-酶标抗体复合物）

    ↓ 洗涤（去除未结合酶标二抗）

（4）显色：加酶底物显色剂（有色产物显色反应程度与待检抗体含量呈正比关系）

    ↓ 加终止液

（5）结果判定：有色产物的多少与待测抗体量成正比，肉眼观察为定性分析；酶标仪检测为定性或定量分析。

间接法中采用的酶标二抗是针对某一类免疫球蛋白分子（如抗人 IgG），因此该法只需变换固相抗原，即可用一种酶标二抗检测各种与抗原相对应的抗体，具有通用性。间接法中，对抗原的纯度要求较高，现在使用的均为基因工程重组抗原，如 HCV 的 NS3、NS4、NS5，HIV 的 gp41、gp120 及梅毒螺旋体的 TpN15、TpN19、TpN49 等。

2. 双抗原夹心法　双抗原夹心法检测抗体与双抗体夹心法检测抗原的操作流程基本相似，将已知抗原包被固相载体，待检标本中的相应抗体，可分别与固相载体上的抗原及酶标抗原结合，形成固相抗原-抗体-酶标抗原复合物，根据加底物后的显色程度确定标本中待检抗体的含量（图6-6）。采用双抗原夹心一步法，由于机体产生抗体 IgG 的效价有限，一般不会出现钩状效应。

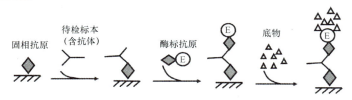

图 6-6　双抗原夹心法检测抗体原理示意图

3. 竞争法　原理与检测抗原的竞争法相似，但抗体的测定一般不使用竞争法。当抗原中杂质难以去除或抗原的结合特异性不稳定时，可采用这种模式测定抗体，最典型的例子是乙型肝炎病毒核心抗体（HBcAb）和乙型肝炎病毒 e 抗体（HBeAb）的测定。由于 e 抗原较核心抗原仅多 29 个氨基酸，很容易转变为核心抗原，因此，HBcAb 和 HBeAb 的测定均采用竞争法，但其测定过程中使用的包被物、酶标记物和检测物不同，具体检测模式区别如下：

（1）竞争法检测 HBcAb：方法类似液相竞争法检测 Ag 模式。其技术要点是：①将 HBcAg 包被于固相反应板上，形成固相抗原，洗涤，去除未结合的部分；②加入待检标本和酶标特异性抗体，温育一定时间，使待检标本中的抗体与酶标抗体竞争结合固相特异性抗原，充分洗涤去除未结合的部分；③加入底物，温育一定时间，形成有色产物，用酶标比色仪测定结果，显色深浅程度与待检标本中相应抗体含量成反比（图 6-7）。

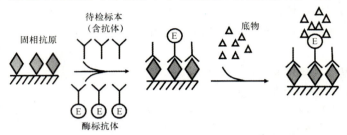

图 6-7　竞争法检测 HBcAb 原理示意图

（2）竞争法检测 HBeAb：采用类似固相竞争法检测 Ag 模式，一般使用的 HBeAb 检测试剂盒，通常是包被抗体后，将样本、酶标抗体和中和试剂合并为一步加入，此时，固相抗体、酶标记抗体和样本中的特异性抗体将一起竞争与加入的 HBeAg 结合。其技术要点是：①将 HBeAb 包被于固相反应板上，形成固相抗体，充分洗涤去除未结合的部分；②加入待检标本和中和抗原（HBeAg），温育一定时间后洗涤。待检标本中的 HBeAb 将与固相抗体竞争结合 HBeAg。待检标本中的 HBeAb 量越高，则与 HBeAg 结合越多，固相 HBeAb 结合的 HBeAg 越少，反之亦然；③加入酶标 HBeAb，温育一定时间，使酶标 HBeAb 与结合于固相抗体上的 HBeAg 结合，洗涤除去未结合的部分；④加入底物，温育一定时间后，形成有色产物，用酶标比色仪测定结果，显色深浅与待检标本中相应抗体含量成反比（图 6-8）。

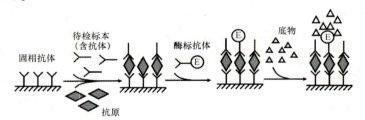

图 6-8　竞争法检测 HBeAb 原理示意图

HBeAb 之所以要采用此种模式测定，主要是 HBeAg 化学性质不稳定所致，如果采用固相载体上直接包被 HBeAg，则会由于 HBeAg 向 HBcAg 的易转变性，可能导致测定误差。

4. 捕获法　又称为 IgM 抗体捕捉酶联免疫吸附试验，主要用于血清中 IgM 类抗体的定性或定量测定。将抗人 IgM 抗体（抗人 IgM μ 链抗体）吸附于固相载体上，待检标本中的 IgM 类抗体多被固相抗体捕获，然后加入的特异性抗原与固相抗体捕获的 IgM 类抗体结合，再加入抗原特异的酶标抗体，形成固相抗人 IgM-IgM-抗原-酶标抗体复合物，最后根据加入底物后的显色程度，确定标本中待检 IgM 抗体的含量（图 6-9）。

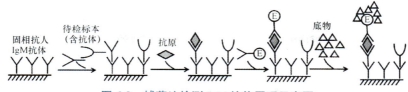

固相抗人 IgM抗体　待检标本（含抗体）　抗原　底物

图 6-9　捕获法检测 IgM 抗体原理示意图

其操作流程如下：

（1）包被：包被抗人 IgM 类抗体

↓ 洗涤（去除未结合的抗人 IgM）

（2）加样：加入待检样本后，血清中 IgM 被捕获，形成 IgM-抗人 IgM 复合物

↓ 洗涤（去除未结合物）

（3）加特异性抗原试剂：抗原只与固相特异性 IgM 结合，形成 Ag-IgM-抗人 IgM 复合物

↓ 洗涤（去除未结合特异性抗原）

（4）加酶标记物：针对特异性抗原的酶标抗体，形成酶标抗体-Ag-IgM-抗人 IgM

↓ 洗涤（去除未结合酶标抗体）

（5）加酶底物显色剂

↓ 加终止液

（6）结果判定：肉眼观察为定性分析；酶标仪检测为定性或定量分析。

病原体急性感染诊断中常需检测 IgM 类抗体，如急性甲型肝炎的抗-HAV IgM 的检测、急性乙型肝炎的抗-HBc IgM 检测及 TORCH 系列的 IgM 检测等。目前，最为常用的 IgM 抗体检测方法为捕获法。

采用捕获法检测 IgM 类抗体时要注意 RF（IgM 类）及其他非特异 IgM 的干扰。由于 RF（IgM 类）能与固相抗人 μ 链抗体结合，并可与随后加入的酶标抗体（动物 IgG）反应，从而导致假阳性反应。而非特异 IgM 由于其在第一步温育中，可与特异 IgM 竞争与固相抗体结合，所以会影响测定的灵敏度。因此，使用本法测 IgM，必须对临床样本进行适当稀释，低浓度有利于减少非特异 IgM 的干扰作用，而特异 IgM 由于处于相应病原体的急性感染期，效价滴度很高，待检标本稀释对其不会产生明显影响，但是某些病原体如 HBV 的慢性感染阶段，IgM 类特异性抗体也能持续存在，但滴度却非常低。因此，如不对血清样本稀释就进行直接检测，即使没有非特异 IgM 干扰，阳性测定结果对急性感染的诊断价值也非常有限。

三、影响因素

ELISA 操作过程相对简单，涉及标本采集、加样、温育、洗涤、显色和比色等方面，其中任何一个步骤操作不当都会影响测定结果，其中以加样、温育和洗涤等步骤最为关键。

1. 标本采集　在 ELISA 试验过程中，血浆标本和血清标本可等同应用，但血清标本应新鲜，避免发生溶血现象，溶血标本会增加试验孔的非特异性显色。

2. 加样　加样时应将所加标本加在 ELISA 反应板孔的底部，避免加在孔壁上部，以致不能进行充分反应。注意加样时不可溅出和产生气泡，气泡的产生可导致加样不准确，防止感染性气溶胶的产生，避免生物安全事故的发生。每次加样时应注意更换吸头，避免发生交叉污染。利用 ELISA 技术进行定性测定，如果试剂盒说明书要求加样 1 滴，则应注意使用相同口径的滴管，并保持准确的加样姿势，使每滴液体的体积基本相同。

3. 温育　37 ℃是 ELISA 中常用的孵育温度，也是大多数抗原抗体反应结合的合适温度。保温容器最好是水浴箱或恒温箱，使温度迅速平衡。为加速反应，可适当提高反应的温度，有些试验是在 43 ℃进行的，但不宜采用更高的温度。为避免蒸发，ELISA 反应板上应加盖、封板膜或放入底部垫有湿纱布的容器中。湿盒应该是金属的，容易导热。水浴箱内温育时，整块反应板的温度应该一致，以防止"边缘效应"发生。

4. 洗涤　洗涤是整个试验过程中非常关键的步骤，决定着试验的成败。通过洗涤去除反应液中没有与固相抗原或抗体结合的物质以及在反应过程中非特异性吸附于固相载体的干扰物质。洗涤液中加入表面活性剂吐温（Tween），可以去除 ELISA 测定反应过程中的非特异性吸附，减少非特异性吸附的干扰物质对检测结果的影响。洗涤可分为手工操作浸泡式洗涤和自动化洗板机洗涤两种方式。洗涤次数和洗涤时间是两个重要的关键因素。手工洗板是在每次孵育后，将反应液吸出或甩干，然后用缓冲液反复洗涤 3～5 次，拍干后用洗耳球反复吹吸，防止气泡残留；全自动洗板机快速方便，但每次洗涤后无法拍干，有较多液体残留，因此适当增加洗板次数。如果洗涤不彻底，尤其是加底物前的最后一次洗涤，将使空白值升高。另外，间接法中，如血清标本内非特异性 IgG 吸附在反应板上未被彻底去除，将与酶标抗体作用产生非特异性吸附的干扰。

5. 显色　显色是整个 ELISA 反应的最后一步孵育反应，反应的温度和时间将对显色结果影响较大，为保证催化反应完全，显色时间应充分。OPD 底物显色在室温或者 37 ℃反应 20～30 min 后即不再加深，延长反应时间，可使反应孔本底增高。OPD 底物的显色反应应避光进行，显色反应结束时加入终止液终止反应。OPD 产物用硫酸终止后，颜色由橙黄色转变为棕黄色。一般来说，显色时间过短，检测结果偏低；显色时间过长，空白本底值增高或非特异性干扰增加，因此每次试验都要仔细参考空白对照、阴性对照和阳性对照孔的试验结果。

6. 比色　比色前应先用洁净的吸水纸拭干板底附着的液体，正确放入酶标比色仪的比色架中。比色时应先以蒸馏水校正零点，测读底物孔和空白孔，以记录本次试验的试剂状况。其后可用空白孔以蒸馏水校零点，以上各孔的吸光度需减去空白孔的吸光度值，然后再进行计算。比色时还要注意滤光片波长的选用，如 TMB 底物的比色波长为 450 nm，而 OPD 底物的比色波长为 492 nm，滤光片可根据要求随时更换。因此，操作中应注意避免出现滤光片波长错用的问题。另外，还要注意单波长或双波长比色选择的问题，单波长比色是以对显色具有最大吸收波长（如 450 nm 或 492 nm）进行的比色测定；双波长比色是以酶标仪在敏感波长（如 450 nm）和非敏感波长（如 630 nm）下各测定一次，敏感波长下的吸光度值为酶反应特异显色的吸光度与板孔上指纹、刮痕、灰尘等脏物所致的吸光度之和，而非敏感波长下测定即改变波长至一定值，使得酶反应特异显色的吸光度值为零，此时测得的吸光度即为脏物的吸光度值，最后酶标仪给出的数值为敏感波长下的吸光度值与非敏感波长下的吸光度值的差。因此，双波长比色测定具有排除微量反应板本身、板孔内标本的非特异吸收、指纹、刮痕、灰尘等对吸光度影响的特点，故而 ELISA 测定比色时，最好使用双波长比色。

四、临床应用

ELISA 具有高度的敏感性和特异性、操作简便快速、实验设备要求简单、应用范围广泛、无放射性核素污染、操作程序规范化和自动化等特点，它可对多种物质进行定性及微量、超微量分析，最小可测值达 ng 甚至 pg 水平，为临床诊断和基础医学研究提供可靠的实验依据，目前已成为普及应用最广、发展速度最快的免疫学实验技术之一。ELISA 试验过程中洗板机使用不仅省时省工，也利于标准化操作，对中小型实验室极其实用，但使用前应对洗板机的性能加以检定，确认各孔的洗涤效果是否彻底，且要求重复性好。全自动化酶免分析仪已在大中型临床检验实验室普遍应用，根据试剂的开放程度，分为开放系统和封闭系统两大类，前者适用于所有的 96 孔板的 ELISA 测定，后者则只能与特定试剂配套使用。均相酶免疫测定主要用于药物和小分子物质的检测。临床常用的检测项目都有 ELISA 商品试剂盒出售，包括已包被的微量反应板、酶标记物、显色底物、各种浓缩的稀释液和缓冲液等，常用于下列物质的定性和定量分析：

1. 病原体及其抗体的测定　广泛应用于传染病的诊断、病情与病理分析及预后判断等。病毒如肝炎病毒、风疹病毒、疱疹病毒、轮状病毒、艾滋病病毒（HIV）、SARS 病毒等；细菌如链球菌、结核分枝杆菌、幽门螺杆菌和布氏杆菌等；毒素如霍乱弧菌、大肠杆菌、绿脓杆菌和破伤风杆菌毒素、葡萄球菌肠毒素及沙门氏菌毒素等；寄生虫如弓形虫、阿米巴、疟原虫等及其相应抗体的检测。

2. TORCH 感染的特异性抗体的测定　TORCH 是易引起围产期感染的四类病原体的英文缩写："TO"即弓形虫、"R"即风疹病毒、"C"即巨细胞病毒、"H"即人类疱疹病毒。这些病原体感染孕妇后，通过胎盘垂直传播给胎儿，可导致流产、死胎或胎儿畸形。孕妇感染这些病原体均能产生特异性抗体，因此临床上常利用 ELISA 法测定相应病原体的特异性抗体，以进行孕妇围产期 TORCH 感染的监测，降低畸形胎儿的出生率，提高我国的优生优育水平。

3. 蛋白质的测定　各种免疫球蛋白、补体组分、肿瘤标志物（例如甲胎蛋白 AFP、癌胚抗原 CEA、前列腺特异性抗原 PSA 等）、各种血浆蛋白质、自身抗体、酶和同工酶（如肌酸激酶 MB）、受体以及各种激素（如 HCG、FSH、TSH）等蛋白质的测定。

4. 非肽类激素测定　可用于 T3、T4、雌激素、人绒毛膜促性腺激素、黄体素、胰岛素、皮质醇、促甲状腺素等激素的测定。

5. 药物和毒品测定　可用于地高辛、苯巴比妥、庆大霉素、吗啡及兴奋剂等物质的检测。

任务 3　学会生物素-亲和素酶免疫测定技术

生物素-亲和素系统（biotin-avidin system，BAS）是 20 世纪 70 年代后期应用于免疫学，并得到迅速发展的一种新型生物反应放大系统。它的特点是生物素与亲和素之间具有高度亲和力及多级放大效应，并可与酶、荧光素、同位素等免疫标记技术有机地结合，使各种示踪免疫分析的特异性和灵敏度进一步提高。BAS已经广泛应用于生物医学实验研究的各个领域，既可用于微量抗原、抗体及受体的定量、定性检测及定位观察研究，亦可制成亲和介质，用于上述各类反应体系中反应物的分离、纯化。

一、生物素的理化性质与标记

（一）理化性质

生物素（biotin，B）　又称维生素 H 或辅酶 R，是一种白色结晶化合物，分子量 244 310，分子式为 $C_{10}H_{16}O_3N_2S$，常从含量较高的卵黄和肝组织中提取。正常成人血中生物素含量为 $12\sim14\ \mu g/mL$。生物素分子结构中有两个环状结构，咪唑酮环是与亲和素或链霉亲和素结合的主要部位，而四氢噻唑吩环的侧链末端是与蛋白质（酶和抗体）结合的唯一部位。生物素与 SA 的结合力较之抗原抗体之间的结合力要高 10 000 倍，且结合后形成的复合物十分稳定，不易解离。

（二）活化生物素

在免疫学检验中，一般需将生物素进行化学修饰后与蛋白质（酶、抗体、抗原）或核酸结合。利用生物素的羧基加以化学修饰可制成各种不同活性基团的衍生物，称为活化生物素，以适合与各种生物大分子结合的需要，主要有生物素 N-羟基丁二酰亚胺酯（BNHS）、长臂活化生物素（BCNHS）、生物素酰肼（BHZ）和肼化生物胞素（BCHZ）。活化生物素可以与各种抗原、抗体、酶及核酸分子中相应基团偶联形成生物素化标记物。下面介绍几种修饰后的生物素衍生物（活化生物素）的制备及特性。

1. 标记蛋白质氨基的活化生物素　生物素 N-羟基丁二酰亚胺酯（biotin-N-hydroxy succinimide ester，BNHS）是将生物素与 N-羟基丁二酰亚胺在碳二亚胺的作用下进行缩合生成的。BNHS 分子酯键中的—C=O 基团可与蛋白质分子中赖氨酸的氨基形成肽键，从而使蛋白质标记上生物素。若蛋白质含赖氨酸残基多，且等电点 pI＞6 时，标记效果更好。因此，BNHS 适用于对抗体和中性或偏碱性抗原的生物素标记。

生物素的分子量较小，当与抗体或酶反应形成生物素标记结合物后，由于大分子蛋白的空间位阻效应，可对生物素与亲和素的结合以及 BAS 的应用效果造成干扰。如长臂活化生物素（BCNHS）可通过生物素分子侧链连接一定数量的 6-氨基己糖分子基团，形成连接臂，增加生物素与被标记大分子间的距离，减少位阻效应，更易发挥生物素的活性作用。

2. 标记蛋白质醛基的活化生物素　此类标记的活化生物素主要有两种：生物素酰肼（biotin hydrazide，BHZ）和肼化生物胞素（biocytin hydrazide，BCHZ）。BHZ 是水合肼与生物素的合成物，主要用于偏酸性糖蛋白的生物素标记。BCHZ 是生物素通过—C=O 基团与赖氨酸的 ε-氨基连接而成的化合物，与无水肼反应后形成肼化生物胞素。BCHZ 除可与蛋白质的醛基结合外，还可与蛋白质的氨基结合，因此其适用范围较 BHZ 宽。

3. 标记核酸的活化生物素　活化生物素可通过缺口移位法、化学偶联法、光化学法及末端标记法等技术使生物素的戊酸侧链通过酰胺键与核酸分子相连，构成生物素标记的核酸探针。常用于标记核酸分子的活化生物素有光敏生物素、生物素脱氧核苷三磷酸、

BNHS 和 BHZ 等。光敏生物素是一种化学合成的生物素衍生物，侧链上连接的芳香基叠氮化合物基团具光敏感性，在一定波长光的照射下，光敏基团可转变为芳香基苯而直接与腺嘌呤 N-7 位氨基结合，形成生物素化的核酸探针，常用于 DNA 或 RNA 的标记。生物素脱氧核苷三磷酸（Bio-11-dUTP）是将生物素与尿嘧啶脱氧核苷酸连接成活化生物素 dUTP。BNHS 和 BHZ 是在一定条件下与核酸胞嘧啶分子中的 N-4 氨基交联，使核酸分子生物素化。目前常用光生物素和生物素化 dUTP 作为核酸标记的活化生物素。

（三）生物素标记蛋白质

生物素标记蛋白质是将活化的生物素与各种蛋白质结合的过程，又称生物素化。

1. 活化生物素标记　活化生物素标记主要有标记抗原、抗体和标记酶蛋白两大类：①标记抗体、抗原：常用于标记抗体的活化生物素是 BNHS。反应时，BNHS 分子中的酯键在碱性溶液中迅速水解，—C＝O 基团即可与抗原或抗体蛋白质中的赖氨酸残基形成肽键，使生物素标记在抗体分子上。由于一个抗体分子可连接多个生物素分子，一个生物素化抗体分子也可与多个亲和素分子结合，为适应不同的抗原抗体反应体系，通常选取通用性较强的第二抗体进行生物素标记。游离生物素只需简单的透析方法即可除去；②标记酶蛋白：以生物素标记辣根过氧化物酶（HRP）为例，将含有生物素 BNHS 的 N，N'-二甲基甲酰胺溶液逐滴加入含 HRP 碳酸盐缓冲液中（0.1 mol/L，pH 为 8.4），使最终两种反应物混合体积比为 1∶8，充分反应用 PBS 透析 2 天，除去未标记生物素等物质，即得到生物素化 HRP。

2. 标记注意事项　①应根据抗原或抗体分子结构中所有带可标记基团的种类（氨基、醛基或巯基）以及分子的理化性质（酸性、中性或碱性），选择相应的活化生物素和反应条件；②标记反应时，活化生物素与待标记抗原或抗体应有适当的比例，使每个蛋白质分子上标记的生物素分子数量控制在一定范围，以免影响标记物的活性。如标记抗体时，IgG 的应用浓度以 0.5～5 μg/mL，生物素与 IgG 的质量比（mg/mg）为 2∶1 时，效果较好。一般每个抗原分子标记 1～3 个、抗体分子标记 3～5 个生物素分子较为适宜；③为减少生物素标记蛋白质后，大分子物质造成的空间位阻影响，有利于生物素与亲和素的结合，可在生物素与被标记物间加入交联臂样结构；④生物素与抗原或抗体等蛋白质结合后，不影响后者的免疫活性；但标记酶则有所不同，HRP、葡萄糖氧化酶和 β-半乳糖苷酶标记生物素后，酶活性不受干扰，但碱性磷酸酶标记生物素后，其活性会有一定程度降低。

二、亲和素、链霉亲和素的理化性质与标记

（一）理化性质

亲和素（avidin，AV）和链霉亲和素（streptavidin，SA）是生物素的天然特异性结合物，而且二者均为大分子蛋白，几乎所有用于标记的物质均可同亲和素或链霉亲和素结合。因此，亲和素或链霉亲和素的上述特性是建立生物素-亲和素（链霉亲和素）免疫放大测定技术的重要基础。

1. 亲和素及其活性　亲和素（AV）亦称抗生物素蛋白，是从卵白蛋白中提取的一种由 4 个相同亚基组成的碱性糖蛋白，分子量为 68 000，等电点 pI 为 10.5。亲和素耐热并耐

受多种蛋白水解酶的作用。一个亲和素能结合 4 个分子生物素，亲和素和生物素二者之间的亲和力极强，比抗原与抗体间的亲和力至少高一万倍，并且特异性和稳定性都较好。亲和素在纯水中的溶解度类似于球蛋白，而在 50％硫酸铵溶液中的溶解度又与白蛋白相似。亲和素富含的色氨酸残基是与生物素咪唑环结合的化学基团。

2. 链霉亲和素及其活性　链霉亲和素（SA）是链霉菌分泌的由 4 条相同的肽链组成的稍偏酸性（pI=0.6）的一种蛋白质，分子中不带任何糖基，分子量约 65 000。故用于免疫组化、ELISA、核酸杂交等试验时非特异性反应低，优于亲和素。链霉亲和素分子中每条肽链都能结合一个生物素，因此一个链霉亲和素分子也能结合 4 个生物素分子。在蛋白水解酶作用下，链霉亲和素可在 N 端 10～12 残基和 C 端 19～21 残基间断裂，形成核心链霉亲和素，但仍然保持完整的结合生物素的能力。链霉亲和素的活性单位以结合 1 μL 生物素所需的量来表示，理论上 1 mg 链霉亲和素的最高活性可达 18 U。链霉亲和素在 4～42 ℃的 2 周内仍保持活性，60 ℃则可耐受 10 min，但 80 ℃ 10 min 则可丧失生物活性。

（二）亲和素（链霉亲和素）的标记

用于标记亲和素或链霉亲和素的小分子示踪物有 [125]I、胶体金、荧光素和化学发光物，而大分子物质有酶、抗原或抗体、铁蛋白和荧光蛋白等，其中最常用的是酶、异硫氰酸荧光素（FITC）和胶体金。亲和素或链霉亲和素可直接与酶结合进行标记，还可以通过与生物素-酶复合物中的生物素结合，间接地与酶形成结合物（亲和素-生物素-酶）。

1. 链霉亲和素的标记　链霉亲和素因表面所带正电荷少，且不含糖基，实验中非特异性结合远低于亲和素，目前以链霉亲和素标记的酶结合物更为常用。辣根过氧化物酶（HRP）和碱性磷酸酶（AP）标记链霉亲和素的方法分别如下：

（1）HRP-链霉亲和素结合物的制备：一般采用过碘酸钠法进行直接标记，取新配制的 HRP 溶液加入过碘酸钠，然后直接加入链霉亲和素溶液后混匀，再用碳酸盐缓冲液（pH=9.0）透析后，用硼氢化钾（KBH$_4$）终止反应，加入饱和硫酸铵溶液进行沉淀，离心后弃上清液，再用 PBS 复溶沉淀，即得 HRP-SA 结合物。

（2）AP-链霉亲和素结合物的制备：一般采用戊二醛两步法进行标记，先用饱和硫酸铵沉淀碱性磷酸酶，离心后加过量戊二醛溶液复溶碱性磷酸酶沉淀，戊二醛的一个醛基即与碱性磷酸酶的氨基结合，充分透析除去未结合戊二醛后，再加链霉亲和素与结合了碱性磷酸酶的戊二醛另一个醛基结合，用赖氨酸终止反应，离心后留取含 AP-SA 结合物上清液备用。

（3）SA-生物素化 HRP 复合物的制备：先按照 BNHS 标记抗体法进行生物素化 HRP 形成 HRP-B，再将 HRP-B 进行适当稀释后，加入等体积的链霉亲和素溶液反应，即可制得 SA-生物素化酶复合物（streptavidin-biotin-peroxidase complex，SABC）。

2. 亲和素的标记

（1）HRP-亲和素结合物的制备：采用改良过碘酸钠法或戊二醛法，方法步骤与 HRP-链霉亲和素结合物的制备相似。

（2）亲和素-生物素化 HRP 复合物的制备：利用亲和素与生物素间的特异性结合，将亲和素与等体积的生物素化酶（HRP-B）按一定浓度比例混合反应后，亲和素即与 HRP-B 中的生物素结合，形成亲和素-生物素化 HRP 复合物（avidin-biotin-peroxidase complex，

ABC）。制备过程中应注意控制亲和素和 HRP-B 的浓度分别不高于 40 μg/mL 和 10 μg/mL，否则将增加非特异性反应。

三、生物素-亲和素标记技术的应用

（一）生物素-亲和素（链霉亲和素）系统的特点

生物素-亲和素具有既可偶联生物大分子又可连接标记材料的特性，不仅用于微量抗原及抗体的定性、定量检测及定位研究，也可制备成亲和介质用于各类反应体系中反应物的分离和纯化。实际应用中生物素-亲和素系统（BAS）具有如下特点：

1. 多级放大，灵敏度高　生物素与蛋白质和核酸类等生物大分子结合形成的生物素衍生物，不仅保持了大分子物质的原有生物活性，而且比活度高，具有多价性。此外，每个亲和素分子有四个生物素结合部位，可同时以多价形式结合生物素化的大分子衍生物和标记物。因此，BAS 具有多级放大作用，使其在应用时可极大地提高检测方法的灵敏度。

2. 亲和力高，特异性强　亲和素与生物素间的结合具有极高的亲和力，其反应呈高度专一性。因此，BAS 的多层次放大作用在提高灵敏度的同时，并没有增加非特异性干扰。而且，BAS 的结合特性不会因反应试剂的高稀释度而受影响，使其在实际应用中可最大限度地降低反应试剂的非特异性作用。

3. 稳定性强，不可逆结合　亲和素与生物素间的亲和常数比抗原-抗体反应至少高 10 000 倍，二者结合形成的复合物的解离常数很小，具有不可逆反应性；而且酸、碱、变性剂、蛋白溶解酶以及有机溶剂均不影响其结合。因此，BAS 在实际应用中，产物的稳定性高，从而可降低操作误差，提高测定的精确度。

4. 用途广泛，易于偶联　亲和素与生物素均可制成多种衍生物，可以偶联生物大分子和标记材料的特性，不仅可与酶、荧光素和放射性核素等各类标记技术结合，用于检测体液、组织或细胞中的抗原-抗体、激素-受体及核酸系统以及其他多种生物学反应体系中的反应物，也可制备成亲和介质，用于分离提纯上述各反应体系中的反应物。

5. 成本低廉，适用性广　可根据试验要求制备成通用性试剂，通常选用第二抗体进行生物素标记，适用于不同的反应体系；而且用量很少，保存液可高度稀释，成本低廉，尤其是 BAS 与成本高昂的第一抗体偶联使用，抗体用量会大幅度减少，降低成本。

6. 检测快速，操作简便　由于生物素与亲和素的结合具高速、高效的特性，尽管 BAS 的反应层次较多，但所需的温育时间不长，试验往往只需数小时即可完成。

（二）生物素-亲和素系统的基本原理及类型

免疫学检验中，生物素-亲和素系统（BAS）在临床工作应用中的基本类型有两种：一种是以游离亲和素为桥联剂进行检测，如 BAB 法、ABC 法；另一种是直接用标记亲和素为桥联剂进行检测，如 BA 法、LAB 法。依据待检反应体系中所用的是生物素化抗体还是生物素第二抗体，又分为直接法 BAS 和间接法 BAS。为最大限度避免待检标本中内源性生物素对 BAS 检测方法的干扰，近年来也有依据 BAS 的基本工作原理，衍生出采用抗生物素抗体或抗亲和素抗体建立相应的 BAS 检测法。

1. BAB法　BAB法（biotin-avidin bind，BAB）又称为桥联亲和素-标记生物素法，是以游离的亲和素作为桥联剂，利用亲和素的多价性，将检测反应体系中抗原-生物素化抗体复合物与标记生物素联结起来，形成 Ag-Ab-亲和素-酶标生物素，达到检测反应分子的目的（图6-10）。由于生物素化抗体分子上连有多个生物素，因此，最终形成的抗原-生物素化抗体-亲和素-酶标生物素复合物可积聚大量的酶分子，加入相应酶作用底物后，即会产生强烈的酶促反应，从而提高检测的灵敏度。间接 BAB 法则是在抗原与特异性抗体结合反应后，再用生物素化的第二抗体与抗原抗体复合物结合，使反应增加一个层次，从而使灵敏度进一步提高。

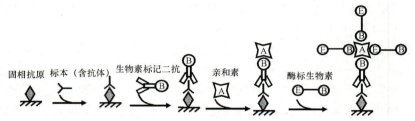

图 6-10　BAB 法检测原理示意图

2. ABC法　ABC法（avidin-biotin-peroxidase complex，ABC）是在 BAB 法基础上进一步改良形成的，其原理是预先按一定比例将亲和素与酶标生物素结合，形成可溶性的亲和素-生物素-过氧化物酶复合物（亲和素-生物素-酶）（图6-11）。当其与检测反应体系中的生物素化抗体或生物素化第二抗体相遇时，ABC 中未饱和的亲和素结合部位即可与抗体上的生物素结合，使抗原抗体反应体系与 ABC 标记体系连成一体进行检测。由于在 ABC 形成时，一个标记了生物素的酶分子可通过其生物素连接多个亲和素，而一个亲和素分子又可桥联多个酶标生物素分子，经过这种依次的相互作用连接，从而形成一种包含大量酶分子的具多级放大作用的巨大网状结构。因此，将 ABC 复合体应用于免疫检测体系时，即可极大地提高酶在抗原抗体反应场所的浓度，从而使 ABC 法的检测灵敏度明显提高。

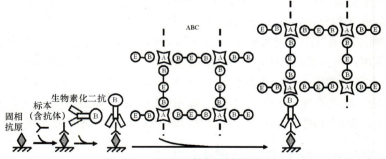

图 6-11　ABC 法检测原理示意图

3. BA法　该方法既可用于检测抗原，也可用于检测抗体，是以标记亲和素直接与抗原抗体免疫复合物中的生物素化抗体连接（Ag-Ab-生物素-酶标亲和素）进行检测（图6-12），又称为标记亲和素-生物素法（labeled avidin-biotin，LAB），该法也有相当高的灵敏度，由于省略了加标记生物素步骤，操作方法较 BAB 法简便。间接 BA 法也是采用生物素化的第二抗体，可以进一步提高检测灵敏度。

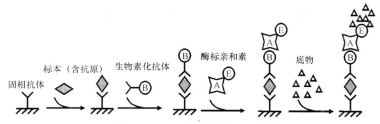

图 6-12 BA 法检测原理示意图

（三）生物素-亲和素系统在酶免疫测定中的应用

1.BAS 在 ELISA 测定中的应用 将 BAS 与 ELISA 偶联起来，作为免疫测定的放大系统，可大大提高 ELISA 测定的灵敏度。BAS 与 ELISA 偶联应用的形式有多种：①BA-ELISA：固相抗体＋待测抗原＋生物素化抗体＋酶标亲和素（或链霉亲和素）＋底物显色；②BAB-ELISA：固相抗体＋待测抗原＋生物素化抗体＋亲和素（或链霉亲和素）＋生物素酶＋底物显色；.③ABC-ELISA：固相抗体＋待测抗原＋生物素化抗体＋亲和素（或链霉亲和素）-酶标生物素＋底物显色。以上是用来检测未知抗原的三种方法，也可以利用标记抗原检测未知抗体，使用的方法类型与上述方法相似。

2.BAS 在均相酶免疫测定中的应用 BAS 也可以在均相酶免疫测定中应用，观察酶活性的变化。均相酶免疫测定反应系统中，同时加有生物素-酶、亲和素-抗原、特异性抗体和待测抗原，由于抗体限量，待测抗原和亲和素-抗原复合物两者可以竞争性地与抗体结合。因此，反应体系中待测抗原浓度越高，则未结合游离的亲和素-抗原复合物就越多，最终检测结果的酶活性越低，即酶活性的变化与标本中抗原浓度呈剂量依赖性的负相关关系。

（四）生物素-亲和素系统在荧光免疫技术中的应用

BAS 用于荧光抗体技术，通常采用 BA 法，即用荧光素直接标记亲和素（或链霉亲和素）；也可采用游离亲和素（或链霉亲和素）搭桥，两端分别连接生物素化抗体和荧光素标记的生物素（BAB 法）或荧光标记的抗亲和素（或链霉亲和素）抗体的夹心法。与常规免疫荧光法相比，引入 BAS 的荧光抗体技术可明显地提高方法的灵敏度和特异性。

BAS 用于时间分辨荧光免疫分析技术时，新型双功能螯合剂 BCPDA 作"桥"，一端连接链霉亲和素（SA），另一端螯合惰性元素 Eu^{3+}，制备成通用试剂 SA-BCPDA-Eu^{3+}；同时，将两株单抗分别固相化和生物素化，反应最后形成的复合物为：固相抗体-Ag-生物素化抗体-（SA-BCPDA-Eu^{3+}）。通过生物素与链霉亲和素间高亲和力的结合，把通用试剂与固相载体上的双抗体夹心复合物相连接，最终将检测信号放大，提高检测灵敏度。

在酶放大时间分辨荧光免疫分析（EATRFIA）技术中形成的复合物是固相抗体-抗原-生物素化抗体复合物后，加入碱性磷酸酶（ALP）标记的 SA（ALP-SA）继续反应，反应最后形成的复合物为固相抗体-Ag-生物素化抗体-（SA-ALP）。ALP 与底物作用生成 5-氟水杨酸，后者在碱性条件下可与 Tb^{3+}-EDTA 结合形成荧光寿命长的三元复合物。因此，EATRFIA 是具有酶放大作用、BAS 高亲和力和生物放大作用的新一代不用增强液的高灵敏度方法。

（五）生物素-亲和素系统在放射免疫测定中的应用

BAS主要与免疫放射分析（IRMA）检测体系偶联，用于对最终反应的放大（BA法），也可用于IRMA反应后B、F成分的分离，提高检测的灵敏度。但是，现在放射免疫测定技术在临床上应用逐渐减少。

（六）生物素-亲和素系统在分子生物学中的应用

BAS在分子生物学领域中的应用日渐增多，目前主要集中用于以生物素标记核酸探针进行的定位检测；用BAS制备亲和吸附剂进行基因的分离纯化；将免疫测定技术与PCR结合建立迄今为止灵敏度最高的免疫-PCR法，用于抗原的检测等。

任务4　认识其他酶免疫技术

其他酶标记免疫测定技术主要包括均相酶免疫测定、液相酶免疫测定和固相膜免疫测定等。

一、均相酶免疫测定

均相酶免疫测定是将半抗原或小分子抗原如药物、激素、毒品、兴奋剂等与酶结合形成酶标记物，酶与抗原（半抗原）结合后仍保留酶和抗原（半抗原）的活性。测定时将待测样品、酶标记物、特异性抗体和底物溶液混合在一起，待抗原-抗体和酶-底物反应平衡后，即可直接测定结果，无需分离步骤，整个检测过程都在均匀的液相内进行。根据实验原理可分为竞争结合法和非竞争结合法两种类型。最常用的是竞争结合法中的酶扩大免疫测定技术（EMIT）。

均相酶免疫测定主要用于小分子激素、药物、毒品、兴奋剂及大分子蛋白质、病毒、细胞性抗原成分的测定。该法由于不需要分离反应板上结合和游离的酶标抗原，不仅简化了操作步骤、减少了分离操作误差，还易于自动化分析，故应用广泛，灵敏度可达1×10^{-9} mol/L。但其最大缺点是易受样品中非特异性的内源性酶、酶抑制剂及交叉反应物的干扰，而且由于采用竞争性结合分析原理，灵敏度不及非均相酶免疫测定。下面介绍几种常用的均相酶免疫测定方法的基本原理。

（一）酶扩大免疫测定技术

均相酶免疫测定中，最常用的是竞争结合法中的酶扩大免疫测定技术（enzyme multiplied immunoassay technique，EMIT），其基本原理是：酶标抗原（Ag^{-E}）和非标记抗原（Ag）具有相同的与限量抗体（Ab）竞争结合的能力。而Ag^{-E}与Ab结合形成$Ab-Ag^{-E}$后，由于标记酶与抗体接触紧密，空间位阻影响了酶的活性中心，酶（E）活性将被抑制。加入的未标记抗原Ag与Ag^{-E}竞争结合反应系统中限量的Ab形成Ab-Ag，从而使反应液中$Ab-Ag^{-E}$比例减少，游离Ag^{-E}增多（图6-13）。因此，不需对反应液中的$Ab-Ag^{-E}$和Ag^{-E}进行分离，直接测定反应体系中总酶活性的变化，即可推算出被检测样品中 Ag 的含量，最终测得的酶活性随着反应体系中未标记抗原 Ag 浓度的升高而增强。

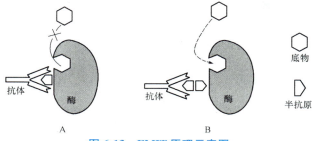

图 6-13　EMIT 原理示意图

（二）克隆酶供体免疫分析

克隆酶供体免疫分析（cloned enzyme donor immunoassay，CEDIA）的基本原理是：利用 DNA 重组技术可分别合成某种功能性酶（如 β-D-半乳糖苷酶）分子的两个片段，大片段称为酶受体（enzyme acceptor，EA），小片段称为酶供体（enzyme donor，ED）。单独的 EA 和 ED 均无酶活性，但在一定条件下可结合形成具酶活性的四聚体。CEDIA 技术是用 ED 标记抗原（Ag^{-ED}），反应系统中再加入相应的 EA、Ab 及未标记的样品抗原 Ag，反应时由于抗原抗体间的亲和力大于 ED 与 EA，因此 Ag^{-ED} 和 Ag 易与 Ab 结合形成抗原抗体复合物，而 Ab-Ag^{-ED} 中的 Ag^{-ED} 由于空间位阻的干扰不能与 EA 结合，而游离的 Ag^{-ED} 则可与 EA 结合成具有活性的全酶四聚体。由于反应属竞争结合，故反应液中游离的 Ag^{-ED} 随着未标记 Ag 量的增多而增加，使最终加入底物后测得的酶活性高低与样品 Ag 含量成正比（图 6-14）。

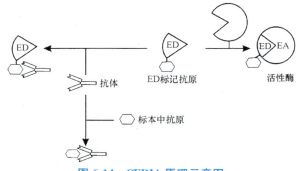

图 6-14　CEDIA 原理示意图

二、液相酶免疫测定

非均相酶免疫测定是将酶标抗原、待检抗原与特异性抗体同时混合（平衡法），或先将待检抗原与特异性抗体混合反应一定时间后，再加入酶标抗原（非平衡法），抗原抗体反应达到平衡后，再加入二抗（分离剂），经离心沉淀后，将游离的酶标记物与结合的酶标记物（酶标抗原-抗体-二抗复合物）分离，弃上清液，测定沉淀物中酶的活性。待检抗原量与沉淀物中酶的活性成反比。因抗原抗体反应在液相中进行，故称为液相酶免疫测定。

三、固相膜免疫测定

固相膜免疫测定是以微孔滤膜作为固相载体的免疫测定技术，常用的固相膜为 NC 膜，根据反应原理的不同，分为以下类型。

（一）斑点-酶联免疫吸附试验

斑点-酶联免疫吸附试验（dot enzyme linked immunosorbent assay，Dot-ELISA）的基本原理与常规 ELISA 相同，不同之处在于 Dot-ELISA 使用吸附蛋白质能力很强的 NC 膜为固相载体，底物经酶反应后形成不溶性有色沉淀物。以检测抗体为例，技术要点如下：①用铅笔在 NC 膜上划一个小方格，将少量抗原（1~2 μL）电加于小方格中央，干燥后经封闭液处理；②滴加待检血清标本，使待检标本中抗体与 NC 膜上的抗原充分反应结合；③充分洗涤后，滴加酶标二抗，最后滴加底物溶液形成不溶性有色沉淀物（HRP 常用 DAB 底物），NC 膜上方格内出现肉眼可见的有色斑点，即为阳性反应（图 6-15）。

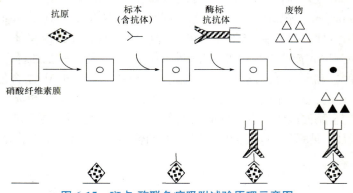

图 6-15　斑点-酶联免疫吸附试验原理示意图

Dot-ELISA 的优点：①NC 膜吸附蛋白能力强，微量抗原吸附完全，故检出灵敏度可较普通 ELISA 高 6~8 倍；②如将 NC 膜裁剪成膜条，并在同一张膜条上点有多种抗原，将整个膜条与同一份血清反应，则可同时获得对多种疾病的诊断结果；③试剂用量少，操作简便，结果判断不需特殊设备条件；④特异性强，假阳性少；⑤NC 膜上的包被物和试验结果可长期保存（-20 ℃可达半年）。缺点是操作烦琐，特别是洗涤充分比较困难。

现应用 Dot-ELISA 的原理，通过特殊工艺已制备出各种试剂提供临床检验使用。一般分三种类型：①将试剂膜粘贴在塑料条片上，便于洗涤和观察；②将试剂膜封在小盒内，膜下垫吸水剂，洗涤液通过膜吸入盒内，此即斑点-酶免疫渗滤试验；③将试剂膜固定在特定框格中，放入特殊的自动分析仪进行检测。目前，应用斑点-酶联免疫吸附试验可做各种蛋白质、激素、药物和抗生素的定量测定。

（二）斑点-酶免疫渗滤试验

斑点-酶免疫渗滤试验是以硝酸纤维素 NC 膜为载体，利用微孔滤膜的可滤过性，使抗原抗体反应和洗涤在一特殊的渗滤装置上以液体渗滤过膜的方式迅速完成。渗滤装置是免疫渗滤试验（IFA）的主要试剂成分之一，由塑料小盒、吸水垫料和点加了抗原或抗体的硝酸纤维素膜片三部分组成。塑料小盒可以是多种形状的，盒盖的中央有一直径为 0.4～0.8 cm 的小圆吸孔，盒内垫放吸水垫料，NC 膜片安放在正对盒盖的圆孔下，紧密关闭盒盖，使 NC 膜片贴紧吸水垫料，整个反应过程都在渗滤装置上进行。以双抗体夹心法测 HCG 为例，测定时先滴加缓冲液 2 滴湿润 NC 膜，然后加待测尿液数滴，等待完全渗入。此时标本中的 HCG 与预先包被在 NC 膜上的抗 HCG 相结合，再于小孔内滴加酶标记的抗 HCG 抗体试剂 1～2 滴，待完全渗入，充分洗涤后滴加 2 滴底物 DAB 形成不溶性有色沉淀物，在膜上出现着色斑点即为阳性反应。此法在妇女受孕后 10 d，即预期月经前 2～4 d 即可检出。20 世纪 90 年代初，研究者在此基础上发展了以胶体金为标记物的金免疫渗滤试验（GIFA），省却了酶对底物的反应，更加简便快速，如快速检测抗 HIV 抗体的试剂盒已商品化。

（三）免疫印迹试验

免疫印迹法亦称酶联免疫电转移印斑法，因与 Southern 早先建立的检测核酸的印迹方法 Southern blot 相类似，亦被称为 Western blot。免疫印迹法将凝胶电泳的高分辨力与抗原抗体反应的高特异性相结合，把电泳区分的蛋白质转移至固相载体，借助酶免疫、放射免疫等技术测定。该法不仅广泛应用于分析抗原组分及其免疫活性，也可用于疾病的诊断，诊断艾滋病病毒感染时，此法可作为确诊试验。此试验由 SDS-聚丙烯酰胺凝胶电泳、电转移和酶免疫定位三部分组成（图 6-16）。在商品化的试剂盒中，试剂厂家已将前两个步骤完成，只要进行第三步即可，非常方便。

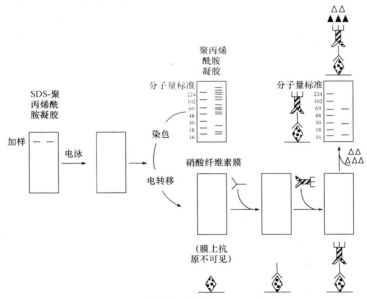

图 6-16　免疫印迹试验原理示意图

其技术要点如下：

1.SDS-聚丙烯酰胺凝胶电泳　蛋白样品经 SDS 处理后带负电荷，在聚丙烯酰胺凝胶中从阴极向阳极泳动，分子量越小，泳动速度越快。此阶段分离的蛋白质条带肉眼不可见（只有在染色后才显出电泳区带）。

2. 电转移　将在凝胶中已经分离的蛋白质条带转移至硝酸纤维素 NC 膜上，选用低电压（100 V）和高电流（1～2 A），通电 45 min 转移即可完成。此阶段分离的蛋白质条带肉眼仍不可见。

3. 酶免疫定位　印有蛋白质条带的 NC 膜依次与特异性抗体和酶标二抗作用后，加入底物，经酶促反应，形成不溶性显色物质，使区带染色。常用的 HRP 底物为 3，3-二氨基联苯胺（呈棕色）和 4-氯-1-萘酚（呈蓝紫色），阳性反应的条带染色清晰，根据 SDS-PAGE 时加入的分子量标准，确定各组分的分子量，根据出现显色线条的位置可判断有无目的蛋白的出现。

（四）重组免疫结合试验

重组免疫结合试验（recombinant immunobinding assay，RIBA）与免疫印迹试验相似，不同之处是特异性抗原不通过电泳分离转印，而是将各种抗原成分以横线条形式分别吸附在 NC 膜上，置于特制的凹槽反应盘中与标本中的特异性抗体和酶标二抗温育、洗涤，最后加底物显色，显色条带提示血清中存在有针对吸附抗原的特异性抗体。根据条带的粗细和深浅，还可粗略估计抗体效价。RIBA 已用于血清抗 HCV 抗体的测定和分析。HCV 抗原成分复杂，包括特异性的非结构区抗原、结构区抗原、核心抗原和非特异性的 G 抗原。在 HCV ELISA 法中，一般使用混合抗原包被，检测到的血清抗体也是综合性抗体而非针对某一个抗原的特异性抗体。

重组免疫结合试验十分适合于含复杂抗原成分的病原体抗体的分析，RIBA 已用于抗 HCV 抗体、抗 HIV 抗体和抗 ENA 抗体的测定和抗原分析。

四、酶免疫测定的应用

酶免疫测定具有高度的敏感性和特异性，几乎所有的可溶性抗原抗体系统均可用以检测。它的最小可测值达 ng 甚至 pg 水平。与放射免疫分析相比，酶免疫测定的优点是标记试剂比较稳定，且无放射性危害。随着商品化试剂盒的问世，先进的商品化试剂盒不仅提供全部试剂成分，而且所有试剂均已配制成应用液，并在各种试剂中加色素，使之呈现不同的颜色。ELISA 操作步骤多，所需试剂也多，这种有色试剂既方便操作又有利于减少操作错误。酶免疫测定与自动或半自动检测仪器和其他标记技术如生物素-亲和素系统等联合应用，可使酶免疫测定的应用日新月异，新方法和新技术不断发展。

五、酶免疫分析技术案例

（一）酶标抗体的制备

【要求】
（1）学会用过碘酸钠氧化法制备酶标抗体的方法。
（2）学会酶标抗体的鉴定方法。
【用途】
作为酶标技术测定的主要试剂，用于试验结果判断的示踪物。

【内容】

过碘酸钠氧化法制备酶标抗体。

【相关知识点】

（1）原理：HRP 分子中与酶活性无关的多糖羟基被过碘酸钠氧化为醛基，可与抗体蛋白的游离氨基结合。为防止酶蛋白氨基与醛基反应发生自身偶联，标记前先用 2,4-二硝基氟苯（DNFB）封闭酶蛋白上残留的 α-氨基和 ε-氨基。酶与抗体结合反应后，再加入硼氢化钠还原成稳定的酶标记物。

（2）结合物的免疫活性：HRP 与抗体蛋白结合后不影响抗体和酶的活性。

（3）适用范围：过碘酸钠氧化法仅用于抗体标记 HRP，或抗原标记 HRP。

【准备】

（1）试剂：标记用酶、标记用抗体、过碘酸钠、各种缓冲液、硼氢化钠溶液、2.5％乙二醇溶液。

（2）其他：透析膜、离心机、磁力搅拌器。

【操作步骤】

（1）取 HRP 5 mg 溶于 0.2 mol/L、pH5.6 醋酸盐缓冲液 1 mL 中，加入 1％DNFB 无水乙醇溶液 0.1 mL，室温下轻微搅拌 1 h。

（2）加入新鲜配制的 0.1 mol/L NaIO$_4$ 0.5 mL，此时溶液由原棕色变为墨绿色，置 4 ℃放置 30 min。

（3）加入 2.5％乙二醇溶液 1 mL，室温下轻微搅拌 1 h，终止反应。

（4）加入待标记的抗体 5～10 mg，用 1.0 mol/L、pH 为 9.5 碳酸盐缓冲液（CBS），调节 pH 至 9.0。

（5）混匀，置 4 ℃过夜。

（6）加入硼氢化钠溶液 0.1 mL，混匀，4 ℃放置 3 h。

（7）对 0.01 mol/L、pH 为 7.4 的 PBS，4 ℃透析过夜，换液 3 次。

（8）3 000 r/min 离心 30 min，去除沉淀物。

（9）收集上清液即为酶标记抗体。

【注意事项】

（1）在氧化 HRP 时，以 pH 为 5.6 醋酸盐缓冲液溶解酶为宜。

（2）一般认为氧化 HRP 5 mg，NaIO$_4$ 量以 0.06 mol/L 0.5 mL 为宜，不能低于 0.015 mol/L 0.5 mL。

（3）氧化 HRP 时间以 15～30 min 为宜。

（4）加入 DNFB 的目的是为了封闭酶蛋白中残留的 α-氨基和 ε-氨基。

（5）加入乙二醇的目的是终止反应；为便于在加入抗体后调节 pH，故乙二醇要用 0.05 mol/L 碳酸盐缓冲液（CBS）配制。

【酶标记物鉴定】

（1）酶标记物的纯化：可用葡聚糖凝胶层析法（如 Sephadex G-200）、亲和层析或 50％饱和硫酸铵沉淀法。

（2）生物活性测定：用双向免疫扩散法检测，出现沉淀线表示结合物中的抗体（抗原）具有免疫活性。沉淀线经生理盐水反复漂洗后，滴加酶的底物溶液，若在沉淀线上显色，表示结合物中的酶仍具有活性，也可用 ELISA 法测定酶活性。

（3）酶标抗体效价和工作浓度测定：用双向免疫扩散法或 ELISA 方法测定效价，用棋盘滴定法选择最适工作浓度。

（4）酶标记率的测定：用分光光度法分别测定结合物中酶和抗体（抗原）蛋白的含量，再按公式计算酶标记率。

（二）ELISA 检测技术（双抗体夹心法）

【要求】

（1）能熟练进行 ELISA 双抗体夹心法的操作。

（2）正确判断结果，规范操作，注意生物防护。

【用途】

可用于多种未知抗原和抗体的测定。

【内容】

双抗体夹心法检测 HBsAg。

【相关知识点】

（1）原理：HBsAg 是病毒性肝炎血清标志物之一，用纯化的人乙肝表面抗体包被微量反应板各孔，制备成固相抗体，可与样品中乙肝表面抗原（HBsAg）相结合，经洗涤除去未结合的抗原和其他成分后再与 HRP 标记的乙肝表面抗体结合，形成抗体-抗原-酶标抗体复合物，经过彻底洗涤后加底物 TMB 显色。根据显色情况，判定标本中人乙肝表面抗原的存在与否。反应孔中颜色越深，吸光度（A 值）越高，表明待检抗原的量越多。

（2）操作影响：加样、洗涤、温育、底物及终止反应时间都将影响测试结果，应严格按照操作规程进行。

【准备】

ELISA 法检测 HBsAg 抗原试剂盒，包括如下试剂和材料：

（1）免疫试剂：包被板 12 孔×8 条、酶标试剂 6 mL×1 瓶、显色剂 A 液和 B 液各 6 mL×1 瓶。

（2）试验用液：30 倍浓缩洗涤液 20 mL×1 瓶、样品稀释液 6 mL×1 瓶、终止液 6 mL×1 瓶、蒸馏水。

（3）检品与对照：待检血清（Ag）、阴性和阳性对照 0.5 mL×1 瓶。

（4）其他：各种规格移液器、振荡器、磁力搅拌器、说明书、封板膜 2 张、密封袋 1 个。

【操作步骤】

（1）编号：将样品对应微孔按顺序编号，每板应设阴性对照 2 孔、阳性对照 2 孔、空白对照 1 孔（空白对照孔不加样品及酶标试剂，其余各步操作相同）。

（2）加样：分别在阴性、阳性对照孔中加入阴性和阳性对照试剂各 50 μL，然后在待测样品孔先加样品稀释液 40 μL，然后再加待测样品 10 μL。将样品加于酶标板孔底部，尽量不要触及孔壁，轻轻晃动混匀。

（3）温育：用封板膜封板后置 37 ℃温育 30～60 min。

（4）配液：将 30 倍浓缩洗涤液用蒸馏水进行 30 倍稀释后备用。

（5）洗涤：小心揭掉封板膜，弃去液体，甩干，每孔加满洗涤液，静置 30 s 后弃去，如此重复 5 次，在吸水纸上拍干。也可采用洗板机，设计好洗涤次数后自动完成洗涤。

（6）加酶：除空白对照孔外，每孔加入酶标试剂 50 μL，用封板膜封板后置 37 ℃温育 30～60 min，然后操作同（5）进行洗涤。

（7）显色：每孔先加入显色剂 A 液 50 μL，再加入显色剂 B 液 50 μL，轻轻震荡混匀，37 ℃避光显色 15 min。

（8）终止：每孔加终止液 50 μL，终止反应（此时蓝色立即转变为黄色）。

（9）测定：以空白对照孔进行调零，450 nm 波长依序测量各孔的吸光度（A 值）。测定应在加入终止液后 15 min 内进行。

【结果判断与分析】

（1）结果判断。

试验有效性：阳性对照孔平均值≥1.00；阴性对照孔平均值≤0.10；

临界值（CUT OFF）计算：临界值＝阴性对照孔平均值＋0.15；

阴性结果判定：样品 OD 值＜临界值（CUT OFF）者为乙肝表面抗原（HBsAg）阴性；

阳性结果判定：样品 OD 值≥临界值（CUT OFF）者为乙肝表面抗原（HBsAg）阳性。

（2）操作注意事项：①标本采集后应尽快进行试验，若不能马上进行试验，将标本放于－20 ℃保存，但应避免反复冻融；②由于 NaN_3 可抑制辣根过氧化物酶（HRP）的活性，所以不能检测含 NaN_3 防腐剂的标本；③试剂盒应按标签说明书储存，使用前恢复到室温，稀释过后的标准品应丢弃，不可保存再次使用；④试验中未用的包被板条应立即放回包装袋中，密封保存，以免变质；⑤不用的其他试剂应包装好或盖好，不同批号的试剂不要混用，避免保质期失效后使用；⑥使用一次性的吸头以避免交叉污染，吸取终止液和显色底物 A、B 液时，应避免使用带金属部分的移液器；⑦使用干净的塑料容器配置洗涤液，使用前充分混匀试剂盒里的各种成分及样品；⑧底物 A 易挥发，避免长时间打开盖子。底物 B 对光敏感，避免长时间暴露于光下，避免用手直接接触毒性 B 液。实验完成后应立即读取吸光度 A 值；⑨加入试剂的顺序应一致，保证所有微量板反应孔的温育时间一样；⑩按照说明书中标明的时间、加液量及顺序进行操作。

（3）结果分析及临床意义。

乙型肝炎病毒检测指标的意义如下：

①HBsAg 阳性，表明乙型肝炎病毒感染，根据其效价高低可判定 HBV 感染的时期，多见于急性乙肝的潜伏期，发病时达峰值，如果发病后 3 个月不转阴，易发展成慢性乙型肝炎或肝硬化。HBsAg 本身不具传染性，HBsAg 携带者也呈阳性，故被用来作为传染性标志之一。常需要结合 HBV 其他标志物检测结果一起综合分析。

②抗-HBs 是一种保护性抗体。抗-HBs 阳性，提示机体对乙肝病毒有一定程度的免疫力。抗-HBs 一般在发病后 3～6 个月才出现，可持续多年。乙型肝炎恢复期、注射过乙型肝炎疫苗或抗-HBs 免疫球蛋白者，可呈现阳性反应。

③HBeAg 阳性，表明乙型肝炎处于活动期，并有较强的传染性。孕妇阳性可引起垂直传播。HBeAg 持续阳性，表明肝细胞损害较重，且可转为慢性乙型肝炎或肝硬化。

④抗-HBe 阳性：乙肝急性期即出现抗-HBe 阳性者，易进展为慢性乙型肝炎；慢性活动性肝炎出现抗-HBe 阳性者可进展为肝硬化。HBeAg 与抗-HBe 均阳性，且 ALT 升高时

可进展为原发性肝癌。抗-HBe 阳性表示大部分乙肝病毒被消除，复制减少，传染性减低，但并非无传染性。

⑤抗-HBc 作为 HBsAg 阴性的 HBV 感染的敏感指标。在 HBsAg 携带者中多为阳性。抗-HBc 检测也可用作乙型肝炎疫苗和血液制品的安全性鉴定及献血员的筛选。抗-HBc IgG 对机体无保护作用，其阳性可持续数十年甚至终身。

⑥HBcAg 阳性，提示患者血清中有感染性的 HBV 存在，其含量较多，表示复制活跃，传染性强，预后较差。但不易检测，所以通常不包含在乙肝五项的检查中。

⑦HBV 标志物检测结果分析，见表 6-2。

表 6-2　HBV 标志物检测结果分析

HBsAg	抗-HBs	HBeAg	抗-HBe	抗-HBc	检测结果分析
+	−	+	−	−	急性 HBV 感染早期，HBV 复制活跃
+	−	+	−	+	急性或慢性 HB，HBV 复制活跃
+	−	+	+	+	急性或慢性 HB，HBV 复制减弱
+	−	−	+	+	急性或慢性 HB，HBV 复制减弱
−	−	−	−	+	既往 HBV 感染，未产生抗-HBs
−	−	−	+	+	抗-HBs 出现前阶段，HBV 低度复制
−	+	−	+	+	HBV 感染恢复阶段
−	+	−	−	+	HBV 感染恢复阶段
+	+	−	−	+	不同亚型（变异型）HBV 再感染
+	+	−	+	+	HBV-DNA 处于整合状态
−	+	−	−	−	病后或接种 HB 疫苗后获得性免疫
−	−	+	−	+	HBsAg 变异的结果
+	+	−	+	−	表面抗原、e 抗原变异

任务 5　学会酶免疫组化技术

酶免疫组化技术（enzyme immunohistochemistry technique，EIHCT）是在一定条件下，应用酶标抗体（抗原）与组织或细胞标本中的抗原（抗体）发生反应，然后与酶底物作用，形成有色沉淀物。如组织或细胞标本中含有相应抗原（抗体），二者结合形成的抗原抗体复合物中所带酶分子遇到底物时，催化底物产生显色反应，在光镜和电镜下就可识别出标本中抗原（抗体）的分布位置和性质，经图像分析软件分析也可达到定量的目的。EIHCT 主要用于标本中抗原（抗体）的定位和定性检测，常用的标本有组织切片、组织印片和细胞涂片等。最常用的酶是 HRP，供氢体底物是 DAB。与荧光免疫技术相比，EIHCT 具有染色标本可长期保存、用普通光学显微镜和电镜可观察组织细胞的细微结构等特点。EIHCT 可分为酶标记抗体免疫组化技术、非标记抗体酶免疫组化技术和酶标记免疫电镜技术三种类型。

一、酶标记抗体免疫组化技术

（一）基本原理

酶标记抗体免疫组化技术是借助交联剂的共价键，将酶连接在抗体（抗抗体）上，酶标抗体（抗抗体）与标本中相应抗原或抗原抗体复合物反应后，再经酶对底物的催化作用，形成有色沉淀物，对标本中的抗原进行定性和定位的检测。

（二）技术类型及要点

1. 直接法　用酶标抗体直接与标本中的相应抗原反应，形成酶标抗体-抗原复合物，最后加底物显色，镜检即可。其技术要点包括：①室温下将标本用 0.3％H_2O_2 和 80％甲醇液处理 15 min，以消除内源性过氧化物酶，石蜡切片需常规脱蜡，用胰酶消化（37 ℃），然后用 PBS 冲洗；②用 10％牛血清白蛋白温育标本片 15 min，以封闭非特异性结合位点；③加适当稀释酶标记抗体，湿盒内 37 ℃温育 30 min 或 4 ℃过夜，PBS 洗去未结合物；④加底物显色，在光镜下观察结果。

2. 间接法　用已知抗体（Ab1）与标本中相应抗原（Ag）反应，形成 Ag-Ab1 复合物，再用酶标记抗抗体（Ab2*E）与 Ab1-Ag 反应使之形成 Ag-Ab1-Ab2*E 复合物后，加底物显色，镜检即可。其技术要点包括：①②同直接法；③加适当稀释 Ab1（如鼠抗 X），湿盒内 37 ℃温育 30 min 或 4 ℃过夜，PBS 洗去未结合 Ab1；④加适当稀释酶标抗抗体（如羊抗鼠），湿盒内 37 ℃温育 30 min，PBS 洗涤；⑤加底物显色，光镜下观察结果。

3. 酶标抗体三步染色法　为间接法的改良法，是在标本抗原上加三层抗体，后两层抗体均可用酶标记抗体，使之形成 Ag-Ab1-Ab2*E-Ab3*E 复合物。该法由于所形成的复合物中酶的增加，而使敏感性得到较大提高。其技术要点包括：①～④同间接法；⑤加第二种酶标抗抗体（如兔抗羊），温盒内 37 ℃温育 30 min，PBS 洗涤；⑥加底物显色，光镜下观察结果。

（三）方法学评价

1. 直接法　①优点：操作简便、快速、特异性强，非特异显色低；②缺点：一种酶标抗体只能检测一种特异性抗原，敏感性低于间接法。

2. 间接法　①优点：用一种酶标记抗抗体与多种特异性抗体结合，可检测多种抗原，实用性与敏感性均强于直接法；②缺点：敏感性低于非标记抗体酶法与三步法。

3. 酶标抗体三步染色法　①优点：敏感性强于直接法与间接法；②缺点：操作烦琐费时。

二、非标记抗体酶免疫组化技术

（一）基本原理

非标记抗体酶免疫组化技术首先用酶免疫动物制备效价高、特异性强的抗酶抗体（Ab3），将酶与 Ab3 结合形成复合物，然后利用第二抗体（Ab2）作桥，Ab2 既可与 Ab3

的 Fc 段结合，又可与结合在组织抗原上的第一抗体（Ab1）的 Fc 段结合，经酶分子催化底物的显色反应，达到对抗原的检测。

（二）技术类型及要点

1. 酶桥法　用 HRP 免疫动物（如兔）制备抗 HRP 的抗体（Ab3），经 Ab2（如羊抗兔）作桥，将结合在组织抗原上的 Ab1（兔抗 X）与 Ab3 连接起来，最后将 HRP 与 Ab3 结合形成 Ag-Ab1-Ab2-Ab3-HRP 复合物，加底物显色。其技术要点包括：①②同酶标抗体直接法；③加 Ab1（所用稀释度比酶标法高），湿盒内 37 ℃温育 30 min 或 4 ℃过夜，PBS 洗去未结合的 Ab1；④加 Ab2，湿盒内 37 ℃温育 30 min，PBS 洗涤；⑤加 Ab3，湿盒内 37 ℃温育 30 min，PBS 洗涤；⑥加 HRP 液（70 μg/mL），湿盒内 37 ℃温育 30 min，PBS 洗涤；⑦加底物（DAB/H_2O_2）显色镜检。

2. PAP 法　即过氧化物酶（P）-抗过氧化物酶（AP）法，为酶桥法的改良法，技术要点基本上与酶桥法相同，但该法将抗酶抗体（Ab3）与酶制成了复合物（PAP），把酶桥法的⑤⑥两步变成一步，减少了操作步骤。

3. 双桥 PAP 法　该法是 PAP 法的改良法，通过两次连接桥抗体和 PAP，形成 Ag-Ab1-Ab2-Ab3-HRP-Ab2-Ab3-HRP，即 Ag-Ab1-Ab2-PAP-Ab2-PAP 复合物，在抗原抗体复合物上结合了比 PAP 法更多的酶分子，增强了方法的敏感性。技术要点与 PAP 法相似。

4. APAAP 法　是用 AP 代替 HRP 建立的碱性磷酸酶（AP）-抗碱性磷酸酶（AAP）法，简称 APAAP 法。技术要点与 PAP 法相似。

新近建立的生物素-亲和素-碱性磷酸酶复合物法，更增强了方法的敏感性。

（三）方法学评价

1. 用于制备抗酶抗体（Ab3）的动物应与产生或制备 Ab1 的动物为同一种属，如 Ab1 与 Ab3 通常来自兔对抗原和酶的抗体，Ab2 为羊抗兔 IgG。

2. 由于酶不是标记在抗体上，而是经抗原（酶）抗体反应与抗酶抗体结合，避免了酶标抗体的缺点，提高了方法的敏感性。尤其是双桥 PAP 法是当今免疫组化技术中敏感性较高的方法。

3. 该技术既可用于抗原的检测，又可检测抗体。

4. 随着 PAP 与双桥 PAP 法的完善与成熟，酶桥法已较少应用。

三、酶标记免疫电镜技术

酶标记免疫电镜该技术是用酶标抗体与组织或细胞抗原发生特异性结合，加酶底物产生显色反应，在电镜下观察显色反应的强度。它是将酶免疫技术的特异性与电镜的高分辨率相结合，在亚细胞和超微结构水平上对抗原物质进行定性分析的一种高度精确、灵敏的方法。首选技术类型是 PAP 法，电镜标本的制备分为 PAP 包埋前染色法和 PAP 包埋后染色法两种。最常用的酶是 HRP，其底物常用的是 DAB，DAB 在 HRP 催化下形成吩嗪衍生物，经过 OsO_4 处理后变为锇黑，电子密度高，很适合电镜观察。该技术主要用于有电镜的科研单位，临床上尚未普及。

项目七　荧光免疫技术

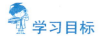

学习目标

1. 熟悉荧光的产生和常见的荧光物质。
2. 熟悉荧光抗体的制备。
3. 掌握各种荧光免疫技术的基本原理、技术类型和应用范围。
4. 掌握荧光免疫显微技术的操作，明确操作注意事项。

　　荧光免疫技术是将抗原抗体反应的特异性与荧光物质检测的敏感性和直观性相结合的一种免疫分析技术，以荧光物质标记的特异性抗体或抗原作为标准试剂，用于相应抗原或抗体的分析鉴定和定量测定，也是免疫标记技术中发展最早的一种检测方法，可利用抗原抗体反应进行组织或细胞内的抗原物质定位。Coons 等于 1941 年首次采用异硫氰酸荧光素标记抗体，检测小鼠组织切片中的可溶性肺炎球菌多糖抗原。近年来，随着一系列新仪器和新方法的问世，荧光免疫技术有了很大的改进和发展，其标准化、定量化和自动化进入了一个新的发展阶段，已成为检验医学、科学研究中很有实用价值的测定方法之一。

　　荧光免疫技术分为荧光抗体染色技术和荧光免疫测定两大类。前者是用荧光抗体对细胞、组织切片或其他标本中的抗原或抗体进行鉴定和定位检测，如果在荧光显微镜下直接观察结果，则称为荧光免疫显微技术；如果应用流式细胞仪进行自动分析检测，则称为流式荧光免疫技术。后者主要用于体液标本中微量抗原或抗体的定量检测，根据抗原抗体反应后是否需要分离结合的与游离的荧光标记物而分为均相荧光免疫测定法和非均相荧光免疫测定法两种类型，前者以荧光偏振免疫测定最具有代表性，而时间分辨荧光免疫测定则属于后者。

任务 1　荧光的基础知识

一、荧光和荧光物质

（一）荧光

　　1. 荧光的产生　一些化学物质能从外界吸收并储存能量（如光能、化学能）而进入激发态，当其从激发态再回复至基态时，部分能量可以电磁辐射的形式发射即发光。荧光发射的特点是可产生荧光的分子或原子在接受能量后即刻引起发光，而一旦停止供能，发光（荧光）现象随即停止。可引发荧光的能量种类很多，当激发的能量为光能时称为光致荧光；当激发的能量为化学反应产生的化学能时称为化学荧光；当激发的能量为由 X 线或阴极射线引起的电子能时称为 X 线荧光或阴极射线荧光。荧光免疫技术一般应用光致荧光物质进行标记。

2. 荧光效率　荧光效率是指荧光分子将吸收的光能转变成荧光的百分率，与发射荧光的光量子数成正比。荧光分子不会将全部吸收的光能都转变成荧光，而是或多或少地以其他形式释放。发射荧光的光量子数称为荧光强度，除受激发光强度和激发光的波长影响外，各个荧光分子都有其特定的吸收光谱和发射光谱（荧光光谱），即在某一特定波长处有最大吸收峰和最大发射峰。选择激发光波长最接近于荧光分子的最大吸收峰波长，且测定光波最接近于最大发射光波峰时，可得到最高的荧光效率。

$$荧光效率 = \frac{发射荧光的光量子数（荧光强度）}{吸收光的光量子数（激发光强度）}$$

3. 荧光寿命　荧光寿命指荧光物质被一瞬时光脉冲激发后所产生的荧光随时间而衰减到一定程度时所需的时间。

4. 荧光的淬灭　荧光的淬灭指荧光分子的辐射能力受到激发光较长时间的照射后会减弱的现象。这是由于激发态分子的电子不能回复到基态，所吸收的能量无法以荧光形式发射所致。一些化合物如苯胺、酚、硝基苯及一些卤化物等都有较强的荧光淬灭作用，在进行荧光免疫试验中，要避免沾染这些物质。另外，这些物质可被用作淬灭剂来消除不需要的荧光，如用硝基苯处理有荧光的镜油等。荧光物质的保存应注意避免光（尤其紫外线）的直接照射和与其他化合物的接触。

5. 荧光强度的影响因素

（1）pH：荧光素在溶剂中基本上处于离子化状态，因此，溶剂中的氢离子浓度对荧光强度的影响是极大的。每一种荧光素都有自己合适的 pH，它可以保持荧光素分子与溶剂之间的电离平衡。pH 的改变，可以引起荧光素荧光光谱的改变，并可造成荧光强度的降低。

（2）温度：环境温度对荧光染色有明显的影响。一般情况下，温度在 20 ℃时，荧光素即开始表现温度淬灭作用，以后随着温度升高而加强，可致荧光完全淬灭。温度在 20 ℃以下，荧光素的荧光强度随温度的变化改变并不明显，基本上保持恒量。荧光显微镜观察在适当的低温环境中进行可得到更好的结果。

（3）荧光素的浓度：浓度对荧光素的发光影响极大。在一定浓度范围内，荧光强度随荧光素浓度增加而增加，当浓度增加到一定程度时，荧光强度就达到最大，继续增加浓度，荧光强度即开始下降。

（4）杂质和细胞固定剂细胞荧光染色的影响：杂质对荧光的淬灭作用多由于溶剂中含有一些不发光的物质如溴化物、碘化物和氨基苯等。一些化合物如苯胺、酚、硝基苯及一些卤化物等都有较强的荧光淬灭作用，在进行荧光免疫试验中，要避免沾染这些物质。另外，这些物质可被用作淬灭剂来消除不需要的荧光，如用硝基苯处理有荧光的镜油等。荧光物质的保存应注意避光及与其他化合物的接触；细胞固定剂在细胞染色中，固定细胞的溶剂对荧光染色有明显影响，如戊二醛、甲醛固定的细胞比不固定的细胞荧光强度减弱50%左右。

（二）荧光物质

荧光物质是指可产生荧光现象的所有物质，最常见的有荧光素、镧系螯合物等（表 7-1）。荧光素是指能产生明显荧光并能作为染料使用的有机化合物。许多物质均可产生荧光，但并不一定都能作为试验使用的荧光素，常用的荧光素有如下几种：

表 7-1 常用荧光物质的荧光特点

荧光物质	最大吸收光谱/nm	最大发射光谱/nm	发光颜色	应用
FITC	490～495	520～530	黄绿色	FAT、荧光偏振免疫测定、流式细胞术
RB200	570	595～600	橘红色	FITC 的衬比染色或双标记 FAT
TRITC	550	620	橘红色	FITC 的衬比染色或双标记 FAT，也可单独使用
PE	488	575	红色	可与 FITC 共用 488 nm 激发光，双标记或多标记 FAT、流式细胞术
ECD	488	620	橘红色	流式细胞术
PeCy5	488	670	红色	流式细胞术
PeCy7	488	755	深红色	流式细胞术
PI	488	620	橙红色	DNA 染色
APC	633	670	红色	双激光管的仪器分析
Eu^{3+} 螯合物	340	613	镧系荧光	时间分辨荧光免疫测定

1. 异硫氰酸荧光素（fluorescein isothiocyanate，FITC）　纯品为黄色或橙黄色结晶粉末，易溶于水和酒精等溶剂，分子量为 389.4，最大吸收光波长为 490～495 nm，最大发射光波长为 520～530 nm，呈明亮的黄绿色荧光。在冷暗干燥处可保存多年，是应用最广泛的荧光素。其主要优点是：①人眼对黄绿色光较为敏感；②通常切片标本中的绿色荧光少于红色荧光，有利于降低背景的干扰。

2. 四乙基罗丹明（tetramethyl rhodamine B200，RB200）　为橘红色粉末，不溶于水，易溶于酒精和丙酮，性质稳定，可长期保存。最大吸收光波长为 570 nm，最大发射光波长为 595～600 nm，呈橘红色荧光。

3. 四甲基异硫氰酸罗丹明（tetramethyl rhodamine isothiocynate，TRITC）　是罗丹明的衍生物，为紫红色粉末，较稳定。最大吸收光波长为 550 nm，最大发射光波长为 620 nm，呈橙红色荧光，与 FITC 的绿色荧光对比鲜明，可配合用于双标记。其异硫氰基可与蛋白质结合，但荧光效率较低。

4. 藻红蛋白（phycoerythrin，PE）　是从红藻中提取的一种藻胆蛋白，最大吸收波长为 490～560 nm，激发产生的荧光波长为 595 nm，呈现红色荧光。PE 和 FITC 组合同时使用，常用于对各种抗体或配体进行双标记，在流式荧光免疫技术中较为常用。

5. 其他荧光物质

（1）镧系稀土元素：某些三价镧系稀土元素如铕（Eu^{3+}）、钐（Sm^{3+}）、铽（Tb^{3+}）、铈（Ce^{3+}）等螯合物可以发射特征性的荧光，其中以 Eu^{3+} 的应用最为广泛。Eu^{3+} 螯合物激发光波长范围宽、发射光波长范围窄、荧光衰变时间长，最适合用于时间分辨荧光免疫测定。

（2）酶作用后产生荧光的物质：某些化合物本身并不具备荧光效应，但经酶作用后便可形成具有强荧光的物质，如 4-甲基伞形酮-β-D 半乳糖苷（MUG）经 β-半乳糖苷酶的作用分解成 4-甲基伞形酮（MU），后者则可发出荧光。其他如碱性磷酸酶（AP）的底物 4-甲基伞形酮磷酸盐（MUP）和辣根过氧化物酶（HRP）的底物对羟基苯乙酸（HPA）也具有荧光底物的性质，可用于酶免疫荧光分析（表 7-2）。

表 7-2 酶免疫荧光分析中常见的酶和荧光底物

酶	作用底物	产物	激发光波长/nm	发射光波长/nm
β-G	MUG	MU	360	450
AP	MUP	MU	360	450
HRP	HPA	二聚体	317	414

任务 2 荧光标记物的制备

一、荧光素标记物的制备

（一）荧光素标记抗体的方法

所用抗血清中不应含有针对标本中正常组织的杂抗体，一般需经纯化，提取高纯度特异的 IgG 后再作标记。荧光素标记的抗体应具有高纯度、高特异性和高亲和力。作为标记的荧光素应符合以下条件：①应具有与蛋白质分子形成稳定共价键的化学基团，与蛋白质结合后不易解离，而未结合的荧光素及其降解产物易于去除；②荧光效率高，与蛋白质结合后，仍能保持较高的荧光效率；③荧光色泽与组织细胞的背景色泽对比鲜明；④与蛋白质结合后，不影响蛋白质原有的生化和免疫性质；⑤标记方法简单、安全无毒；⑥与蛋白质的结合物稳定，易于保存。

常用的标记方法有搅拌法和透析法两种，以 FITC 标记为例介绍如下：

1. 搅拌标记法 先将待标记的蛋白质溶液用 0.5 mol/L pH 为 9.0 的碳酸盐缓冲液平衡，然后在磁力搅拌下逐滴加入 FITC 溶液，室温下持续搅拌 4～6 h 后，离心，上清液即为标记物。此方法常适用于标记体积较大、蛋白质含量较高的抗体。但该法的影响因素多，若操作不当会引起较强的非特异性荧光染色。

2. 透析标记法 先将待标记的蛋白质溶液装入透析袋中，置于含 FITC 的碳酸盐缓冲液中，磁力搅拌 24 h 反应过夜，以后再对 0.01 mol/L pH 为 7.4 的磷酸盐缓冲液（PBS）透析去除游离荧光素，低速离心，取上清液即为标记物。此法适用于标记样品量少、蛋白含量低的抗体溶液。该法标记均匀，非特异性荧光染色也较弱。

（二）镧系稀土元素标记物的制备

由于镧系稀土元素离子不能直接与蛋白质结合，因此需要利用具有双功能基团的螯合剂，将稀土元素与抗体或抗原分子的氨基进行偶联，形成镧系元素离子-螯合剂-抗原（抗体）复合物，以获得稳定的稀土元素标记物。

1. 常用的螯合剂　①多羧基酸类螯合剂：异硫氰酸-苯基-EDTA、异硫氰酸-苯基-DTTA 和二乙烯三胺五乙酸（DPTA）等；②β-二酮体类螯合剂：2-萘酰三氟丙酮（2-NTA）；③W1174、4，7-二氯磺酰基苯基-1，10-菲咯啉-2，9-二羧酸（BCPDA）。

2. 标记方法　对于抗体和完全抗原可直接标记，对于小分子半抗原则需先与大分子载体蛋白如牛血清白蛋白（BSA）、多聚赖氨酸等连接，再标记 Eu^{3+}。标记方法分为一步法和二步法两种：一步法是螯合剂先螯合 Eu^{3+}，再连接蛋白质。具体方法是：在纯化的抗体溶液中加入 Eu^{3+}-DTTA 螯合物，调节 pH 至 9.5，4 ℃反应过夜，用凝胶柱层析，经 A_{280nm} 值测定，收集各种蛋白质洗脱液，同时取样加荧光增强液测定 Eu^{3+} 含量，按照公式 $Eu^{3+}/IgG=Eu^{3+}$（μmol/L）/蛋白（μmol/L），计算标记率，一般为 10.0 左右；二步法是先连接蛋白质，再螯合 Eu^{3+}。具体方法是：在纯化的抗体溶液中加入 DPTA 螯合剂，调节 pH 至 7.0，快速旋动混合，室温反应，4 ℃透析除去未结合的 DPTA，再加入 $EuCl_3$ 或 $SmCl_3$ 溶液，室温搅拌反应，用 Sephadex G-50 凝胶柱层析，其余步骤同一步法。

二、荧光素标记抗体的纯化和鉴定

（一）标记抗体的纯化

抗体标记完成后，还应对标记抗体作进一步纯化，以去除游离的荧光素及其降解产物。可采用透析法和凝胶柱层析法（Sephadex G25 或 Sephadex G50）；采用 DEAE-纤维素或 DEAE-Sephadex A-50 离子交换层析法去除未标记及过度标记的抗体；采用组织制剂（正常大白鼠或小白鼠的肝粉）吸收法和固相抗原吸收法去除杂抗体或交叉反应抗体。

（二）标记抗体的鉴定

荧光素标记的抗体，在使用前还应对其抗体效价（抗体活性）和荧光素与蛋白质结合比率等加以鉴定。抗体效价可以用琼脂双扩散试验进行滴定，效价大于 1：16 者较为理想。荧光素与蛋白质结合比率（F/P）的测定和计算方法是：将制备的荧光抗体溶液稀释至 A_{280nm} 约为 1.0，分别测定标记荧光素的特异吸收峰和蛋白质特异吸收峰（A_{280nm}），按如下公式计算：

$$(FITC) \; F/P = \frac{2.87 \times A_{495nm}}{A_{280nm} - 0.35 \times A_{495nm}}$$

F/P 比值越高，说明抗体分子上结合的荧光素越多，反之则越少。一般用于固定标本的抗体以 F/P 比值＝1.5 为宜，用于活细胞染色的以 F/P＝2.4 为宜。

抗体工作浓度的确定方法是：将荧光抗体作一系列倍比稀释（1：4～1：256），对切片标本作荧光抗体染色，以能清晰显示特异性荧光且非特异性染色弱的最高稀释度为荧光抗体工作浓度。

为防止抗体失活和荧光淬灭，荧光抗体的保存最好小量分装（0.5 mL/瓶），可加入0.02%NaN_3或0.01%硫柳汞防腐，避免反复冻融，−20 ℃冻存，这样可放置3～4年。在4 ℃中一般也可存放1～2年，真空干燥后可长期保存。

任务3　学会荧光免疫显微技术

一、基本原理

荧光免疫显微技术是以荧光显微镜为检测工具，将荧光标记特异性抗体或抗抗体与切片标本中组织或细胞表面的抗原进行反应，以检测固定组织细胞上的抗原，洗涤去除游离的荧光标记抗体后，在黑暗背景下观察实验结果，可见清晰的特异性荧光抗原抗体复合物及其部位。此法可用于对组织细胞抗原进行定性和定位检查，或对自身抗体进行定性或滴度测定。

二、技术方法类型

根据标记物和反应程序的不同，可将荧光免疫显微技术分为直接法、间接法、补体结合法和双标记法四大类。

（一）直接法

直接法是使用荧光素标记的已知特异性抗体。将稀释的特异性荧光抗体直接滴加于待测标本上，使之直接与抗原在室温或37 ℃反应30 min发生特异性结合，蛋白质抗原以4 ℃反应45 min为宜，充分洗涤干燥后在荧光显微镜下观察特异性荧光，以检测未知抗原（图7-1）。本法常用于细菌和病毒等病原微生物的快检测、肾活组织检查及皮肤活组织检查的免疫病理检查等。该法操作简便、特异性高、非特异性荧光染色因素少；缺点是敏感度偏低，每检查一种抗原需制备相应的特异性荧光抗体。

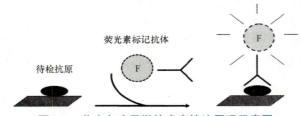

图7-1　荧光免疫显微技术直接法原理示意图

（二）间接法

间接法中荧光素标记的物质是针对第一抗体的第二抗体，即抗抗体。将未知的待检测标本中的抗体滴加到已预先处理的抗原上，置于湿盒 37 ℃反应 30 min，使抗原和抗体进行充分反应，洗涤除去未结合的抗体后，再滴加荧光标记的第二抗体，再次置于湿盒 37 ℃反应 30 min 后，反复充分洗涤除去未结合荧光标记物，待干燥后置于荧光显微镜下观察特异性荧光，以检测未知标本中的抗体（图 7-2）。临床上此法常用于检测各种自身抗体。本法灵敏度较直接法高，而且在不同抗原检测中只需应用一种荧光抗体，因此适用于间接法的荧光抗体可以作为通用试剂。间接法可用于检测抗原和抗体。

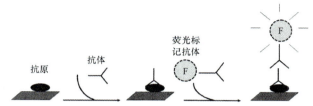

图 7-2　荧光免疫显微技术间接法原理示意图

（三）补体结合法

补体结合法常用荧光素标记抗补体抗体，将基质标本中的抗原与抗体反应后，加入补体（多用豚鼠血清的补体），补体和抗原抗体复合物结合，再加入荧光标记的抗补体抗体进行反应，以上每步都要充分洗涤，最后通过荧光显微镜观察待检测的抗原或抗体（图 7-3）。本法灵敏度高，且只需一种抗体，但易出现非特异性染色，加之补体稳定性较差，每次需采集新鲜豚鼠血清，操作相对烦琐，临床上工作中此类方法已较少应用。

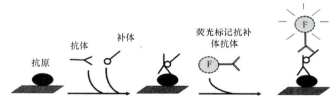

图 7-3　荧光免疫显微技术补体结合法原理示意图

（四）双标记法

用两种荧光素（FITC 和 RB200）分别标记针对不同抗原决定簇的特异性抗体，对同一标本进行荧光染色，若有相应的两种抗原同时存在，荧光显微镜下用两种不同的激发光，同时显示两种荧光（黄绿色和橘红色荧光），反应原理和技术要点同直接法。本法主要用于同时观察细胞表面两种抗原的分布与消长关系，区分末梢血或同一切片中 T 细胞和 B 细胞等。

三、技术流程要点

（一）标本的制作

荧光免疫显微技术主要靠观察切片标本上荧光抗体的染色结果作为抗原的鉴定和定位，

因此标本制作的好坏直接影响到检测的结果。在制作标本过程中应力求保持抗原的完整性，并在染色、洗涤和包埋过程中不发生溶解和变性，也不扩散至临近细胞或组织间隙中去。标本切片要求尽量薄，以利抗原抗体充分反应和镜检。标本中干扰抗原抗体反应的物质要充分洗去，有传染性的标本要注意生物安全。

常见的临床标本主要有组织、细胞和细菌三大类。按不同标本可制作涂片、印片和切片。组织材料可制备成石蜡切片或冷冻切片。石蜡切片对于组织细胞的精细结构显现清楚，可用于回顾性研究，但对抗原的保存量不如冷冻切片，操作烦琐，结果不稳定，非特异性荧光反应强。冷冻切片可使抗原大量保存，操作简便，自发荧光较少，缺点是组织结构欠清晰。组织材料也可制成印片，方法是用洗净的玻片轻压组织切面，使玻片粘上1～2层组织细胞。细胞或细菌可制成涂片，涂片应薄而均匀。培养的细胞可待细胞在玻片上培养生长形成单层，悬浮培养的细胞可制成涂片，还可将培养细胞用病毒或患者标本感染，用荧光抗体染色法检查病毒。

除活细胞外，其他标本片应在染色前以适当方式固定。丙酮和乙醇是常用的固定剂，尤以冷丙酮对冷冻切片的固定效果较好，而乙醇加95％冰醋酸对于涂片抗原的固定效果较理想，固定时间5～15 min。对制备好的标本应尽快染色检查，或置−20℃下低温保存。

（二）荧光抗体染色

根据检测目的的不同，从直接法、间接法、双标法中选取适当的检测方法，熟悉选取操作方法的技术要点，严格按照选定方法的操作步骤进行染色，尤其是孵育条件和充分洗涤与否，对检测结果影响较大。具体检测方法的基本原理、技术要点及适用范围见上述技术方法类型。以直接法为例，基本步骤为：选用于已固定的标本上滴加经适当稀释的荧光抗体，置湿盒内，在一定温度下温育一定时间，一般可用25～37℃ 30 min，不耐热抗原的检测则以4℃过夜为宜，用PBS充分洗涤、干燥、镜检。

（三）荧光免疫显微镜检查

荧光抗体染色的标本观察应在荧光显微镜下进行。为防止荧光淬灭，影响检测结果，要求染色当天即作镜检。荧光显微镜检查应在通风良好的暗室内进行，荧光显微镜与普通光学显微镜的不同之处在于光源、滤光片、聚光器及镜头等方面。

1. 光源　由于荧光物质的量子效率极低，要有一个很强的激发光源，通常用高压汞灯、氙灯或卤素灯作为激发光源。

2. 滤光片　分为隔热滤光片、激发滤光片和吸收滤光片三大类，其中，隔热滤光片安装在灯室的聚光镜前面，能阻断红外线的通过而隔热。激发滤光片位于光源和物镜之间，能选择性透过紫外线可见波长的光域，主要作用是提供合适的激发光。吸收滤光片位于物镜和目镜之间，能阻断激发光而只使荧光透过，使标本在较暗的背景上呈现荧光易于观察，也使眼睛免受强激发光刺激。例如观察FITC标记物时可选用激发滤光片BG12（蓝紫色），配以吸收滤光片OG4（橙黄色）或GG9（淡绿黄色），观察RB200标记物时，可选用BG12与OG5配合。正确选择滤光片是获得良好荧光观察效果的重要条件。

3 聚光器　聚光器有明视野、暗视野和相差荧光器等，它与光源、光路、激发滤光片适宜组合，以期在黑色的背景上获得满意的荧光。

4. 镜头　镜头需无荧光，目镜有消色差、氟及复消色差三类镜头，常用的是消色差镜头。

5. 光路　光路分为透射光和落射光两种形式。透射光的照明光线从标本下方经过聚光器会聚后透过标本进入物镜，适于观察对光可透的标本。落射光的照明光线从标本上方经特殊的分光镜反射，从物镜周围落射到标本上，荧光经标本反射而进入物镜，适于观察透明度不好的标本以及各种活性组织等。落射光和透射光联合照明，可同时观察两种荧光素的荧光，或同时观察发荧光物质在细胞内的定位。

6. 荧光强度判定　荧光强度的判断一般用"＋"号表示。"－"为无或仅见极微弱荧光、"＋"为荧光较弱但清楚可见、"＋＋"为荧光明亮、"＋＋＋"为耀眼的强荧光。临床上根据特异性荧光强度达"＋＋"以上判定为阳性，而对照光应呈"－"或"±"。根据"＋＋"的血清最高稀释度判定特异性抗体效价。

（四）非特异性荧光的鉴别与消除

在荧光显微镜检查中，非特异性荧光染色是直接影响检测结果的主要问题。非特异性荧光染色可能是某些抗原的自发荧光、交叉反应及染色时间过长、洗涤不充分等原因所致，可以通过设立荧光对照进行鉴别与排除。荧光对照是指每次进行试验时，应设立严格的试验对照（阳性和阴性对照），正确区分特异性荧光染色和非特异性荧光染色，以排除假阳性和假阴性结果的干扰。荧光抗体染色的对照包括阳性和阴性对照。阳性对照即为已知的标记抗原抗体复合物，阴性对照则包括：①用与特异性抗体种属相同的动物血清或同一动物免疫前的血清标记荧光素代替特异性抗体，结果应为阴性；②染色抑制试验：将未标记荧光素的抗体先与切片的靶抗原反应，然后再加荧光素标记的相同抗体，结果应为弱阳性或阴性；③用 PBS 代替荧光抗体，结果应为阴性；④标本自发荧光对照，即切片标本经 PBS 洗涤后不加荧光抗体，结果应为阴性。

四、方法学评价

荧光免疫显微技术可用于组织学中抗原或抗体的定位、定性检查，既有抗原抗体反应的高度特异性，又能在荧光显微镜下清晰地显示其形态，直观性强。其缺点是荧光容易消退，难以制备永久性标本，非特异性荧光的干扰常影响结果的判断，需要有荧光显微镜才能观察结果。

直接荧光免疫法操作简便、特异性高、非特异性荧光干扰因素少，缺点是敏感性偏低，而且每检查一种抗原需制备相应的特异性荧光抗体。间接荧光免疫法的敏感性高于直接法，而且制备一种荧光抗体可用于检测多种抗原或抗体，缺点是参与的因素多，易出现非特异性荧光，操作时间较长。补体结合荧光免疫法的敏感性高，制备一种荧光抗补体抗体可检测多种抗原或抗体，并且适用于任何动物的抗原抗体系统，缺点是易出现非特异性荧光染色，并且每次试验都需要新鲜补体，操作烦琐。

五、医学临床检验工作中的应用

荧光抗体技术在临床检验工作中已用作细菌、病毒和寄生虫的检验及自身免疫病的诊断等。

1. 病原微生物的检查和鉴定　荧光免疫抗体染色技术在细菌学检验中主要用于菌种的鉴定，标本材料可以是培养物、感染组织、患者分泌排泄物等。本法具有速度快、操作简单、敏感性高等优点，可作为一种补充手段使用，而不能代替常规诊断。荧光抗体染色法对脑膜炎奈瑟菌、痢疾志贺菌、霍乱弧菌、布氏杆菌和炭疽杆菌等有较好的实验诊断效果。荧光抗体染色法测定血清中的抗体，可用于流行病学调查和临床回顾诊断。用荧光免疫技术检测梅毒螺旋体抗体是梅毒特异性诊断常用方法之一。荧光免疫技术在病毒学检验中具有重要意义，因为普通光学显微镜看不到病毒，用荧光抗体染色法可检出病毒及其繁殖情况。

2. 寄生虫感染的诊断　荧光抗体染色间接法有非常广泛的应用，是当前公认的最有效的检测疟疾抗体的方法。疟疾抗体检查时常用抗原为疟疾患者血液中红内期裂殖体抗原。该法对肠外阿米巴，尤其是阿米巴肝脓肿也有很高的诊断价值，所用抗原是阿米巴培养物悬液或提取的可溶性抗原。

3. 血清中自身抗体的检测　在自身免疫病的实验诊断中应用广泛。荧光免疫显微技术是检测各种自身抗体的良好工具。其突出优点是能以简单方法同时检测抗体和与抗体发生特异反应的组织成分，并能在同一组织中同时检查抗不同组织成分的抗体。主要用于检查抗核抗体、抗平滑肌抗体和抗线粒体抗体等。抗核抗体的检测最常采用鼠肝作核抗原，可做成冰冻切片、印片或匀浆。用组织培养细胞如 Hep-2 细胞或 Hela 细胞涂片还可检测出抗着丝点抗体、抗中性粒细胞浆抗体等。应用荧光免疫技术可以检测出其他的自身抗体有抗（胃）壁细胞抗体、抗 dsDNA 抗体、抗甲状腺球蛋白抗体、抗甲状腺微粒体抗体、抗骨髓肌抗体及抗肾上腺抗体等。

4. 白细胞分化抗原的检测　荧光抗体染色技术的一种特殊应用是流式细胞仪分析。这种分析方法中检测仪器不是荧光显微镜，检测对象也不是预固定的标本，而是将游离细胞作荧光抗体特异染色后，通过仪器喷嘴逐个流出，经单色激光照射发出的荧光信号由荧光检测计检测，并自动处理检测处数据。这种方法可用于检测细胞大小、折散率、黏滞度等。如用白细胞分化抗原（CD 分子）相应的荧光单克隆抗体，利用流式细胞术可对血液中 B 细胞和 T 细胞亚群等进行鉴定和分型。

此外，荧光免疫显微技术还应用于人类白细胞抗原（Human leukocyte antigen，HLA）、肿瘤组织中肿瘤抗原、组织中免疫球蛋白和补体组分、激素和酶的组织定位等方面。

六、荧光免疫显微技术检测案例

【要求】

（1）学会正确使用荧光显微镜。

（2）学会间接荧光免疫法的操作和结果分析。

【用途】

检测巨细胞病毒（Cytomegalovirus，CMV）pp65 抗原，作为人类巨细胞病毒（Human cytomegalovirus，HCMV）活动性感染的诊断指标。

【内容】

间接免疫荧光法测定 CMV pp65 抗原。

【相关知识点】

（1）原理：利用免疫荧光法检测 pp65 抗原是将患者外周血多形核白细胞制成涂片，用抗 CMV pp65 单克隆抗体作为一抗，异硫氰酸荧光素（Fluorescein isothiocyanate，FITC）标记的羊抗鼠 IgG 作为二抗进行检测。

（2）pp65 检测的意义：目前临床对巨细胞病毒感染的检测除主要检测抗 HCMV-IgM 类抗体外，也可检测 CMV pp65 抗原。pp65 是 CMV 复制早期产生的被膜蛋白，位于 CMV 衣壳与包膜之间。CMV 活动性感染时外周血多形核白细胞中 CMV 复制活跃，表达 pp65 抗原。

【准备】

抽取静脉血 3 mL，用肝素抗凝，并保存在 2～8 ℃送检。

【操作步骤】

参照试剂盒说明书进行操作，主要步骤如下：

（1）外周血多形核白细胞的分离：利用右旋糖苷法或自然沉降法分离抗凝血中白细胞。

（2）涂片制备：用分离的多形核白细胞涂片，每片 2×10^5 个细胞，干后用 4% 的中性多聚甲醛固定。

（3）用抗 CMV pp65 单克隆抗体滴加于细胞片上，置于湿盒内 37 ℃反应 1 h，洗片，晾干。

（4）在细胞涂片上滴加工作浓度的 FITC 标记的羊抗鼠 IgG，置于湿盒 37 ℃避光反应 1 h，洗片，晾干，置于荧光显微镜下观察。

【注意事项】

每批试验均应设立阳性和阴性对照，同法进行滴定。

【结果判断与分析】

镜下多形核白细胞胞质中出现黄绿色荧光者为 pp65 阳性细胞。全片≥5 个 pp65 阳性细胞，判断为阳性。

（1）结果分析：正常人外周血多形核白细胞 CMV pp65 抗原呈阴性。阳性结果表明受检者体内有巨细胞病毒的活动性感染。

（2）临床意义：利用间接免疫荧光法检测 CMV pp65 抗原较 ELISA 法检测抗 HCMV-IgM 抗体敏感性更高，且能早期、快速地诊断出 HCMV 的活动性感染。据文献报道，该法已经作为监测 HCMV 在疾病中活动性感染的标准方法之一，为临床提供诊治依据。

任务4　学会流式荧光免疫技术

流式荧光免疫技术是将荧光免疫技术应用于流式细胞术（Flow Cytometry Method，FCM）中，即将游离的细胞或预处理的微球作荧光抗体染色后，以流式细胞仪作为检测工具，快速、准确地对生物颗粒（细胞、微生物、大分子、人工微球等）的理化性质特性进行分析，对处于直线流动状态的特定细胞群体进行多参数定量分析和分选的一项高新技术。与其他分析技术相比，流式荧光免疫具有以下特点：①只要样本能制备成单个细胞或生物颗粒悬液，均可以用流式细胞仪进行结果分析；②检测速度快，每秒可以测定数千乃至数万个细胞；③对单个细胞或生物颗粒可同时测量多个参数信息，有时能够对单个细胞同时进行 10 余个表面分子的检测；④分析细胞特征的同时，可以分选特定的细胞亚群，便于对细胞亚群的生物学特性和功能进行研究。

一、流式细胞仪的基本构造

流式细胞仪主要由液流系统、光学系统、电子系统和分选系统四部分组成。

（一）液流系统

液流系统的作用是将被测样品管中的细胞或微球通过液流传递到流动室，经液流聚焦形成单细胞流也称层流，使其通过检测区（激光照射区）。液流系统包括流动室和液流驱动系统。流动室是仪器最核心的部件，在这里被测样本与激光相交。流动室内充满鞘液，其作用是将样品流环包，使样品流中的细胞处于喷嘴的中心，并呈单细胞排列。液流驱动系统可以调节和稳定鞘液和细胞流的流速。

（二）光学系统

经特异荧光染色的细胞需要合适的光源照射激发才能发出荧光。常用的光源有弧光灯和激光，最常用的弧光灯是汞灯，激光器又以氩离子激光器最为普遍。流式细胞仪的主要功能是检测荧光信号和散射光信号，因此光学系统在仪器中是最为重要的一个系统，它由激光光源和光束成形、收集系统构成。目前，绝大多数流式细胞仪均采用能激发多种荧光染料的气冷式氩离子激发器 488 nm 谱线。仪器中采用柱面透镜组成光束成形系统，对激光束进行聚焦，形成截面为椭圆形的照射光斑，这种光斑保证样品中的细胞逐个受到均一的光照激发。

细胞受到激发光照射后可以产生散射光和荧光信号。这些信号经透镜收集后，通过双色分束片和带通滤色片等光学元件的适当组合，送入各自的光电倍增管检测器。后者将其转换为相应的电信号，再通过模数转换器量化为数字信号后由计算机采集、分析并存储。

（三）电子系统

当测定标本在鞘流液约束下细胞呈单行排列依次通过激光检测区时产生散射光和荧光信号，散射光分为前向角散射（Forward Scatter，FS）和侧向角散射（Side Scatter，SS）。散射光是细胞的物理参数，与细胞样本的制备和染色无关，前向角散射（FS）反映被测细胞的大小，它由正对着流动室的光电二极管装置接收并转变为电信号；侧向角散射（SS）反映被测细胞的细胞膜、细胞质、核膜的折射率和细胞内颗粒的性状，它由一个光电倍增管（PMT）接收并转变为电信号，这些电信号存储在流式细胞仪的计算机硬盘或软盘内。荧光信号有两种，一种是细胞自发荧光，它一般很微弱；另一种是细胞样本经标有特异荧光素的单克隆抗体染色后，经激光激发出的荧光，这是需要测定的荧光信号，荧光信号较强。由于检测标本中两种荧光信号同时存在，因此，标本测定时需要设定阴性对照，以便从测出的较强荧光信号中减去细胞自发荧光和抗体非特异结合产生的荧光信号后，才是待检标本中抗原抗体复合物产生的真实荧光信号。通过计算机及其相应的软件系统可以实现对这些荧光信号数据的采集、分析、显示和存储。随着计算机和各种专业软件的升级换代，研究者对检测信号进行综合分析和处理的能力将越来越强。

（四）分选系统

细胞分选是指将特定的细胞群体从混杂的细胞群体中分离出来。流式细胞仪的分选功能是由细胞分选器来完成的。总的过程是：由喷嘴射出的液柱被分割成一连串的小水滴，根据选定的某个参数由逻辑电路判明是否将被分选，而后由充电电路对选定细胞液滴充电，带电液滴携带细胞通过静电场而发生偏转，落入收集器中，其他液体被当作废液抽吸掉，某些类型的仪器也有采用捕获管来进行分选的。通过细胞分选，可对目的分选细胞进行纯培养、克隆研究或观察细胞的生物学行为等，适用于更广泛、更灵活的科学研究应用。

二、流式细胞仪的工作原理

待测细胞被制成单细胞悬液，经特异性荧光染料染色后加入样品管中，在清洁气体压力推动下进入流动室，流动室内充满鞘液，在鞘液的约束下，细胞排成单列出流动室喷嘴口，并被鞘液包绕形成细胞液柱。这种同轴流动的设计，使得样品流和鞘液流形成的流束始终保持着一种分层鞘流的状态。鞘液和样品流组成一个圆形的流束，一起自喷嘴的圆形宝石孔喷射出来，进入流动室，与水平方向的激光光束垂直相交，此处称为测量区。利用样品流和鞘流的气压差的层流原理，使细胞依次排列成单行，每个细胞以均等的时间依次通过测量区，被荧光染料染色的细胞受到强烈的激光照射后发出荧光，同时产生前向和侧向散射光。细胞发出的荧光信号和散射光信号同时被荧光光电倍增管接收，被积分放大反转换为电子信号输入电子信息接收器，通过计算机快速而精确地将所测数据计算出来，结合多参数分析，从而实现了细胞的定量分析。

（一）细胞分析原理

首先将待测样本制备成单细胞悬液，经特异性荧光染料标记抗体染色后加入样品管中，在恒定气体压力推动下进入流动室。与此同时，鞘液在高压下从鞘液管喷出进入流动室，待测细胞在鞘液的包裹下排成单列，形成单细胞液柱，由流动室喷嘴喷出（1 000～5 000 个细胞/秒），进入检测区。依次通过检测区的单细胞液柱与水平方向的激光束垂直相交，细胞或微粒上的荧光染料在激光照射下被激发而产生特异性荧光，同时，由于细胞大小和细胞内颗粒的多少不同而产生不同的散射光。细胞发出的荧光信号和散射光信号被荧光检测系统和散射光检测系统收集、转换成电信号，电信号经放大后进入计算机系统进行数据处理和分析，以图像（如一维单参数直方图、二维点阵图、三维图形）和数据表的形式显示结果。流式细胞仪就是根据细胞流经光照射区时的电压信号强弱来检测和分析细胞（图7-4）。

（二）细胞分选原理

细胞分选是指将特定细胞从混杂的细胞群体中分离出来。通过细胞分选可对感兴趣的细胞进行纯培养、克隆研究或观察细胞的生物学行为等，适用于更广泛、更灵活的科学研究应用。

流式细胞仪的细胞分选是根据所测定的各种参数从细胞群体中分离出感兴趣的细胞，只有带有分选装置的流式细胞仪才能进行分选工作。流式细胞术中检测的任意参数都可作为分选时指定细胞的依据。分选的方式有捕获式分选和电荷式分选两种，目前应用最多的

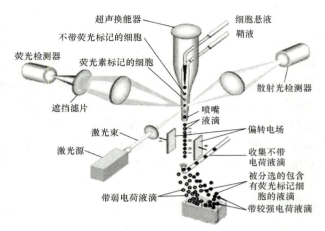

图 7-4   流式细胞仪工作原理示意图

是电荷式分选。下面主要介绍电荷式分选的原理。

当单细胞液柱通过流动室时，液柱被分割成一连串均匀的小液滴，根据设定的被分选细胞的某个参数由逻辑电路判断是否被分选，而后由充电电路对选定细胞液滴充电，使其带正电荷或负电荷，未被设定分选参数的细胞液滴则不带电荷，带电细胞液滴通过静电场时发生偏转，落入收集器中，其他液体则被当作废液抽吸掉，完成细胞分选。

三、技术要点

流式细胞术是一种集激光技术、光电测量技术、细胞荧光化学技术和单克隆抗体技术等为一体的高新检测手段，其技术要点包括以下几种。

（一）单细胞悬液样本的制备

流式细胞术的测定对象是单细胞或单个微粒，在 FCM 技术中能够制备出合格的单细胞悬液是检测过程中一个非常重要的环节。单细胞悬液既可来自动植物的不同组织器官，也可来自非生物样品，FCM 中大多数为生物样品，生物样品主要来源于培养细胞、血液、新鲜实体组织以及石蜡包埋组织等。不同来源的样本，其单细胞悬液的制备方法也不同。目前，对于新鲜实体组织或活检、内镜取材标本，可以采用机械法、化学处理或酶消化等方法来获得单细胞悬液标本。而对于培养细胞和血液标本，则可通过简单的漂洗、离心等处理后得到单细胞悬液标本，如果需要得到某一类细胞群的单细胞悬液，则可以通过细胞分离液的分选技术等方法来获得。

（二）样品的荧光素标记

目前，样品的荧光素标记可以通过直标法或间标法来实现。直标法采用荧光素标记一抗进行染色，其操作简单、背景染色低、信噪比大，是首选的方法。间标法是将未标记荧光素单抗和荧光素标记二抗进行染色，其操作复杂、非特异性背景较高，可进行多种抗原的检测。

样品荧光染色时易受到多种因素的影响，特别是定量细胞学的荧光化学染色时，很可能导致不正常的实验结果。样品荧光染色的常见影响因素有：温度、pH、荧光染料浓度、固定剂以及一些杂质和化合物等。

1. 温度的影响　荧光染色时的环境温度会影响分析结果，特别是温度较高时更加明显。因为温度升高时溶剂与荧光染料分子运动加快，使荧光淬灭的可能性增大。一般 20 ℃以下时荧光分子发光产额变化不大，基本保持恒定。

2. pH 的影响　每一种荧光染料分子发光产额最高时都有最适 pH。pH 改变则会造成荧光光谱改变，影响荧光强度。

3. 固定剂的影响　在对插入性荧光染料进行固定时，有些固定剂与细胞的某些物质结合后，干扰了荧光染料与细胞成分的结合，造成荧光强度的改变。如 DNA 分析时用醛类固定剂时，可以使荧光强度降低约 50%。

4. 非特异性荧光的影响　非特异性荧光强弱代表非特异性结合水平，若不消除，将使检测结果假性升高。

5. 其他　如细胞浓度低、溶剂的性质等都会影响检测结果。

（三）对照的设置

在 FCM 检测中常会遇到因缺乏对照导致错误报告的现象，因此 FCM 分析时，应当根据具体的研究目的设置好必要的对照，以确保实验结果的准确性和客观性，尽可能地减少人为误差和系统误差。FCM 分析中常用的对照包括阳性对照和阴性对照。阳性对照是指表达特异性抗原的细胞或能够与选定荧光染料特异结合的细胞；阴性对照又包括阴性细胞对照和同型对照。阴性细胞是指没有标记任何抗体或荧光染料的细胞群；同型对照是指与单克隆抗体特异性无关但亚型相同的免疫球蛋白分子。

（四）待检样本的制备

以直接法为例，荧光单克隆抗体为单色或多色荧光标记，荧光同型对照血清用于设门，具体方法是：开启流式细胞仪，测试仪器性能。然后将荧光抗体和荧光同型对照血清加入试管，按要求加入样品，混匀，室温避光放置 20~30 min，加入溶血剂，混匀，室温避光放置 20 min。用垂直离心机离心使白细胞沉淀，弃上清液，加入鞘液，再离心弃上清液。在试管内加入少量鞘液后，流式细胞仪上进样，使用仪器固有分析软件或手工设门软件分析。

（五）样品的固定与保存

FCM 分析中，荧光素标记样本制备完毕后，即可上机检测。如果样本制备后 1~2 h 之内不能即刻上机检测，一般可以采用固定剂固定样本，避光，置 4 ℃冰箱内保存，24 h 内检测完毕。目前常用的固定剂为 1%~2% 多聚甲醛。

（六）流式细胞仪检测分析

1. 分析参数　流式细胞仪的数据参数是指仪器采集的用于分析的信号，包括：①前向散射光（线性、对数）FS，反映颗粒的大小；②侧向散射光（线性、对数）SS，反映颗粒内部结构复杂程度及表面的光滑程度；③荧光（线性、对数、峰值）FL，反映颗粒被染上荧光部分数量的多少，同一颗粒上可同时检测多种荧光信号。

2. 数据显示方式　流式细胞仪的数据显示主要有以下几种方式：

（1）单参数直方图。单参数直方图显示一个参数与颗粒数量之间的关系，反映相同荧光或散射光强度颗粒数量的多少，可用于定性分析和定量分析（图 7-5）。横坐标（X 轴）代表一维参数即荧光或散射光信号强度，其单位为通道（channel）。通道与仪器内荧光或散射光强度产生的脉冲信号相关，可以是线性的，也可以是对数的。通道越靠右侧光亮度越强。纵坐标（Y 轴）代表颗粒计数（count）。单参数分析只能表达具有相同特性细胞数量与光信号强度的关系，对复杂表型分析时单参数分析结果的准确性会受到诸多因素的干扰。

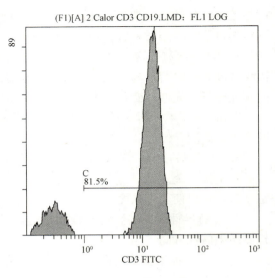

图 7-5　单参数直方图

（2）双参数直方图。双参数直方图表示同一细胞两个参数与其数量之间的关系。X 轴与 Y 轴分别代表一种参数，根据这两种参数，可以确定细胞在双参数图上的表达位置。双参数信号常采用对数信号，最常用的基本表示法是用二维点阵图来表示，如果把一个散点图分别投影到 X 轴和 Y 轴，可得到两个单参数直方图。双参数直方图常有以下几种：

①二维点阵图：二维点阵图显示两个独立参数与细胞定量之间的关系，根据颗粒密度来反映相同光信号的颗粒数量的多少。二维点阵图上的每个点代表一个细胞，在同一光信号强度点的密度越大即颗粒数量越多。X 轴反映 SSC 的信号强弱，而 Y 轴反映 FSC 信号的强弱（图 7-6）。

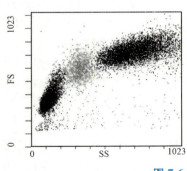 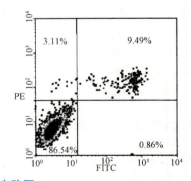

图 7-6　二维点阵图

②二维等高图：二维等高图的本质也是双参数直方图，它不同于点图的是利用等高线来表示细胞数量。一条等高线连接相同细胞数的点，把代表相同数目的点依次连接起来形成密闭曲线。越往里面的曲线上的点代表的细胞数量越多，等高线越密集的区域也就是细胞数目变化最快的区间。等高线之间间距的选择可以是等间距，也可以是对数间距。等间距等高线适用于细胞数目变化不大的情况，而对数间距等高线适用于细胞数目变化较大的情况（图 7-7）。

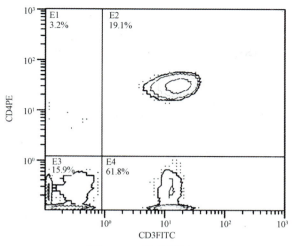

图 7-7　二维等高图

③假三维图：计算机在二维等高图基础上作出的三维立体图，由于图中的一维不是参数而是细胞数，故称为假三维图。

（3）三参数直方图。三参数直方图是指在 FSC、SSC、FL1、FL2、FL3 或 FL4 等参数中任意选择 3 个参数作为 X、Y、Z 轴构成一个的三维图（图 7-8），三维坐标均为参数而非细胞数，这一立体图中，每一群细胞各处于独立的空间位置，因此可直观、准确观察复杂的细胞亚群。其特点是对复杂的细胞亚群观察更为直观、准确，但对其数据的统计分析较难。

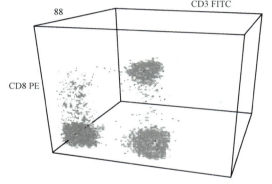

图 7-8　三参数直方图

四、方法学评价

流式荧光免疫技术具有灵敏度高、速度快、精度高和自动化程度高等特点，能进行多参数测定，用标记不同荧光素的不同单克隆抗体能同时进行多色分析。流式细胞术作为一种高新检测技术具有以下优点：①只要样本制备成单细胞悬液均可分析；②分析速度快，时间短；③可同时分析单个细胞的多种参数；④可进行单细胞水平的定性与定量分析。正因为具备上述特点，流式细胞术已成为当今医学、生物学研究领域应用非常广泛的细胞分析技术，具有十分广阔的应用领域和发展前景。

五、临床应用

FCM 被广泛地应用于免疫学、细胞生物学、细胞动力学、生理学、分子生物学等领域，已逐渐成为临床医学中疾病诊断和治疗的必要手段。

（一）淋巴细胞及其亚群分析

淋巴细胞是机体免疫系统中的一群重要细胞群，主要分 T 细胞、B 细胞和 NK 细胞三大类，每类细胞群中又有功能不同的亚群。成熟的淋巴细胞表面具有各种表面标志，利用 FCM 对不同淋巴细胞表面的 CD 抗原进行测定分析，可了解外周血中各类淋巴细胞及其亚群的比例及其动态变化，有利于临床了解与免疫有关的疾病发病机制和分析其免疫机能状况。

1. T 细胞及其亚群分析　成熟 T 细胞特有的标志是 TCR 和 CD3 分子，表达于全部 T 细胞表面，临床上检测 T 细胞亚群主要通过测定 CD3 分子，再根据 CD4 和 CD8 分子的表达情况不同，将 T 细胞分为 $CD3^+CD4^+CD8^-$ 和 $CD3^+CD8^+CD4^-$ 两大亚群。

利用 FCM 快速检测外周血 T 淋巴细胞亚群，检测 $CD4^+T$ 和 $CD8^+T$ 淋巴细胞相对数和绝对数的变化，可以辅助诊断获得性免疫缺陷综合征（acquired immune deficiency syndrome，AIDS），同时可评估患者免疫功能状态。

2. B 细胞及其亚群分析　成熟 B 细胞特有的标志是 BCR，即膜表面免疫球蛋白（SmIg）。成熟 B 细胞主要表达 CD19、CD20、CD21、CD22 分子，同时检测 CD5 分子，可进一步将外周成熟的 B 细胞分为 B1 细胞和 B2 细胞。正常人外周血中以 B2 细胞为主。

3. NK 细胞分析　NK 细胞主要的表面标志包括 CD16、CD56，目前临床上常采用三色荧光抗体标记将 $CD3^-CD16^+CD56^+$ 淋巴细胞定为 NK 细胞。

（二）白血病免疫表型分析

FCM 在白血病诊断、治疗和预后判断方面，具有非常重要的价值。正常血细胞在其分化发育的不同阶段表达不同的表面标志，这些表面标志表现出与细胞系列及其分化程度相关的特异性。因此，这些表面抗原的表达与否可作为鉴别和分类血细胞的标记。白血病细胞是造血细胞在某一分化阶段的大量积累，表达与之相应的造血细胞分化抗原，因此可用造血细胞分化抗原来标记检测白血病细胞并分型。

目前 FCM 还广泛用于其他血液病的检测，如血小板分析、网织红细胞分析、阵发性睡眠性血红蛋白尿（paroxysmal nocturnal hemoglobinuria，PNH）的诊断等。

（三）细胞凋亡分析

细胞凋亡是指有核细胞在一定条件下通过启动其自身内部机制而发生的细胞死亡过程。FCM 用于检测细胞凋亡的方法主要有以下几种：

1. 半胱氨酸蛋白酶 3（caspase3）检测法　caspase3 在细胞凋亡的早期被激活，因此，临床上常用 caspase3 来检测细胞的早期凋亡。

2. Annexin V-FITC/PI 法　细胞凋亡的早期，细胞内部的磷脂酰丝氨酸（Phosphatidylserine，PS）迁移到细胞外部表面。Annexin V 是一种依赖 Ca^{2+}、对 PS 有高度亲和力的磷脂结合蛋白，将其作为探针识别细胞膜表面的 PS 而识别凋亡细胞。细胞坏死时 PS 也会外翻，所以 Annexin V 常与鉴别细胞死亡的荧光染料碘化丙啶（Propidium Iodide，PI）合用，区分凋亡细胞和坏死细胞。因此，Annexin V-FITC/PI 可以区别活细胞、凋亡细胞和坏死细胞。

3. 线粒体功能的检测　细胞在受到凋亡诱导后，线粒体膜电位（mitochondrial mem-

brane potential，MMP）会发生变化，导致膜穿透性的改变。有些染料可以检测到线粒体 MMP 的变化，如罗丹明 123。

4. DNA 末端标记法　凋亡细胞在中晚期发生 DNA 的断裂，因此采用标记断裂的 DNA 3-羟基末端的方法可以检测凋亡细胞，常采用由 DNA 聚合酶 1 催化的原位缺口转移（in situ nick translation，ISNT）或用 TdT 介导的 dUTP 原位缺口末端标记（terminal deoxynucleotidyl transferase mediated dUTP nick end labeling，TUNEL）技术。

5. 凋亡相关蛋白检测　检测 p53、bcl-2、Fas/FasL 等调控凋亡的基因蛋白产物，从而间接检测细胞凋亡。

（四）其他

1. 恶性肿瘤中的应用　FCM 广泛用于肿瘤研究领域，通过进行 DNA 含量分析判断细胞的倍体状态，DNA 非整倍体出现率增高是癌变的一个重要标志。临床医生可以根据化疗过程中肿瘤 DNA 分布直方图的变化去评估疗效，了解细胞动力学变化，对制订最佳治疗方案具有重要的指导意义。

2. 器官移植配型和排斥检测　目前移植免疫中的 FCM 应用主要包括流式细胞术的交叉配型和群体反应性抗体检测。流式细胞术分析交叉配型较传统方法更灵敏、更快速，并可同时检测细胞亚型、分辨出 IgG 和 IgM 抗体。

3. 自身免疫性疾病相关 HLA 抗原分析　利用 FCM 对淋巴细胞 HLA-B27 进行分析，对强直性脊柱炎的诊断具有十分重要的意义。

由此可见，FCM 已成为临床诊断、疗效观察和预后判断的重要手段。

任务 5　时间分辨荧光免疫测定

一、基本原理

时间分辨荧光免疫测定（time-resolved fluorescence immunoassay，TRFIA）是镧系三价稀土离子及其螯合物（如 Eu^{3+} 螯合物）作为示踪物标记抗原、抗体、核酸探针等物质，检测标本中的相应抗原或抗体。当免疫反应发生后，根据镧系三价稀土离子及其螯合物（如 Eu^{3+} 螯合物）激发光波长范围宽、发射光波长范围窄、荧光衰变时间长的特点，作为示踪物标记抗原或抗体，利用时间分辨荧光分析仪延缓测量时间，可排除标本中非特异性荧光的干扰，因本底荧光衰减很快，而 Eu^{3+} 的荧光衰减较慢，但在激发后的 $200 \sim 600 \ \mu s$ 区间的某一时刻来测量 Eu^{3+} 的荧光值，就可以避免本底荧光的干扰，并推算出激发时刻被测生物或生化样品中的特异荧光值。根据荧光强弱度判断反应体系中分析物的浓度，达到定量分析的目的。此外，这种方法的激发光与荧光的波长差别显著，其波长转变达 270 nm，可有效排除激发光的干扰，测得的荧光为稀土元素螯合物发出的特异性荧光信号（图 7-9）。

在解离增强之前，需要分离镧系（如 Eu）标记抗体的结合部分与未结合部分，即固相分离。最方便的方法是利用固定免疫反应物的固相支撑材料进行分离。随着 TRFIA 技术的发展，采用了聚苯乙烯、聚丙烯和聚乙烯碳酸酯等多种塑料，它们都能结合蛋白，但磷光本底则不同。目前在 TRFIA 中最常用的是聚苯乙烯板条，通常一板含 8 个分离条，每条 12 孔。这是因为聚苯乙烯的磷光本底低，而且又有洗涤板条的自动装置。

应用这种易于处理、易于洗涤的固相分离技术，可减少分析中的非特异荧光，提高灵敏度。而且在双位点夹心法分析中使用固相分离技术，则可以加入高过量标记抗体，可使反应加快，而且延长标准曲线的线性段。

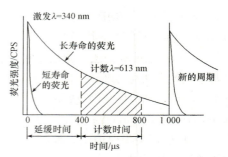

图 7-9 时间分辨荧光免疫检测仪检测原理示意图

与一般的荧光分光光度仪不同，时间分辨荧光分析仪采用脉冲光源（每秒闪烁 1 000 次以上的氙灯），照射样品后即短暂熄灭，以电子设备控制延缓时间，待非特异荧光本底衰退后，再测定样品发出的长寿命镧系荧光。

二、时间分辨荧光免疫检测仪的基本结构

时间分辨荧光免疫检测仪的基本结构如图 7-10 所示（以 DELFIA1230 型为例）。在系统中，氙闪烁灯是脉冲激发光源。激发光经两个石英透镜和一个滤色片把激发光束聚焦到被测样品，每测量一个样品是由约 1 000 次激发-测量循环组成的，由定标器累积记录荧光计数。反复闪烁的激发光能量的总用光电二极管-反馈电路积分，当到达了预置的阈电压水平，闪烁灯的驱动器停止其闪烁。激发光穿过样品管（孔）的侧面激发样品，而样品的发射光则穿过孔的底部后被测量。光电倍增管输出脉冲由一个快前置放大器放大，而后送到前置定标器，在测量周期完成后，微处理机读取定标器中的内容而且存储累积计数。最后计数是这 1 000 次循环中所测计数之累积。

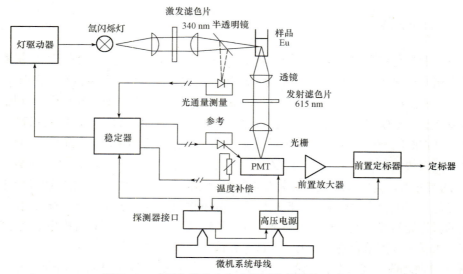

图 7-10 时间分辨荧光免疫检测仪的结构示意图

三、技术类型

(一) 固相抗原竞争法

将大分子抗原直接（或小分子半抗原通过化学偶联法制成半抗原-蛋白质结合物）包被在固相上，成为固相抗原。待测抗原和固相抗原竞争结合定量的 Eu^{3+} 标记抗体，标本中待测抗原浓度越高，则 Eu^{3+} 标记抗体结合到固相上的量越少，因此所测得的荧光强度与标本中待测抗原浓度成反比。

(二) 固相抗体竞争法

待测标本中抗原和 Eu^{3+} 标记的抗原与固相抗体（特异性抗体包被固相）发生竞争结合，温育洗涤后在固相中加入荧光增强液，测定荧光强度，所测得的荧光强度与待测抗原含量成反比。目前为了生产试剂盒的方便，常用抗抗体（Ab2）包被固相，这种固相抗抗体实际上是一种通用的分离剂，分离 Eu^{3+} 标记抗原和 Eu^{3+} 标记抗原抗体复合物。

(三) 固相双抗体夹心法

使用针对抗原不同决定簇的两种特异性抗体，一种包被在固相上，另一种用 Eu^{3+} 标记。标准品或待测抗原先与固相抗体反应，洗涤后再加入 Eu^{3+} 标记的抗体，再次温育，形成固相抗体-抗原-Eu^{3+} 标记抗体复合物，充分洗涤后加入增强液，测定荧光强度，所测得的荧光强度与待测抗原浓度成正比（图 7-11）。

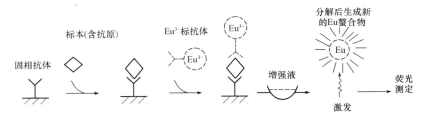

图 7-11　固相双抗体夹心法 TRFIA 反应原理示意图

四、技术要点

以固相双抗体夹心法检测甲胎蛋白（AFP）为例。以抗人 AFP 多克隆抗体包被聚苯乙烯微量滴定条或珠，加入不同浓度的 AFP 标准品和待测血清，加入缓冲液反应 4～6 h。洗涤后，加入生物素化抗人 AFP 单克隆抗体，振荡温育反应 4～6 h。洗涤后，加入 Eu^{3+} 标记的链霉亲和素，振荡反应 1 h。洗涤后，加入增强液，快速振荡 15 min，放置 15 min 后在时间分辨荧光分析仪上测量，从编制程序直接得出待测血清中的 AFP 浓度。

五、方法学评价

TRFIA 方法特异性强，灵敏度高（可达 0.2～1 ng/mL），标准曲线范围宽（跨越 4～5 个数量级），分析速度快，标记物制备较简便、有效使用期长，因此，是很有发展前途的超微量物质免疫分析技术，但由于放射性惰性元素的使用受到限制，检测仪器和试剂盒的研发及使用开放程度不高，临床使用受到一定限制。

六、临床应用

目前，市场上已有 TRFIA 的仪器和相应配套试剂盒供应。凡是目前用 RIA 或 ELISA 测定的物质均可以用该法测定，主要用于测定各种激素（肽类激素、甲状腺激素、类固醇激素等）、蛋白质、酶、药物、肿瘤标记物和病毒抗原等。具体来讲，有如下几个方面：

1. 蛋白质和多肽激素分析　一般多使用双抗体夹心法测定 IgE、人绒毛膜促性腺激素、磷脂酶 A_2、胰岛素、C-反应蛋白、促黄体生成素、催乳素、髓磷脂碱性蛋白、铁蛋白、卵泡刺激素、促甲状腺素等。

2. 半抗原分析　用竞争结合荧光免疫分析法测定皮质醇、睾酮、地高辛、前列腺素 F、甲状腺素、三碘甲状腺原氨酸、孕酮、孕烷二醇、雌二醇、雌三醇、雌酮、葡萄糖醛酸等。

3. 病原体抗原/抗体分析　如肝炎病毒表面抗原抗体、蜱致脑炎复合病毒抗原、免疫缺陷病毒抗体、粪便中腺病毒和轮状病毒、Potato 病毒、流感病毒 A、鼻病毒、衣原体、肠病毒、梅毒螺旋体、乳头瘤病毒和呼吸道合胞病毒等的分析。

4. 肿瘤标志物分析　如甲胎蛋白、癌胚抗原、前列腺特异抗原、神经元特异性烯醇化酶、CA50、CA242、CA19-9、β_2 微球蛋白和甲状腺结合球蛋白等的分析。

5. 干血斑样品分析　把有血样品的滤纸片放在装有分析缓冲液的孔中，振荡使抗原溶于缓冲液中。本法特别适用于新生儿和远离分析中心的患者。

6. 核酸分析　在核酸分析领域的应用主要有两个方面。一是应用镧系元素标记的 DNA 探针技术进行杂交分析；二是将镧系元素标记技术引入聚合酶链反应（PCR）中，简单、快速地鉴定 PCR 产物。

7. 测定天然杀伤细胞的活力　用 Eu^{3+}-DTPA 标记肿瘤细胞，作为 NK 细胞的靶细胞。当靶细胞受到 NK 细胞毒害时会释放 Eu^{3+}-DTPA 标记物。用时间分辨荧光仪测量所释放的标记物的荧光，即可测量 NK 细胞的活力。本温育时间短，一般只用 2 h，测量快速，每样品只需 1 s；灵敏度高，可测至单个细胞。

任务6　荧光偏振免疫测定

荧光偏振免疫测定（fluorescence polarization immunoassay，FPIA）是利用荧光素经偏振光照射而跃入激发态，在回复至基态后可释出光子，经偏振仪形成偏振荧光，荧光偏振强度与荧光分子的大小成正比而建立的免疫分析技术。

一、基本原理

FPIA 是一种均相竞争荧光免疫分析法。其原理是：待测的小分子抗原和荧光素标记的小分子抗原（恒定量）与相应抗体（恒定量）竞争结合。当待测的小分子抗原浓度高时，经过竞争反应，大部分抗体被其结合。而荧光素标记的小分子抗原多呈游离状态，因其分子小，在液相中转动速度较快，测量到的荧光偏振强度也较低。反之，当待测的小分子抗原浓度低时，大部分荧光素标记的小分子抗原与抗体结合，形成大分子的标记抗原抗体复合物，此时检测到的荧光偏振强度也较高，即荧光偏振强度与待测小分子抗原浓度成反比（图 7-12）。通过小分子抗原标准品与荧光偏振强度关系建立标准曲线，可检测小分子抗原的浓度。

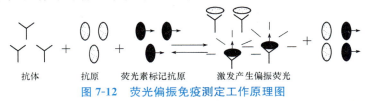

抗体　　　　抗原　　荧光素标记抗原　　激发产生偏振荧光

图 7-12　荧光偏振免疫测定工作原理图

二、技术要点

以环孢素测定为例。

1. 标本的预处理　取待检全血，加入溶解剂和蛋白沉淀剂，混匀后离心，上清液待用。

2. 抗原抗体反应　在反应管中分别加入一定量的预处理标本上清液、荧光素标记的环孢素、抗环孢素单克隆抗体及反应缓冲液进行抗原抗体反应。

3. 偏振荧光强度测定　抗原抗体反应开始时，立即用荧光偏振免疫分析仪测定其空白偏振荧光强度（P_1），反应结束时再测定其偏振荧光强度（P_2），根据待测标本的偏振荧光强度 P（$P_2 - P_1$），从标准曲线上直接计算出所测物质的含量。

三、方法学评价

FPIA 方法具有下述优点：①均相测定方法简便，易于快速、自动化进行；②荧光标记试剂稳定、有效期长，并使测定的标准化结果可靠；③可用空白校正除去标本内源性荧光干扰，获得准确结果。其缺点是通常不适用于大分子物质的测定。与非均相荧光免疫分析方法相比，灵敏度稍低一些，为提高 FPIA 灵敏度，可将相对大量标本进行预处理以去除干扰成分。如测定血清地高辛之前，血清蛋白先进行沉淀处理可使检测限达到 0.2 ng/mL。

四、临床应用

FPIA 主要用于测定小分子抗原物质，是临床药物浓度检测的首选方法，目前已有多种药物、激素、毒品和常规生化项目等，可以用 FPIA 进行分析，如环孢素、卡马西平、苯妥英钠、丙戊酸、地高辛、氨茶碱、苯巴比妥、鸦片浓度等。

任务7 其他荧光免疫测定技术

一、荧光酶免疫测定

荧光酶免疫测定是利用酶标记抗原（抗体），与待检抗原（抗体）反应，借助酶反应底物，经酶促反应生成稳定且高效的荧光物质，通过测定荧光强度计算出待检抗原或抗体的含量。其常用的酶是碱性磷酸酶，荧光底物是 4-甲基伞形酮磷酸盐。该技术由于使用酶和荧光底物的化学反应作为放大系统，故具有较高灵敏度。荧光酶免疫测定可用于多种抗原抗体的检测，如病毒抗体、细菌及毒素抗原、激素、肿瘤标志物和过敏原等。

二、免疫芯片技术

免疫芯片技术是一种特殊的蛋白芯片，将抗原抗体结合反应的特异性与电子芯片高密度集成原理相结合产生的一种全新概念的生物检测技术，芯片上的探针蛋白可根据研究目的选用抗体、抗原、受体等具有生物活性的蛋白质。芯片上的探针点阵，通过特异性免疫反应捕获样品中的靶蛋白，然后通过专用激光扫描系统和软件进行图像扫描、数据分析和结果解释，具有高通量、自动化、灵敏度高和多元分析等优点。由于单克隆抗体具有高度的特异性和亲和性，因此是一种比较好的探针蛋白，用其构筑的芯片可用于检测蛋白质表达丰度及确定新的蛋白质。

（一）基本原理

将几个、几十个甚至几万个或更多的抗原（或抗体）高密度排列在固相载体上，形成高密度抗原或抗体微点阵的免疫芯片，与患者待检样品或生物标本同时进行特异性免疫反应，可一次获得芯片中所有已知抗原（或抗体）的高通量检测结果。免疫芯片的关键技术是：①芯片阵列项目要求合理组合；②设计阵列组合中的抗体要配齐，有阵列抗体库；③微阵列点样制备系统将抗体或抗原固化；④所有抗原抗体集中在同一张芯片的微细结构内反应；⑤用同位素、荧光、化学发光、酶的成色反应等显示结果，通过扫描仪或 CCD 摄像技术记录和计算机软件分析综合成可读的生物样品信息。

（二）免疫芯片类型

免疫芯片有多种不同的分类方法。

1. 根据所用的载体不同　免疫芯片分为平板芯片和微球芯片，前者又称为固相芯片，后者又称为液体芯片。

2. 根据实验原理不同　免疫芯片分为双抗体夹心法免疫芯片、间接法免疫芯片、竞争法免疫芯片、免疫-PCR 芯片。

3. 根据检测方法不同　免疫芯片分为酶标法免疫芯片、放射性同位素法免疫芯片、荧光法免疫芯片、金标法免疫芯片以及生物素、抗生物素蛋白法免疫芯片、细胞免疫芯片。

（三）常用免疫芯片

1. **液体芯片** 该法检测时使用的是一种将免疫芯片与流式细胞术相结合的新技术。将微小的乳胶颗粒（5.6 μm）用荧光染色的方法进行编码，每种颜色的微粒代表一种检测标志物，把针对不同检测物的彩色编码微粒混合后加入微量患者标本，在悬液中靶分子与微粒进行特异性结合，通过激光流式仪判定后由计算机以数据信息的形式记录下来。

2. **抗体芯片** 用于研究抗体的芯片，芯片上排列着多种已知单克隆抗体，其对应的抗原都是细胞结构和功能上重要的蛋白质，涉及信号传导、肿瘤、细胞周期调控、细胞结构、细胞凋亡和神经生物学等领域。通过一张芯片，能比较几百种蛋白质的表达变化（图7-13）。

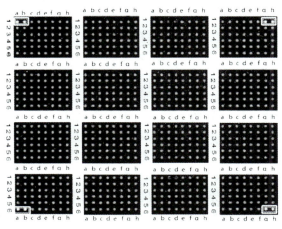

图7-13 抗体芯片检测多种蛋白质的表达

3. **细胞芯片** 以细胞为研究对象，利用免疫学原理和微型化操作方法，实现对细胞样品的快速检测和分析。利用细胞表面抗原与抗体特异性结合原理，通过抗体微阵列和细胞悬液样品的反应，捕获待测目的细胞，结合在不同抗体点上的细胞代表了不同的细胞免疫表型。

（四）临床应用

本法具有标本用量少、灵敏度高、线性范围广、重复性好及高效快速的特点，一次可同时检测多达100种指标，液体芯片不用清洗就可以直接读数。免疫芯片技术常用于肿瘤标记物、感染性疾病、心血管疾病和自身免疫性疾病、细胞膜表面抗原、细胞因子和兴奋剂的检测。

项目八　放射免疫技术

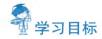学习目标

1. 掌握放射免疫技术的概念、原理和特点。
2. 掌握常用的放射性核素和放射免疫的基本类型。
3. 掌握放射免疫分析的原理、方法和应用。
4. 了解免疫放射分析的基本原理、基本方法和应用。

1956 年，美国学者 Berson 和 Yalow 发现可以用[131]I 标记的胰岛素检测血清中胰岛素的含量，开创了体外微量物质检测的新纪元。由于方法敏感性高、特异性强、重复性好、样品及试剂用量少、操作简便且易于标准化等优点，普遍应用于内分泌学、免疫学、药物学、微生物学、生物化学等多个领域，在临床诊断和研究工作中产生了重要影响。为此，Yalow 等人于 1977 年获得了诺贝尔生理学或医学奖。

放射免疫技术是以放射性核素为示踪物，将放射性核素测量的高灵敏度和抗原抗体反应的高度特异性相结合的超微量检测技术，其原理是用放射性核素标记抗原（抗体），与相应抗体（抗原）结合反应，反应达到平衡后进行结合部分（B）和游离部分（F）分离，然后测定 B 或 F 的放射性强度（用 cpm 表示），通过一系列分析和计算，即可得知待测物的含量。主要包括放射免疫分析（radioimmunoassay，RIA）和免疫放射分析（immunoradioassay，IRMA）。RIA 是目前应用最广泛的免疫技术，但由于该技术总是伴有不同程度的放射性污染，有逐渐被其他标记技术取代的趋势。

任务 1　放射性核素标记物的制备

放射性核素标记物是指放射性核素标记在目的抗原或抗体上所形成的放射性标记抗原或抗体，是放射免疫分析试剂盒的主要组成部分。

一、放射性核素

放射性核素是指原子核能自发地产生成分或能级的变化，然后变成另一种核素，变化时伴有射线的发射。其放射量单位用以下概念表示：

（1）放射性活度：单位时间内的核衰变数，即每秒衰变次数，用 Bq 表示，1 Ci＝3.7×10^{10} Bq。

（2）放射性比活度：指单位质量样品中所含放射性活度，用 Bq/g 或 Bq/mmol 表示。

（3）放射性浓度：指单位体积溶液中所含放射性活度，用 Bq/mL 表示。

标记用的核素有 γ 射线和 β 射线两大类。前者主要为 ^{131}I、^{125}I、^{57}Cr 和 ^{60}Co，以 ^{125}I 最常用，用 γ 计数仪测定；后者有 ^{14}C、^3H 和 ^{32}P，以 ^3H 最常用，用液体闪烁仪测定。放射性核素的选择首先考虑比活度。例如，^{125}I 比活度的理论值是 64.38×10^4 GBq/g，有较长半衰期的 ^{14}C 最大比活度是 166.5 GBq/g。如果 1 mol ^{125}I 或 ^{14}C 结合到抗原上，^{125}I 的敏感度比 ^{14}C 大 3 900 倍，并且 ^{125}I 有合适的半衰期，低能量的 γ 射线易于标记，因而 ^{125}I 是目前常用的 RIA 标记物。

二、标记方法

放射免疫中最常用的放射性核素是 ^{125}I，下面以 ^{125}I 标记抗原为例介绍标志物的制备，标记 ^{125}I 的方法可分直接标记法和间接标记法两大类。

（一）直接标记法

1. 原理　直接标记法是将 ^{125}I 直接结合于蛋白质侧链残基的酪氨酸上，形成单碘酪氨酸或双碘酪氨酸。此法优点是操作简便，为 ^{125}I 和蛋白质的单一步骤的结合反应，它能使较多的 ^{125}I 结合在蛋白质上，故标记物具有高度比放射性。但此法只能用于标记含酪氨酸的化合物，并且在标记核素过程中有时会因为酪氨酸碘化，改变物质结构，影响蛋白质的生物活性。下面介绍最常用的氯胺 T 直接标记法。氯胺 T 是对甲苯磺基酰胺的 N-氯衍生物的钠盐，在水溶液中逐渐分解形成次氯酸，是一种氧化剂。在偏碱溶液中（pH7.5），氯胺 T 将 ^{125}I 的 I^- 氧化为 I^+，I^+ 取代蛋白质酪氨酸苯环的氢，形成二碘酪氨酸。放射性碘标记率的高低与抗原（蛋白质或多肽）分子中酪氨酸的含量及分子中酪氨酸的暴露程度有关，当分子中含有较多的酪氨酸，又暴露在外时，标记率就高。

2. 标记方法　将纯化抗原和 ^{125}I 加入小试管底部，然后将新鲜配制的氯胺 T 快速冲入，混匀振荡数十秒至 2 min 后加入偏重亚硫酸钠终止反应。再加入 KI 溶液稀释。然后在葡聚糖 G 柱上分离，逐管收集。分别用井型闪烁计数器测定放射性强度（脉冲数/min 或 cpm），前部为标记抗原峰，后部为游离 ^{125}I 峰。在标记抗原峰试管内加等量 1% 白蛋白作稳定剂，此即为标记抗原液。

（二）间接标记法

间接标记法又称连接法，是以 ^{125}I 标记在载体上，纯化后再与蛋白质结合。由于操作较复杂，标记蛋白质的比放射性显著低于直接法。但此法可标记缺乏酪氨酸的肽类及某些蛋白质。如直接法标记引起蛋白质酪氨酸结构改变而损伤其免疫及生物活性时，也可采用间接法。它的标记反应较为温和，可以避免因蛋白质直接加入 ^{125}I 液引起的生物活性的丧失。

三、标记物的鉴定

1. 放射性游离碘的含量用三氯醋酸（预先在受鉴定样品中加入牛血清白蛋白）将所有

蛋白质沉淀，分别测定沉淀物和上清液的 cpm 值。一般要求游离碘在总放射性碘的 5％ 以下。标记抗原在贮存过久后，会出现标记物的脱碘，若游离碘超过 5％，则应重新纯化去除这部分游离碘。

2. 免疫活性标记时，总有部分抗原活性损失，但应尽量避免。检查方法是用少量的标记抗原加过量的抗体，反应后分离 B 和 F，分别测其放射性，算出 BT％，此值应在 80％ 以上，该值越大，表示抗原损伤越小。

3. 必须有足够的放射性比活度，标记抗原的比活度用 mCi/mg（或 mCi/mmol）表示。比活度越高，测定越敏感。标记抗原的比活度，是根据放射性碘的标记率进行计算的。

任务 2　学会放射免疫分析

一、基本原理

1. 竞争性抑制结合　标记抗原（Ag*）、非标记抗原（Ag）与特异性抗体三者同时存在于一个反应体系，标记抗原和非标记抗原对特异性抗体具有相同的特异性结合力，两者相互竞争结合特异性抗体，反应式为：

$$Ag^* + Ab \rightleftharpoons Ag^*Ab$$
$$+$$
$$Ag$$
$$\Downarrow$$
$$AgAb$$

2. 反比函数关系　作为试剂的标记抗原和抗体的量是固定的。抗体的量一般取用能结合 40％～50％ 的标记抗原，而受检标本中的非标记抗原是变化的。当标记抗原、非标记抗原和特异性抗体三者同时存在于一个反应系统时，标记抗原和非标记抗原与限量的特异性抗体发生竞争结合反应，当达到平衡时，标记抗原抗体复合物形成的量就随着非标记抗原的量而改变，即抗原抗体复合物中的放射性强度与受检标本中抗原的浓度成反比。

3. 测定 Ag*Ab 与 Ag* 比值　若将抗原抗体复合物与游离标记抗原分开，分别测定其放射出强度，就可算出结合态的标记抗原（B）与游离态的标记抗原（F）的比值（B/F），或算出其结合率 [B/（B+F）]，这与标本中的抗量呈函数关系。用一系列不同剂量的标准抗原进行反应，计算相应的 B/F，可以绘制出一条剂量反应曲线。受检标本在同样条件下进行测定，计算 B/F 值，即可在剂量反应曲线上查出标本中抗原的含量。

二、技术要点

1. 样品的处理　血清、血浆（抗凝）、尿液、组织匀浆用蒸馏水或缓冲液适当稀释。血清或血浆在 −20 ℃下保存 3 个月，−70 ℃下保存 6 个月。

2. 测定方法　用放射免疫分析进行测定时分三个步骤，即抗原抗体反应、B 和 F 分离及放射性强度的测定。

（1）抗原抗体反应：将待检抗原、标记抗原和相应抗体按顺序定量加入小试管中，在一定的温度下反应一定时间，使竞争结合反应达到平衡。由于非标记抗原（待测标本或标准品）、标记抗原和抗体三者加样次序不同，分为两种方法：①平衡法：让标记抗原和非标记抗原以相同的概率反应，反应达到平衡后终止反应，分离结合和游离的标记抗原；②顺序饱和法：一般先加标准品或待测标本，再加相应抗体（抗血清），使非标记抗原与抗体达到结合平衡，最后加标记抗原与抗体竞争结合，该法结果稳定，但敏感度稍差。不同质量的抗体和不同含量的抗原对反应的温度和时间有不同的要求，反应的温度和时间可依据具体待检抗原的特性和所用抗体的亲和力（Ka 值）大小等条件进行选择。如受检标本抗原稳定且含量较高，抗血清的亲和常数较大，可选择较高的温度（15～37 ℃）进行较短时间（一般数小时）的温育；若抗原的理化性质不稳定或含量甚微，则应选低温（4 ℃）做较长时间（一般 20～24 h）的温育，以形成较为牢固的抗原抗体复合物。

（2）B 和 F 分离：是放射免疫分析中的关键步骤。在 RIA 反应中，标记抗原和特异性抗体的含量极微，形成的小分子可溶性 Ag^*Ab 标记抗原抗体复合物，不能自行沉淀。因此，需用一种合适的沉淀剂使它彻底沉淀，以完成与游离标记抗原（F）的分离，得以分别测定其放射性。具体可采用下列几种方法：

①吸附法：利用表面活性物质如活性炭将反应液中的小分子游离 F 吸附，通过离心，将 F 沉淀，使较大的结合物 B 留在上清液中，从而达到分离的目的。

②双抗体法：利用抗抗体和 Ag^*Ab 复合物中的抗体结合，形成更大的免疫复合物，离心沉淀后即可分离 B 和 F。本法特异性强、操作方便、可重复性好，但反应时间长，沉淀物较好，抗体用量较大。

③化学沉淀法：RIA 反应条件接近抗体的等电点，加入聚乙二醇（PEG）等蛋白质沉淀剂可破坏蛋白分子表面的水化层而使蛋白质沉淀，从而分离 B 和 F。本法快速、简便、沉淀完全，但非特异沉淀游离标记物较多，而且受温度和 pH 影响较大。

④PR 试剂法：是一种将双抗体与 PEG 二法相结合的方法。此法保持了两者的优点，节省了两者的用量，而且分离快速、简便。

⑤固相分离法：将抗体或抗原结合在固相载体（如磁颗粒、聚苯乙烯小管等）上，利用固相抗体或抗原分离 B 和 F，具有简便、快速、适合自动化分析等特点。

（3）放射性强度的测定：B、F 分离后，即可进行放射性强度测定。测量仪器有两类，液体闪烁计数仪（β 射线，如 ^3H、^{32}P、^{14}C 等）和晶体闪烁计数仪（β 射线，如 ^{125}I、^{131}I、^{57}Cr 等）。计数单位是探测器输出的电脉冲数，单位为 cpm（计数/min），也可用 cps（计数/s）表示。如果知道这个测量系统的效率，还可算出放射源的强度，即 dpm（衰变/min）或 dps（衰变/s）。

（4）数据处理：每次测定均需作标准曲线图，以标准抗原的不同浓度为横坐标，以在测定中得到的相应放射性强度为纵坐标作图。放射性强度可任选 B 或 F，亦可用计算值 B/（B+F）、B/F 和 B/B_0。标本应作双份测定，取其平均值，在制作的标准曲线图上查出相应的受检抗原浓度。

三、方法学评价

1. 灵敏度高，能检测出 $\mu g/L$，甚至 ng/L 或 pg/L 的物质。
2. 特异性高，与结构类似物质间的交叉反应少。
3. 准确性和重复性好，批间、批内误差低。
4. 应用范围广，标本用量少。
5. 缺点是存在实验室和环境的放射性核素污染，以及试剂有效期短。

四、临床应用

1. 激素的测定，辅助诊断和治疗内分泌疾病，如 T3、T4、雌二醇、雌三醇、生长激素、胰岛素、前列腺素等。
2. 监测治疗药物的浓度，检测违禁药物，如地高辛、巴比妥类药物、吗啡等。
3. 定量检测肿瘤标志物，对肿瘤进行辅助诊断、疗效评估及预后判断，如 AFP、HCG、CA125 等。
4. 检测细胞因子、维生素、某些微量蛋白，如铁蛋白、转铁蛋白等。

任务 3　学会免疫放射分析

免疫放射分析（IRMA）是从放射免疫分析（RIA）的基础上发展起来的核素标记免疫测定，其特点为用核素标记的抗体直接与待检抗原反应并用固相免疫吸附剂作为 B 或 F 的分离手段。技术类型有两种，分别是单位点 IRMA 法和双位点 IRMA 法。

一、基本原理

（一）单位点 IRMA 法

单位点 IRMA 法属固相免疫标记测定，其原理与 ELISA 法极为相似，不同点主要是标记物为核素、最后检测物为放射性量。此法特异性、敏感度较差，现在已少用。单位点 IR-MA 法的反应模式如图 8-1 所示。

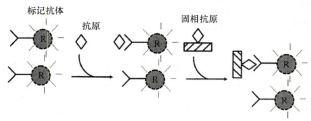

图 8-1　单位点 IRMA 法原理示意图

（二）双位点 IRMA 法

双位点 IRMA 法的反应原理与双抗体夹心 ELISA 法的模式相同。待检抗原与固相抗体结合后，洗涤，加核素标记的抗体，反应后洗涤除去游离的标记抗体，测量固相上的放射性。双位点 IRMA 法的反应模式如图 8-2 所示。

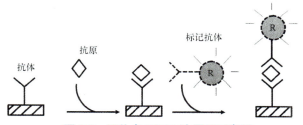

图 8-2　双位点 IRMA 法原理示意图

不论是单位点还是双位点 IRMA，最后测得的放射性与待检抗原的量成正比。

二、技术要点

1. 抗原抗体反应　向已包被抗体的反应管中加入待测抗原及标记抗体，在一定的温度下温育至反应达到平衡。

2. B、F 分离　洗涤上清液，以便除去未结合的游离标记抗体。

3. 放射性测定　测定反应管中的放射性强度。

4. 数据处理　IRMA 复合物的放射性强度与待测抗原量成正比，用抗原标准品绘制标准曲线，即可查出待测抗原量。

三、方法学评价

1. 优点　免疫放射分析技术是非竞争性反应，灵敏度明显高于 RIA。

2. 缺点　需要特殊的分离方法，主要是以单克隆抗体为分离剂，对小分子的半抗原不适合。

3. IRMA 与 RIA 的异同点　①标记物：在 RIA 中核素标记抗原，在 IRMA 中核素标记抗体；抗原有不同种类，根据其化学结构，标记时需用不同的核素和不同的方法；抗体为蛋白质，有利于碘化标记，不同抗体标记方法基本相同；标记抗体的比活度高，提高了分析的灵敏度。②反应速率：反应速度与反应物的浓度成正比，在 IRMA 中标记抗体是过量的，而且不存在竞争性结合复杂的反应，所以反应速度较 RIA 快；在 RIA 中抗体量是微量的，所以一定要用高亲和力的多克隆抗体，而在 IRMA 中应用亲和力较低的单克隆体也能得到满意的结果。③反应模式：RIA 为竞争抑制，测得放射性的量与受检抗原成反比；IRMA 为非竞争结合，剂量反应曲线为正相关的直线关系。④特异性：在比位点 IRMA 中，一般均应用针对不同位点的单克隆抗体，其交叉反应率低于应用多克隆抗体的 RIA。⑤标准曲线的工作浓度：通常 RIA 的工作范围为 2～3 个数量级，而 RIMA 可达 3 个数量级以上。⑥分析误差：RIA中加入的抗体和标记抗原都是定量的，加样误差可严重影响测定结果；IRMA中标记和固相抗体在反应中都是过量的，只有受检标本的加样误差才会影响分析结果。因此，IRMA的批内和批间变异均比较小。⑦其他：RIA可以测定大分子量与小分子量的物质，双位点IRMA只能测定在分子上具有2个以上抗原表位的物质。⑧在RIA中应用的多为克隆抗体，亲和力和特异性要求较高，但用量很少；IRMA中标记抗体和固相抗体用量较多，一般均用来源丰富、特异性较高的单克隆抗体。

四、临床应用

IRMA可用于多种激素和蛋白质的分析，原则上适用于所有RIA可以测定的范围。对于某些难以标记的抗原如病毒等，RIA无能为力，而IRMA则可以进行检测。近10年来，IRMA试剂盒取得较大进展，如CEA、AFP、铁蛋白、HBsAg、ACTH、胰岛素、FSH、TSH、降钙素、血管紧张素Ⅰ和Ⅱ、抗血友病因子、凝血Ⅷ因子均可用IRMA法来检测。

项目九　胶体金免疫技术

🌏 学习目标

1. 掌握斑点金免疫渗滤试验的原理、操作方法、结果判断和临床应用。
2. 熟悉金免疫技术的分类以及胶体金和免疫金的制备流程。
3. 了解斑点金免疫层析试验的基本原理和应用范围。
4. 掌握斑点金免疫层析试验的技术操作、注意事项，并正确规范报告试验结果。

胶体金免疫技术是一种以胶体金作为标记物的免疫标记技术，这一技术在 20 世纪 70 年代初期由 Faulk 和 Taylor 始创，最初用于免疫电镜技术。目前，胶体金标记技术仍主要用于免疫组织化学中；在免疫测定中，胶体金常与膜载体配合，形成特定的测定模式，典型的如斑点免疫渗滤试验和斑点免疫层析试验等，已是目前应用广泛、简便、快速的检验方法。

任务 1　胶体金与免疫金的制备

一、胶体金的制备

（一）胶体金的结构

胶体金（colloidal gold）也称金溶胶（gold solution），是由金盐被还原成原金后所形成的金颗粒悬液。胶体金颗粒由一个基础金核（原子金 Au）及包围在外的双离子层构成，紧连在金核表面的是内层负离子（$AuCl_2^-$），外层离子层 H^+ 则分散在胶体间溶液中，以维持胶体金游离于溶胶间的悬液状态。

胶体金颗粒的基础金核并非是理想的圆球核，较小的胶体金颗粒基本是圆球形的，较大的胶体金颗粒（一般指 30 nm 以上的）多呈椭圆形。在电子显微镜下可观察胶体金的颗粒形态。

（二）胶体金的特性

1. 胶体金的稳定性　胶体金颗粒大小多为 1～100 nm，微小金颗粒稳定地、均匀地、呈单一分散状态地悬浮在液体中形成胶体金溶液。因而其具有胶体的多种特性，特别是对电解质的敏感性。电解质能破坏胶体金颗粒的外周水化层，从而打破胶体的稳定状态，使分散的单一金颗粒凝聚成大颗粒，而从液体中沉淀下来。某些蛋白质等大分子物质有保护胶体金、加强其稳定性的作用。

2. 胶体金的颜色和光吸收性　对同一物质的水溶胶金颗粒来说，粒子大小不同，颜色也不同。较小的胶体金（2～5 nm）呈橙黄色，中等大小的胶体金（10～20 nm）呈酒红色，较大颗粒的胶体金（30～80 nm）则呈紫红色。根据这一特点，用肉眼观察胶体金的颜色可粗略估计金颗粒的大小。

（三）胶体金的制备方法

1. 制备方法　向一定浓度的金溶液内加入一定量的还原剂，使金离子变成金原子，形成金颗粒悬液。胶体金最常用的制备方法多采用枸橼酸盐还原法，氯金酸（$HAuCl_4$）是主要还原材料。其制备技术要点如下：①将 $HAuCl_4$ 先配制成 0.01％水溶液，取 100 mL 加热至沸腾；②搅动同时准确加入一定量的 1％柠檬酸三钠（$Na_3C_6H_5O_7 \cdot 2H_2O$）水溶液；③继续加热煮沸 15 min，此时可观察到淡黄色的氯金酸水溶液在枸橼酸钠加入后很快变成灰色，继而转成黑色，随后逐渐稳定成红色，全过程 2～3 min 即可完成；④冷却至室温后用蒸馏水恢复至原体积。

2. 注意事项　①胶体金制备过程中使用的所有玻璃容器必须是绝对清洁的，因玻璃容器表面少量的污染会干扰胶体金颗粒的生成，所以玻璃容器使用前应先经酸洗并用蒸馏水冲洗干净；最好经 5％二氯甲硅烷的氯仿溶液浸泡玻璃容器数分钟进行硅化处理，室温干燥后，再用蒸馏水冲净后干燥备用；②氯金酸易潮解，需干燥避光保存，因对金属有强烈的腐蚀性，使用时不能用金属药匙，同时要避免接触天平秤盘。实验用水一般为双蒸馏水，实验室要尽量无尘，否则实验结果的可重复性差。为了保持溶液稳定的 pH，应选用缓冲容量大的缓冲系统，一般为 pH3.0～5.8 的柠檬酸磷酸盐、pH5.8～8.3 的 Tris-HCl 和 pH8.5～10.3 的硼酸氢氧化钠等缓冲系统，但应控制缓冲溶液浓度，若浓度过高则可使金溶胶自凝。用于制备胶体金的蒸馏水应是双蒸馏水或三蒸馏水，或者是高质量的去离子水。

3. 质量鉴定　①外观检查：肉眼观察是最基本也是最简单方便的检查方法，但需要一定的经验，良好的胶体金应是清亮透明悬液，若浑浊或表面有漂浮物，则提示胶体金有凝集颗粒。②颗粒大小与均一性检查：肉眼在日光下仔细观察比较胶体金的颜色，可以粗略估计制得的金颗粒的大小，或用分光光度计扫描 λ_{max} 估计粒径，或用电镜观察，可以比较精确地测定胶体金的平均粒径。

4. 保存方法　加入少许防腐剂（如 0.02％NaN_3），制备好的胶体金颗粒少量分装在洁净的玻璃器皿中可较长时间保存，防止细菌污染或凝集颗粒的形成。使用时若有少量凝集颗粒，可先低速离心去除后再用于标记。

二、免疫金的特性和制备

（一）免疫金的特性

胶体金可以和抗原或抗体等各种大分子物质结合形成胶体金结合物，在免疫组织化学技术中，习惯上将胶体金结合蛋白质的复合物称为金探针；用于免疫测定时，胶体金与免疫活性物质（抗原或抗体）的结合物，常称为免疫金或胶体金标志物。

免疫金制备的原理是将蛋白质吸附到胶体金颗粒表面而结合的过程。目前对胶体金吸附的机制尚不十分清楚，一般认为是物理吸附。胶体金颗粒表面带有一层阴性电荷，与蛋白质表面的正电荷通过静电引力相互吸引，达到范德华力范围内即形成牢固结合。因此，环境 pH 和离子强度是影响吸附的主要因素，其他如胶体金颗粒的大小及粗糙表面、蛋白质的分子量和浓度等，也会影响蛋白质的吸附。

（二）免疫金的制备

1. 胶体金 pH 的调配　胶体金对蛋白质的吸附主要取决于 pH，用 $0.2\ mol/L\ K_2CO_3$ 或 $0.1\ mol/L\ HCl$ 调整胶体金溶液的 pH 至选定值。原则上可选择待标记蛋白质等电点，也可略为偏碱。但通常最适反应 pH 往往需经多次试验才能确定。在调节胶体金的 pH 时应注意，胶体金会阻塞 pH 计的电极，不可直接将电极插入胶体金溶液中，宜先用终浓度为 0.1% 的聚乙二醇（PEG 20 000）稳定胶体金后，再调整胶体金的 pH。

2. 蛋白质最适标记量的确定　将待标记蛋白做一系列稀释后，分别取 0.1 mL 蛋白质稀释液加入 1 mL 胶体金溶液中，并设一管不加蛋白质的对照管，然后加入 10% NaCl 溶液 0.1 mL 混匀，静置 2 h。若蛋白质含量少，不能稳定胶体金，管溶液颜色则由红变蓝；若蛋白质含量达到或超过最低稳定量，管溶液则保持红色不变，红色不变管中蛋白质含量最低管的浓度即为稳定 1 mL 胶体金所必需蛋白质的量。在此基础上，再增加 10%～20% 即可作为待标记蛋白质的实际用量。因蛋白质溶液含盐量较高或形成聚合物时易影响标记过程，故标记前常将蛋白质溶液用低浓度的盐水透析数小时，并高速离心除去聚合物。

3. 标记过程　按照最适标记量，在电磁搅拌下，将 1/10 体积的合适浓度的蛋白质溶液加于胶体金溶液中，放置室温反应 2～5 min，加入浓度为 0.2% 的 PEG 或 BSA 并调整 pH 至 8.5，放置室温反应继续反应数分钟；离心去除上清液中未结合的蛋白质。离心条件视胶体金颗粒的粒径而异：对 5 nm 金颗粒可选用 40 000 r/min 离心 1 h；8 nm 金颗粒用 25 000 r/min 离心 45 min；14 nm 金颗粒用 25 000 r/min 离心 30 min；40 nm 金颗粒用 15 000 r/min 离心 30 min。离心后轻吸上清液，将沉淀用含 PEG 或 BSA 的缓冲液悬浮，恢复原体积后再离心，如此洗涤 2～4 次，以彻底去除未结合的蛋白质。

4. 免疫金的保存　免疫金复合物最终用稀释液配制成工作浓度保存。稀释液通常是加入稳定剂的缓冲液，常用的是中性的 PBS 或 Tris 缓冲液。多种蛋白质、葡聚糖、PEG 2 000、明胶等均为良好的高分子稳定剂，PEG 和 BSA 是最常用的稳定剂。稳定剂有两大作用：①为保护胶体金的稳定性，使之便于长期保存；②为防止或减少免疫金复合物的非特异性吸附反应。稳定剂的合理选择是十分重要的，不适当的稳定剂有时也会导致非特异性反应。

任务2　学会金免疫测定技术

金免疫测定是以微孔膜作为固相载体，应用胶体金标记抗原（抗体），定性或半定量检测待检标本中的抗体（抗原）的一种快速的标记免疫技术。根据液体在微孔膜上流动方式的不同，建立了两种金免疫测定技术，即穿流形式的斑点金免疫渗滤试验和横流形式的斑点金免疫层析试验。

一、斑点金免疫渗滤试验

（一）基本原理

斑点金免疫渗滤试验（dot immunogold filtration assay，DIGFA）是以硝酸纤维素膜为载体，将抗原或抗体点加在具有过滤性能的固相载体硝酸纤维素薄膜上，制成抗原或抗体包被的微孔滤膜并贴置于吸水材料上。待检标本渗透微孔滤膜时，标本中的抗原或抗体被膜上抗体或抗原捕获，其余无关蛋白质等则随液体流出，其后加入的胶体金标记物也在渗滤中与相应的抗体或抗原相结合而被聚集在膜上。因胶体金呈红色，阳性反应结果即为膜上呈现红色斑点。液体通过微孔滤膜时，渗滤液中的抗原或抗体与膜上的抗体或抗原相接触，起到亲和层析的浓缩，达到快速检测目的（一般在 5 min 左右完成），同时洗涤液的渗入在短时间内即可达到洗涤的目的，简化了操作步骤，因此斑点金免疫渗滤试验已成为床旁检验的主要方法之一。本方法除试剂盒本身外，不需要任何仪器设备。

（二）技术要点

斑点金免疫渗滤试验有双抗体夹心法检测抗原和间接法检测特异性抗体两种技术类型。

1. 双抗体夹心法检测抗原

（1）原理：在硝酸纤维素膜的膜片中央滴加纯化的抗体，为膜所吸附。当滴加在膜上的标本液体渗滤过膜时，标本中所含抗原被膜上抗体捕获，其余无关蛋白等被滤出膜片。其后加入的胶体金标记也在渗滤中与已结合在膜上的抗原相结合。因胶体金本身呈红色，阳性反应即在膜中央显示红色斑点。

（2）渗滤装置：是滴金法测定中的主要设备之一，由塑料小盒、吸水垫料和点加了抗原或抗体的硝酸纤维素膜片三部分组成。塑料小盒的形状最多见的是扁平的长方形小板，盒盖的中央有一直径为 0.4～0.8 cm 的小圆孔，盒内垫放吸水垫料（如硝酸纤维素膜片）。

（3）试剂盒组成：滴金法反应板、免疫金复合物、洗涤液和抗原参照品。

（4）操作步骤：①将反应板平放于实验台上，向小孔内滴加血清标本 1～2 滴，待完全渗入；②于小孔内滴加免疫金复合物试剂 1～2 滴，待完全渗入；③向小孔内滴加洗涤液 2～3 滴，待完全渗入；④判读结果：在膜中央有清晰的淡红色斑点显示者判为阳性反应；反之，则为阴性反应。斑点呈色的深浅相应地提示阳性强度。

2. 间接法检测特异性抗体　用抗原包被在微孔滤膜上，滴加待测标本，加洗涤液洗涤后，滴加金标抗抗体，加洗涤液洗涤后，阳性者即在膜中央呈红色斑点。该法由于血清标本中非目的 IgG 的干扰，易导致假阳性结果，临床上已较少使用。

（三）质量控制

常采用在硝酸纤维素膜上点加质控点的方法。质控小圆点多位于反应斑点的正下方。双抗体夹心法的质控点最好是相应抗原，若该抗原试剂不易制备或价格昂贵时，也可用

SPA 或针对金标抗体的抗抗体来充当。间接法的质控点采用盐析法粗提的人 IgG 最为经济方便。

二、斑点金免疫层析试验

斑点金免疫层析试验（dot immunogold chromatographic assay，DICA）是以硝酸纤维素微孔滤膜为载体，将胶体金标记技术和蛋白质层析技术相结合的快速固相膜免疫分析技术。

（一）基本原理

斑点金免疫层析试验与斑点金免疫渗滤试验的原理基本相同，不同的是液体移动不再是直向的穿流，而是基于层析作用的横流。DICA 将各种反应试剂分点固定在一试纸条上，试纸条由上到下依次是吸水材料、硝酸纤维素薄膜条、含有小鼠 IgG 的免疫金复合物干片、吸水材料，其中硝酸纤维素薄膜条依次包含参照区和测试区两个反应区域，参照区包被的是抗小鼠 IgG，测试区包被的是特异性抗体。待检标本滴加在试纸条的一端后，样品中的抗原受载体膜的毛细管作用向另一端涌动，类似层析作用，与试纸条上的试剂发生特异性结合，形成的免疫复合物固定在层析试剂条的特定区域，通过免疫金显色来判断结果。

（二）技术要点

斑点金免疫层析试验多用于抗原的测定，常用的方法是双抗体夹心法，试验所用试剂全部为干试剂，多个试剂被组合在一个约 6 mm×70 mm 的塑料板条上，成为单一试剂条（图 9-1），试剂条上端（A）和下端（B）分别粘贴吸水材料，免疫金复合物干片粘贴在近下端（C）处，紧贴其上为硝酸纤维素膜条。硝酸纤维素膜条上有两个反应区域，测试区（T）包被有特异抗体，参照区（R）包被有抗小鼠 IgG。

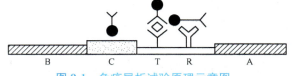

图 9-1　免疫层析试验原理示意图

测定时将试纸条下端浸入液体标本中，下端吸水材料即吸取液体向上端移动，流经 C 处时，使干片上的免疫金复合物复溶，并带动其向膜条渗移。若标本中有待测特异性抗原，其时可与免疫金复合物的抗体结合，此抗原抗体复合物流至测试区即被固相抗体所获，在膜上显出红色反应线条（T）。过剩的免疫金复合物继续前行，至参照区与固相小鼠 IgG 结合（免疫金复合物中的单克隆抗体为小鼠 IgG），而显出红色质控线条（R）；反之，阴性标本则无反应线条，而仅显示质控线条。

（三）临床应用及评价

斑点金免疫层析试验在试剂形式和操作步骤上较前述的几种免疫测定法更为简化，只用一种试剂，只有一步操作，具有快速简便、单份测定、无仪器设备需要、试剂和样品用量极少，及操作人员不需技术培训等特点，因此特别适用于"床边检验""家用试验"及临床急诊检验。但该技术的灵敏度不及酶免疫测定，且不能准确定量，只能进行定性或半定量检测。目前主要限于检测正常体液中不存在的物质（如诊断传染病中的抗原、抗体以及毒品类药物等）和正常含量极低而在特殊情况下异常升高的物质（如 HCG 等）。目前临床检验中已开展的金免疫检测项目有 HCG、AFP、轮状病毒、A 组链球菌、衣原体等抗原，也可用于抗 HCV、抗 HIV、抗弓形虫、抗巨细胞病毒等抗体的测定，在急诊检测肌酸激酶同工酶、肌红蛋白等对心肌梗死的诊断具有重要意义。

三、金免疫测定技术案例

（一）肺炎支原体 IgM 抗体的检测

【要求】

（1）熟悉斑点金免疫渗滤试验的检测原理。

（2）学会斑点金免疫渗滤试验的操作并作出正确结果判断，规范出具报告。

（3）了解肺炎支原体 IgM 抗体检测的临床意义。

【用途】

定性检测人血清中的肺炎支原体 IgM 抗体，早期辅助诊断肺炎支原体感染。

【内容】

斑点金免疫渗滤试验检测肺炎支原体 IgM 抗体。

【相关知识点】

（1）检测原理：试剂盒里的斑点反应板上的微孔滤膜固相有肺炎支原体 P1 蛋白抗原斑点，当待测的血清中含有肺炎支原体 IgM 抗体时，与微孔滤膜上的肺炎支原体 P1 蛋白抗原形成复合物，胶体金标记的羊抗人 IgM 抗体与上述抗原抗体复合物结合，形成肉眼可见的红色圆斑点，即为阳性结果，否则为阴性结果。

（2）属斑点金免疫渗滤试验间接法。

【准备】

（1）试剂盒组成。斑点金免疫渗滤试验的试剂盒主要由四部分组成：①胶体金反应板：由吸水垫、点加了抗原的硝酸纤维素膜片、塑料小盒组成；②洗涤液（试剂 A）；③胶体金标记物（试剂 B）；④抗体阳性、阴性对照品。

（2）试剂盒放在 4 ℃下储存备用。

【操作步骤】

（1）将待测血清样本和试剂盒恢复至室温。

（2）取出反应板，向反应板孔中滴入试剂 A 两滴，静置至试剂 A 完全吸入。

（3）用加液器吸取待检血清样本 100 μL 于反应板孔中，静置至血清完全吸入。

（4）取下反应板上的蓝色耳盖，滴入试剂 B 三滴，静置至试剂 B 完全吸入。

（5）滴入试剂 A 两滴，静置至试剂 B 完全吸入，在 5 min 内观察反应板孔中的现象。

（6）试验同时做阳性、阴性对照。

【结果分析与判断】

呈现肉眼可见的红色圆斑点为阳性结果，否则为阴性结果。

（1）阳性结果表示待检者血清中有肺炎支原体 IgM 阳性。

（2）感染初期，IgM 未产生或滴度很低会导致假阴性结果，应提示患者在 7～14 d 内复查，复查时同时平行检测上次采集的标本，以确认是否出现血清学阳性或滴度是否明显升高。

（3）IgM 抗体阳性不仅发生在原发感染中，在继发感染中也可见 IgM 反应。确认肺炎支原体感染需同时结合患者的临床表现或进一步结合其他方法来进行判断。

（4）试剂盒必须低温保存，平衡至室温使用。

（5）由于血清标本中非目的 IgM 的干扰，易导致假阳性结果，注意结果的分析判断。

（二）人绒毛膜促性腺激素（HCG）的检测

【要求】

（1）熟悉斑点金免疫层析试验的检测原理。

（2）学会斑点金免疫层析试验的操作并作出正确结果判断，规范出具报告。

【用途】

（1）检测尿液中人绒毛膜促性腺激素（HCG），用于早期妊娠的诊断。

（2）用于卵巢、子宫肿瘤的辅助诊断。

【内容】

斑点金免疫层析试验检测 HCG。

【相关知识点】

（1）反应类型：采用斑点金免疫层析技术（DICA）双抗体夹心法，是以胶体金为指示标记，检测尿液中人绒毛膜促性腺激素（HCG）的浓度来确诊被检者是否怀孕，它是协助临床判定妊娠的可靠指标。

（2）反应流程（图 9-2）。

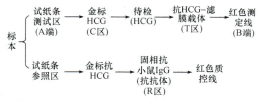

图 9-2 斑点金层析试验检测 HCG 反应流程

【准备】

待检尿液、早早孕 HCG 胶体金试纸条。

【操作步骤】

（1）将早早孕 HCG 胶体金试纸条标有"MAX"一端浸入待检尿液中，保证"MAX"标记线在液面以上，3 s 后取出试纸条平放，1～3 min 内观察试验结果，最长不超过 5 min。

【结果分析与判断】

试纸条出现双红色线为阳性结果；出现单红色线为阴性结果；未出现任何红线，说明试剂失效。

（1）阳性结果表示待检者尿液中有人绒毛膜促性腺激素（HCG）；阴性则说明尿液中无 HCG。

（2）口服人绒毛膜促性腺激素药物可导致出现阳性结果；子宫内膜增生、绒毛膜癌、葡萄胎、支气管癌或肾癌患者，因尿液中人绒毛膜促性腺激素（HCG）含量较高，可能会出现阳性结果；人工流产以及分娩后的 7～14 d 内进行检测也会出现阳性结果。

（3）检测时要注意尿液浸没试纸条的长度和时间，尿液浸没检测试纸条的长度过长或时间过久可能使测试结果难以判断。

（4）观察结果时间不得超过 5 min，否则影响结果判定；试纸条为避免抗体失效，大批试纸条应放 4 ℃保存。

（5）从冰箱中刚取出的试纸条应待其恢复至室温后打开，避免反应线模糊不清。

项目十　化学发光免疫技术

学习目标

1. 掌握发光的基本原理、类型及特点。
2. 掌握化学发光剂的种类及特点。
3. 了解化学发光免疫技术的基本原理。
4. 了解常用的化学发光剂及其底物。

　　化学发光免疫技术是将化学发光分析的高灵敏度和抗原抗体反应的高度特异性相结合而建立的一种检测抗原或抗体的新型标记免疫分析技术。该技术具有操作简便快速、灵敏度高、可进行自动化分析、易于标准化操作等特点，而且试剂无害、保存周期长，在免疫学检验中应用日趋广泛，是现已普遍应用于生物学研究和临床实验诊断等生命科学领域中的一种非常重要的免疫学分析手段，也是非放射性免疫分析法中最有前途的方法之一。化学发光免疫技术根据发光剂不同，分为化学发光酶免疫测定（chemiluminescence enzyme immunoassay，CLEIA）、化学发光免疫测定（chemiluminescence immunoassay，CLIA）和电化学发光免疫测定（electrochemiluminescence immunoassay，ECLIA）三种类型；也可以根据分离方法的不同，分为微粒子化学发光免疫测定和磁颗粒化学发光免疫测定等。

任务 1　认识发光和化学发光剂

一、发光基本知识

　　发光是指一种物质的分子或原子中的电子在吸收能量后，可由较低能级的基态跃迁到较高能级的激发态，当其由电子激发态回复到基态时，释放出电磁波形式的能量，常表现为光的发射，即发光。根据形成激发态分子的能量来源不同，可将发光分为光照发光、生物发光和化学发光等三种类型。

　　1. 光照发光　发光剂经短波长入射光照射后进入激发态，当回复至基态时发出较长波长的可见光。

　　2. 生物发光　利用生物体内的发光现象，典型例子如萤火虫发光，在荧光素酶的催化下，反应底物萤火虫荧光素利用 ATP 能量，生成激发态的氧化型荧光素，在返回到基态时，多余的能量以光子形式释放出来。

3. 化学发光 指伴随化学反应过程产生可见光的发射现象。某些物质（化学发光剂）在常温下发生化学反应时，可吸收反应过程中产生的化学能，使其产物分子或反应中间态分子中的电子跃迁到激发态，当电子由激发态回到基态时，以发射光子的形式释放能量。

二、化学发光剂

化学发光剂也称为发光底物，是指在化学发光反应中参与能量转移且最终以发射光子的形式释放能量的有机化合物。成为化学发光剂的条件有：①发光的量子产率高；②在所使用的浓度范围内对生物体没有毒性；③可以与抗原或抗体形成稳定的偶联结合物；④理化特性与测定的或被标记的物质相匹配；⑤其化学发光是氧化反应的结果。

在发光免疫技术中，常用的化学发光底物有以下几类：

1. 鲁米诺及其衍生物 氨基苯二酰肼类主要是鲁米诺及异鲁米诺衍生物，是最常用的一类化学发光剂。鲁米诺在碱性条件下，可被氧化剂氧化产生微弱的自行发光，但在辣根过氧化物酶或某些酚类物质的催化下，其发光强度明显增加，发光时间也明显延长，从而提高了检测灵敏度。故临床上常将鲁米诺及其衍生物作为酶促反应的底物，其发光原理见图 10-1，发光的最大波长为 425 nm，催化酶是辣根过氧化物酶。异鲁米诺衍生物 ASEI 和 ABMI 等也是常用的标记物。鲁米诺（luminol，5-氨基-2，3-二氢-1，4-酞嗪二酮）的分子结构及化学反应式如下：

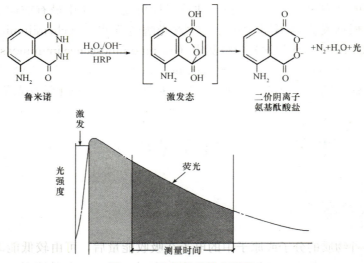

图 10-1 鲁米诺的发光原理

2. 吖啶酯（AE） 是目前常用的直接标记发光剂。在碱性条件下吖啶酯被 H_2O_2 氧化时，可发出波长为 470 nm 的光，且无需酶的催化。吖啶酯类发光剂不需催化剂的存在，在有过氧化氢的稀碱溶液中即能发光，且可直接被用于标记抗原或抗体。吖啶酯化学发光原理见图 10-2。

上式反应迅速，在 $1\sim5$ s 内即可完成；具有背景低、信噪比高的优点，其检测极限可达 5×10^{-9} mol，发光量与 AE 浓度呈良好的线性反应，是一类的标记物。

3. 三联吡啶钌 作为电化学发光剂，已广泛应用于电化学发光免疫分析系统中，电化学发光（electrochemiluminescence，ECL）反应在电极表面进行。发光底物为三联吡啶钌[Ru（bpy）$_3^{2+}$]，另一反应物为三丙胺（TPA）。在阳电极表面，以上两化学物质可同时失去电子发生氧化反应。二价的 Ru（bpy）$_3^{2+}$ 被氧化成三价 Ru（bpy）$_3^{3+}$，TPA 被氧化成阳离子自由基 TPA^{+*}，后者失去一个质子（H$^+$），成为自由

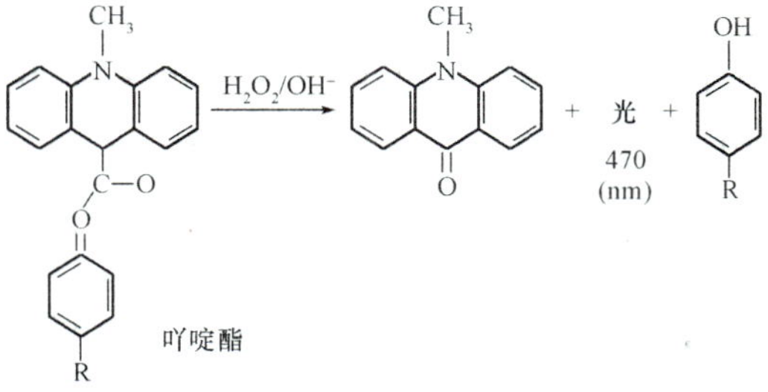

图 10-2 吖啶酯的发光原理

基 TPA*，这是一种强还原剂，可将一个电子递给三价的 Ru（bpy）$_3^{2+*}$，而 TPA 自身被氧化成 TPA 氧化产物。激发态的 Ru（bpy）$_3^{2+*}$ 在衰减时发射一个波长为 620 nm 的光子，重新生成基态的 Ru（bpy）$_3^{2+}$。这一过程在电极表面周而复始地进行，产生许多光子，使信号得以增强。

4. AMPPD 又称为金刚烷，是一种新的化学发光剂。AMPPD 也是酶促反应的发光底物，为 1，2-二氧环己烷衍生物，它是一种生物化学领域中最新的超灵敏的碱性磷酸酶底物，其催化酶是碱性磷酸酶，在碱性条件下，AMPPD 可被碱性磷酸酶脱去磷酸根基团，形成一个不稳定的中间体 AMPPD，中间体分解，发出波长为 470 nm 的持续性光，维持 15～60 s。其特点是：反应速度快，在很短时间内提供正确可靠的结果。在它的分子结构中有两个重要部分，一个是连接苯环和金刚烷的二氧四节环，它可以断裂并发射光子；另一个是磷酸根基团，它维持着整个分子结构的稳定（图 10-3）。

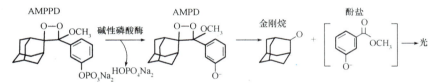

图 10-3 AMPPD 发光原理示意图

任务2 学会化学发光免疫技术

一、化学发光反应参与的免疫测定

化学发光反应参与的免疫测定分为两种类型：第一种是以发光剂作为酶免疫测定的底物，通过发光反应增强测定的敏感性；第二种是以发光剂作为抗体或抗原的标记物，直接通过发光反应检测标本中抗原或抗体的含量。

（一）化学发光酶免疫测定

从标记免疫测定来看，化学发光酶免疫测定（CLEIA）应属酶免疫测定。测定中两次抗原抗体反应步骤均与酶免疫测定相同，仅最后一步酶反应所用底物为发光剂，通过

化学发光反应发出的光在特定的仪器上进行测定。两种常用的标记酶——辣根过氧化物酶（HRP）和碱性磷酸酶（AP）均有其发光底物，由此建立的 CLEIA 均在临床检验中应用。

1. HRP 标记的 CLEIA

常用的底物为鲁米诺或其衍生物。鲁米诺的氧化反应在碱性缓冲液中进行，通常以 0.1 mol/L pH 为 8.6 的 Tris 缓冲液作底物液，鲁米诺和 H_2O_2 在无 HRP 催化时也能缓慢自行发光，而在最后光强度测定中造成空白干扰，因而宜分别配制成两瓶试剂溶液，只在用前即刻混合。

HRP 催化鲁米诺氧化的反应可被某些酚试剂（如邻-碘酚）或萤火虫荧光素酶等加强。加强剂的作用是增强发光和延长发光时间，由此可提高敏感度（图 10-4）。

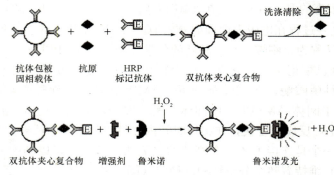

图 10-4　辣根过氧化物酶标记化学发光免疫分析示意图

2. AP 标记的 CLEIA

在以 AP 为标记酶的 CLEIA 中，常用的底物为 AMPPD，有不少衍生物的商品试剂如 PPD 可供应用。发光反应的反应式如图 10-5 所示。

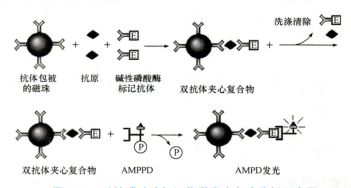

图 10-5　碱性磷酸酶标记化学发光免疫分析示意图

（二）化学发光标记免疫测定

化学发光标记免疫测定亦称化学发光免疫测定（CLIA），是用化学发光剂直接标记抗原或抗体的一类免疫测定方法。用作标记的化学发光剂应符合以下几个条件：①能参与化学发光反应；②与抗原或抗体偶联后能形成稳定的结合物试剂；③偶联后仍保留高的量子效应和反应动力；④应不改变或极少改变被标记物的理化特性，特别是免疫活性。鲁米诺类和吖啶酯类发光剂等均是常用的标记发光剂。

鲁米诺类的发光反应须有催化剂（如过氧化物酶）催化，且与蛋白质或肽结合后其发光作用减弱，因此鲁米诺类在 CLEIA 中是很好的底物，但已较少用于 CLIA 的标记。吖啶酯类对 CLIA 更为适用，其显著的优点是：①氧化反应不需催化剂，只要在碱性环境中就可以进行。反应物在加入 H_2O_2 后再加氢化钠溶液，发光反应迅速，本底低。②在氧化反应过程中，结合物被分解，因此游离的吖啶酯的发光不受抑制。试剂稳定性好。

二、电化学发光免疫测定

在电化学发光免疫测定（ECLI）中应用的标记物为电化学发光反应的底物三联吡啶钌，其衍生物 N-羟基琥珀酰亚胺（NHS）酯可通过化学反应与抗体或不同化学结构的抗原分子结合，制成标记的抗体或抗原。ECLI 的测定模式与 ELISA 相似，分两个步骤进行。以双抗体夹心法测定抗原为例，第一步在试管中进行，反应物为 $Ru(bpy)_3^{2+}$ 标记的抗体、吸附在磁性微球上的固相抗体以及受检的标本（图 10-6）。

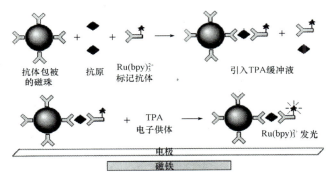

图 10-6　电化学发光免疫分析技术流程示意图

反应后除由标记抗体、固相抗体与标本中的抗原形成的夹心复合物外，尚有多余的标记抗体和固相抗体。第二步是将反应液输入特殊的检测仪器的反应室中，随即用含三丙胺（TPA）的缓冲液冲洗。反应室电极下有磁铁。含磁性微球的夹心复合物及游离的固相抗体被吸附在电极表面，游离的标记抗体随冲洗液流出，在反应室中发生电化学发光反应，发出的光由光电倍增管转为信号，通过电信号的测定反映标本中抗原的含量。

ECLI 具有以下优点：①标记物可再循环利用，使发光时间更长、强度更高、易于测定；②敏感度高，可达 pg/mL 或 pmol 水平；③线性范围宽，$>10^4$；④反应时间短，20 min 以内可完成测定；⑤试剂稳定性好，2～5 ℃可保持一年以上。

综上所述，由于放射免疫分析技术（RIA）在实验室临床应用中存在标记物的放射性污染问题，为替代这一灵敏度较高的测定方法，近年来又创立了多种新的标记免疫技术，其中灵敏度极高的化学发光免疫分析技术不仅具有快速、灵敏、准确、特异、可自动化等特点，还具有以下明显的优越性：①敏感度高，甚至超过 RIA；②精密度和准确性均可与 RIA 相比；③试剂稳定，无毒害；④测定耗时短；⑤测定项目多；⑥已发展成自动化测定系统。因此化学发光免疫分析技术在临床检验工作中不仅能取代 RIA，而且可得到更为广泛的应用，具体如下：

1. 肿瘤标志物的测定　可检测多种肿瘤标志物，如甲胎蛋白（AFP）、CEA、PSA、CA19-9 等。

2. 激素的测定　常见的有甲状腺激素如 T3、T4、游离 T3、游离 T4、促甲状腺激素、甲状腺球蛋白、抗甲状腺球蛋白抗体、抗甲状腺过氧化物酶抗体等，生殖激素、垂体激素以及肾上腺皮质激素和胰岛素等含量的测定。

3. 免疫球蛋白的测定　可测定体液中的特异性抗体，有利于感染性疾病和过敏性疾病的诊断，如衣原体抗体、支原体抗体、弓形虫抗体、风疹病毒抗体、巨细胞病毒抗体等的测定。

4. 治疗药物的监测　测定体液中的药物浓度，用于药物治疗的指导和评价，常见的监测药物有地高辛、茶碱、苯巴比妥、万古霉素、环孢菌素等。

5. 其他　化学发光免疫分析技术还可测定贫血因子、酶蛋白及病毒抗原。

项目十一　循环免疫复合物检测技术

🧑 **学习目标**

1. 掌握循环免疫复合物的概念。
2. 掌握抗原非特异性循环免疫复合物常用的检测方法及其特点。
3. 了解免疫复合物检测的临床意义。
4. 了解各类检测方法的优缺点及适用范围。

免疫复合物（immune complex，IC）是指由抗原与相应抗体结合而成的复合物。沉积在机体的某一局部，如皮肤血管壁后脏器的免疫复合物称为局部免疫复合物；游离于体液中的免疫复合物则称为可溶性免疫复合物。免疫复合物在体内存在有两种方式，一是存在于血液中的循环免疫复合物（circulating immune complex，CIC）；一是组织中固定的免疫复合物。免疫复合物的形成是机体清除有害抗原和终止免疫反应的生理过程，但在传染病或免疫复合物型超敏反应性疾病时，免疫复合物可沉积于局部，激活补体引起的一系列反应，如急性肾小球肾炎、活动性肝炎、类风湿性关节炎和系统性红斑狼疮等，因此检测体内免疫复合物，对某些疾病的诊断、发病机制的研究、病情演变、疗效观察和预后判断等具有重要意义。免疫复合物的检测技术可分为抗原特异性方法和非抗原特异性方法。前者检测的是已知抗原与相应抗体形成的免疫复合物，如 DNA-抗 DNA、HBsAg-抗 HBsAg等；后者检测的是未知抗原与相应抗体形成的免疫复合物总量。临床除特殊研究外，在大多数情况下，免疫复合物中的抗原性质不太清楚或非常复杂，如系统性红斑狼疮、肾小球肾炎。因此，临床上主要检测抗原非特异性循环免疫复合物。

一、抗原非特异性循环免疫复合物的检测

抗原非特异性循环免疫复合物的检测方法很多，可达几十种。沉积在病变局部的免疫复合物可用荧光免疫组织化学技术进行检测，而循环免疫复合物的检测方法，根据免疫复合物的物理学、免疫学和生物学特性，一般按抗体分子在结合抗原后发生物理学和生物学特性的改变而设计，现在已经设计出很多检测 CIC 的方法（表 11-1）。

（一）物理测定法

免疫复合物的相对分子量一般在 600 000 以上，其沉降系数常大于 19S，与其相应的游离抗原和抗体相比，分子量、分子构型、溶解度、电荷和表面特性均发生变化。故可根据 IC 的物理特性加以检测。

表 11-1　抗原非特异性循环免疫复合物的常用检测方法

类别	原理	方法	敏感性/（μg·L⁻¹）	备注
物理法	分子大小	1. 超速离心	—	适于研究
		2. 分子超滤	—	适于研究
		3. 凝胶过滤	30	适于研究
	溶解度	1. PEG 沉淀	20	粗定量，易推广
		2. 冷沉淀	—	定性，临床应用
补体法	固定补体	补体试验	0.1	常用，特异性差
	结合 C1q	1. 固相法	0.10	C1q 不易精制
		2. C1q 偏离试验	1～5	
		3. 液相法	10	不易普及
	胶固素	胶固素结合试验	1	敏感、稳定
抗球蛋白法	结合 RF	1. pRF 乳胶凝集抑制试验	100	定性、敏感
		2. mRF 固相抑制试验	1～20	不易普及
	结合 Ig	抗抗体法	2～3	不易普及
细胞法	FC 受体	血小板凝集试验	1～4	需新鲜制备
	补体受体	1. Raji 细胞试验	6	需维持细胞株
		2. 玫瑰花环形成抑制试验	10	影响因素多

1. 聚乙二醇法　聚乙二醇（PEG）是乙二醇聚合而成的无电荷型多糖分子，分子量变化范围较大，常用的分子量是 6 000。用 3%～4% 浓度的 PEG 可以选择性地将大分子免疫复合物沉淀下来，其作用机制尚不甚清楚。将 PEG 溶液与待检血清混合，置 4 ℃ 冰箱过夜后离心，将沉淀物用 PEG 溶液充分洗涤，重新溶解于 0.01 mol/L 的 NaOH 中，在波长 280 nm 下测量溶液的吸光度；也可利用散射比浊法直接测定 PEG 沉淀的免疫复合物；以不同浓度的热聚合 IgG 作为参考标准来计算 CIC 的含量。

聚乙二醇法简单易行，可在临床工作中推广。但此法易受多种大分子蛋白和温度的干扰，特异性稍差。PEG 法还特别适用于沉淀获得 CIC，再进行解离分析其中的抗原与抗体。

2. 冷沉淀　冷球蛋白测定在某些病理情况下，血清中的免疫复合物具有可逆性冷沉淀的特性，于 4 ℃ 冰箱中放置 1～3 天可自发地沉淀下来；此种情况多见于冷球蛋白血症，所涉及的抗原包括自身的 IgG、IgM、核苷酸、肿瘤相关抗原、肾小管上皮、甲状腺球蛋白、红细胞基质等，还有外源性抗原如乙肝病毒、EB 病毒、巨细胞病毒、牛白蛋白和马蛋白等。

（二）补体测定法

IgG 和 IgM 类抗体与抗原结合后，重链 CH_2 区的补体结合点暴露，可以固定 C1q 并激活补体的系列反应，这是利用补体有关技术检测免疫复合物的基础。

1. C1q 结合试验　将待检血清先行加热 56 ℃ 30 min，以灭活其中的补体和破坏已与

CIC 结合的 C1q，空出补体结合点。CIC 与 C1q 的结合可用多种方法进行检测，常用的有以下三种。

（1）液相法：先将同位素标记的 C1q 与灭活过的血清标本混合作用，再加入 0.5%（终浓度）的 PEG 将结合了 C1q 的 CIC 沉淀下来，通过检测沉淀物中的放射活性来计算 CIC 的含量。

（2）固相法：先将 C1q 吸附于固相载体表面，加入待检血清使 CIC 与 C1q 结合，再加入同位标记的或酶标记的抗人 IgG 或 SPA，最后检测其放射活性或酶活性。

（3）C1q 偏离试验：先将同位素标记的 C1q 与灭活的血清标本混合，再加抗体致敏的绵羊红细胞，温育后离心，检测红细胞上的放射活性。红细胞的放射活性与免疫复合物的量呈负相关。

2. 补体试验　本法的原理类似补体结合试验。将一定量的补体（多为混合豚鼠血清）与灭活的待检血清混合温育，反应后加入致敏绵羊红细胞。如出现溶血，表示血清中没有 CIC 存在；不溶血，说明标本中有 CIC 存在。将血清标本做不同稀释，并与已知的热聚合 IgG 作对照，可以计算出 CIC 的含量。本方法的灵敏度较高，且易于在一般实验室开展，不足之处是特异性较差。

3. 胶固素结合试验　胶固素（conglutinin）是牛血清中的一种正常蛋白，能与 C3d 特异性结合；体内与补体结合的 CIC 都带有 C3d，因此胶固素可与 CIC 结合。用一定量的胶固素包被塑料管，往管中加入稀释的血清标本，温育后再加入同位素标记或酶标记的抗人 IgG 抗体，最后检测各管的放射活性或酶活性，计算 CIC 的含量。胶固素性质稳定、容易保存、来源方便、价格便宜，检测方法也不复杂，便于推广。本法的不足是只能检出已结合补体的 CIC，但不论何种激活途径都一样检出，并可用作 CIC 分离。

（三）抗球蛋白测定法

类风湿因子（RF）为抗 IgG 的自身抗体，与变性 IgG、热聚合 IgG 和 IC 都有较强的亲和力。单克隆 RF（mRF）可从待发性冷球蛋白血症的血清中提取，多克隆 RF（pRF）可从类风湿性关节炎的血清中提取。mRF 比 pRF 的敏感性更高一些。

1. mRF 固相抑制试验　将 mRF 吸附于固相载体上，随后加入血清标本，再加入同位素标记的可溶性热聚合 IgG。如果标本中含有 IC，固相 mRF 已与 IC 结合，使热聚合 IgG 与 mRF 的结合被抑制，所以固相中的放射活性与 CIC 的含量呈负相关。

也可用同位素标记的 mRF 先与血清标本反应，再加入热聚合 IgG 附着的琼脂糖珠，温育并离心洗涤后测量沉淀物的放射强度，测定值与 CIC 的含量呈负相关。此法的敏感性比前法更高一些。

2. pRF 胶乳凝集抑制试验　将 pRF 与血清标本混合，再加入 IgG 致敏的胶乳悬液。如果标本中有 CIC 存在，则 pRF 先与之结合，凝集反应呈阴性。

3. 抗抗体法　抗抗体可存在于极个别的健康人血清中，是一种抗 IgG F（ab'）$_2$ 的 IgM 类抗体，能与已结合抗原的 IgG 反应，但不与游离的 IgG 或热聚合 IgG 反应，因而特异性较高。先将抗抗体与待检血清混合，再加入 IgG 致敏的人 O 型 Rh$^+$ 红细胞；如标本中有 CIC 存在，抗抗体被中和，致敏红细胞不出现凝集。

以上各种抗球蛋白试验以 mRF 法敏感性最高，但是 mRF 较难寻找。这类方法易受内源性 RF 的干扰，最好先行检查并除去标本中的内源性 RF 后再行试验。若遇标本中有聚合 Ig，RF 法也易出现假阴性；改用抗抗体法可避免这种现象，但是抗抗体的来源困难。

（四）细胞测定法

有些细胞表面具有 Fc 受体和（或）补体受体，可与免疫复合物相应成分特异性结合，因而可用来对免疫复合物进行检测。

1. Raji 细胞试验　Raji 细胞是从 Burkitt 淋巴瘤患者分离的一种 B 细胞株，表面有大量 C1q、C3b 和 C3d 受体，但无表面免疫球蛋白，因此 Raji 细胞能与带有补体的免疫复合物结合。先在塑料管中加入一定量的 Raji，再加入待检血清，充分作用后离心洗涤，最后加入荧光素标记的抗人 IgG，洗涤后细胞表面显现荧光为试验阳性，但荧光法只能做定性检测。或加入同位素标记的抗人 IgG，离心洗涤后检测沉淀细胞的放射活性。以热聚合 IgG 作参考标准，可绘制出 CIC 含量与放射活性的标准曲线，从而求得待测标本中 CIC 的含量。

Raji 细胞法敏感性高、特异性强、方法简单、不受 DNA 与内毒素的影响；但 Raji 细胞表面还有 Fc 受体，因此被检血清中的游离 IgG 通过 Fc 段与 Raji 细胞结合，造成假阳性。在待检标本中有抗淋巴细胞抗体时也可导致假阳性。再则，维持 Raji 细胞的培养较困难，培养条件的变化可改变 Raji 细胞表面受体的数目及亲和性，影响检测敏感性。

2. 人红细胞法　人红细胞表面具有 C3b 受体，可与带有补体成分的 CIC 相结合。将待检血清与 4% 的人 O 型红细胞悬液等量混合，37 ℃温育后离心洗涤；加入同位素标记的抗人 IgG 抗体，再温育洗涤后测定红细胞的放射活性；以热聚合 IgG 作参考标准，计算出标本中 CIC 含量。但该法只能检测已结合补体的 CIC。

其他细胞法如血小板凝集试验、玫瑰花环形成抑制试验、ADCC 抑制试验、巨噬细胞吞噬抑制试验和中性粒细胞游走抑制试验等，也都可用来检测 CIC，方法的敏感性也都很高，但这些方法的影响因素多、可重复性差，所以实际中工作并不多用。

二、组织固定免疫复合物的检测

确定免疫复合物病的直接证据不是检出 CIC，而是在病变部位查到固定的 IC 沉积。一些自身免疫病和免疫复合物病，例如系统性红斑狼疮、部分肾小球肾炎、类风湿性关节炎、结节性多动脉炎和寻常型天疱疮等，组织沉积免疫复合物的检出对疾病的诊断和发病机制的研究都比 CIC 的检出更有意义。

检测组织沉淀免疫复合物常用免疫组织化学技术，首先从适当的病理部位采取组织标本做冰冻切片，用荧光标记物的抗人 IgG 或抗人 C3 染色，在荧光显微镜下见到相应部位显示荧光为阳性反应；也可用酶标抗人 IgG 或抗人 C3 与标本切片反应，再用酶的底物溶液显色，用普通生物显微镜即可观察到相应部位被染色。

三、免疫复合物的成分检测

免疫复合物中抗原和抗体的性质及各类检测对临床诊治疾病及深入研究疾病的免疫病理机制有一定价值。但是由于所涉及的抗原种类很多，例如病原微生物、自身物质、各类同种抗原等，检测方法可分别参见各种抗原的检测技术。免疫复合物中的抗体主要涉及 IgG 及其亚类、IgM 和 IgA，方法是将血清中免疫复合物分离出来，再用双抗体 ELISA 夹心法等方法分析抗体的类别。

循环免疫复合物的理想检测方法应具备敏感性高、特异性强、可重复性好、操作简便、适用面广等特点。目前检测免疫复合物的方法虽发展到几十种，但还没有一种方法具备上述所有的特点，综合相比之下，C1q 结合试验、胶固素结合试验、Raji 细胞试验和 RF 抑制试验等方法比较好些。如果方法得当、试剂合格、标本新鲜、操作小心、分析谨慎，CIC 测定就会有较大的参考价值。

四、免疫复合物检测的意义及应用

判定免疫复合物为发病机制的证据有三个：①病变局部有 IC 沉积；②CIC 水平显著升高；③明确 IC 中的抗原性质。第三条证据有时很难查到，但至少要具备前两条，单独 CIC 的测定不足为凭。人体在健康状态下也存在少量的 CIC（10～20 $\mu g/mL$），其生理与病理的界限不易区分。另外，CIC 检测的方法太多，其原理各不相同，用一种方法测定为阳性，另一种方法检测可能为阴性，但与免疫组化法一起检测，其意义就大得多。

目前已经明确系统性红斑狼疮、类风湿性关节炎、部分肾小球肾炎和血管炎等疾病为免疫复合物病，CIC 检测对这些疾病仍是一种辅助诊断指标，对判断疾病活动和治疗效果也有一定意义。在发现紫癜、关节痛、蛋白尿、血管炎和浆膜炎等情况时，可考虑免疫复合物病的可能性，进行 CIC 和组织沉积 IC 的检测。另外，患有恶性肿瘤时 CIC 检出率也增高，但不出现Ⅲ型变态反应的损伤症状，称之为临床隐匿的 IC 病，然而这种状态常与肿瘤的病情和预后相关。

项目十二　免疫细胞检测技术

学习目标

1. 掌握外周血淋巴细胞分离的原理、常见的分离方法及其特点。
2. 掌握 T、B 细胞功能检测的方法和原理。
3. 了解淋巴细胞功能检测的常用方法。
4. 掌握免疫细胞表面标志检测的常用方法。

免疫细胞是参与免疫应答或与免疫应答有关的细胞，主要是淋巴细胞、单核巨噬细胞、树突状细胞、各种粒细胞、红细胞和肥大细胞等。根据各类免疫细胞独特的表面标志及其特殊功能，用体外或体内的方法，对各类免疫细胞进行数量和功能测定，是观察机体免疫状态的一种重要手段。

临床上的某些疾病如感染、自身免疫病、免疫缺陷症、肿瘤等以及移植术后的免疫抑制状态，机体均可出现免疫细胞或其亚群的数量和功能的变化。因此，运用一定的方法将免疫细胞从血液或组织中分离出来，在体外测定其数量和功能活性变化，从而可以判断机体的免疫功能状态，对临床诊断疾病、评估疗效、判断预后和预防疾病等方面具有重要意义。

任务 1　免疫细胞的分离和纯化

细胞分离是进行有关免疫细胞功能体外检测的一项重要技术。目前，分离免疫细胞的方法有多种，它们主要是根据免疫细胞在表面标志、理化性状和功能等方面的差异而设计。一般情况下，试验确定采用何种方法，应根据试验目的以及所需细胞的种类、数量和纯度等方面来确定。

一、白细胞的分离

血液中红细胞和白细胞的比例为（600～1 000）∶1，两类细胞密度不同，其沉降速度各异，通常用以下两种方法分离。

1. 自然沉降法　本法是利用血细胞自然沉降率的分离方法。采集外周静脉血，肝素抗凝，由于红细胞沉降速率较快，可使白细胞与之分离。上层为淡黄色血浆，底层为红细胞，紧贴红细胞层上面的灰白色是白细胞。吸取富含白细胞的细胞群，离心洗涤后加入少量蒸馏水或含有氯化铵的 Gey 溶液，经短时间的低渗处理，使红细胞裂解，经过反复洗涤可得纯度较高的白细胞悬液。

2. 聚合物加速沉降法　某些高分子聚合物如明胶、右旋糖酐、甲基纤维素和聚乙烯吡咯烷酮（PVP）等，可使红细胞凝集成串，加速其沉降，使之更易与白细胞分离。此法白细胞获得率比自然沉降法高，但其中的明胶法可使白细胞黏性增加，对试验产生一定影响。

二、外周血单个核细胞的分离

外周血单个核细胞（peripheral blood mononuclear cell，PBMC）主要指淋巴细胞和单核细胞。它是免疫学实验中最常用的细胞材料，也是 T 细胞、B 细胞分离纯化的细胞来源。人 PBMC 主要从外周血中分离获得，其密度与血液中其他成分不同，外周血中红细胞和多核白细胞密度较大，分别为 1.093 和 1.092，而淋巴细胞和单核细胞密度为 1.075～1.090，血小板为 1.030～1.035。因此，利用不同密度的液体作为分层液进行密度梯度离心，可使不同密度的血细胞按相应密度梯度分层排列，从而被分离。常用的分层液是 Ficoll 液和 Percoll 液，其中最常用的分层液是密度为 1.077±0.01 的 Ficoll-Hypaque 液。

（一）Ficoll 分离法

Ficoll 分离法是利用聚蔗糖-泛影葡胺（Ficoll-Hypaque）分层液进行单个核细胞分离的一种单次密度梯度离心分离法。

1. 原理　聚蔗糖-泛影葡胺分层液的主要成分是聚蔗糖（商品名为 Ficoll），分子量为 40 000，其密度高、渗透压低且无毒性。高浓度的 Ficoll 溶液黏性高，易使细胞聚集，故常用 6% Ficoll 溶液，其密度为 1.020。比重为 1.200 的泛影葡胺（urografin）可增加溶液密度，因此在 Ficoll 溶液中加入不同量的浓度为 34% 的泛影葡胺即可配制成不同密度的分层液。分离人外周血单个核细胞以密度为 1.077±0.001 的分层液为最佳。

2. 技术要点　将配制的密度为 1.077±0.001 的 Ficoll-Hypaque 分层液加入试管底层，肝素抗凝静脉血用 Hanks 液或 PBS 液作适当稀释后，轻轻叠加在分层液上面，使两者形成一个清晰的界面。水平离心。红细胞和粒细胞因其密度大于分层液，同时因红细胞遇 Ficoll 液凝集成串钱状而沉积于管底，血小板则因密度小而悬浮于血浆中，单个核细胞因与分层液密度相当而密集在血浆层和分层液的界面间，呈白膜状（图 12-1）。吸取该层细胞，洗涤离心，计数。台盼蓝染色检查细胞活力，活细胞不着色，死细胞呈蓝色，一般检查 200 个细胞，活细胞率在 95% 以上为佳。

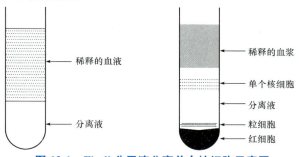

稀释的血液
分离液

稀释的血浆
单个核细胞
分离液
粒细胞
红细胞

图 12-1　Ficoll 分层液分离单个核细胞示意图

3. 方法学评价　本法是分离单个核细胞最常用的方法。本法的细胞获得率可达 80％以上，但获得率高低与室温有关，若超过 25 ℃会影响细胞获得率。单个核细胞纯度可达 95％，其中淋巴细胞占 60％～70％。

（二）Percoll 分离法

Percoll 分离法是一种连续密度梯度离心分离法。

1. 原理　Percoll 是一种经聚乙烯吡咯烷酮（PVP）处理的硅胶颗粒混悬液，对细胞无毒性。Percoll 液中的硅胶颗粒大小不一，经高速离心后，形成一个从管底至液面逐渐递减的连续密度梯度，致使细胞也按此密度梯度分布而被分离。

2. 技术要点　首先将 Percoll 原液（密度 1.135）与等量双离子强度的磷酸缓冲液均匀混合，高速离心后形成一个从管底到液面密度逐渐递减的连续密度梯度，然后将已制备的单个核细胞悬液轻轻叠加在液面上，低速离心，产生四个细胞层（图 12-2）。表层为死亡细胞和血小板，底层为粒细胞和红细胞，中间有两层，上层主要为单核细胞，下层主要为淋巴细胞。

3. 方法学评价　该法是纯化单核细胞和淋巴细胞的一种较好方法，且对细胞活性没有影响。单核细胞纯度达 78％，淋巴细胞纯度达 98％。但本法操作流程较长，步骤较多，需要一定的设备条件。

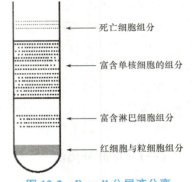

死亡细胞组分

富含单核细胞的组分

富含淋巴细胞组分

红细胞与粒细胞组分

图 12-2　Percoll 分层液分离
单个核细胞示意图

三、淋巴细胞的纯化及其亚群的分离

PBMC 悬液的主要成分是淋巴细胞，但还有数量不等的单核细胞以及少量红细胞、粒细胞、血小板，因此为了获取高纯度的淋巴细胞，需将其进一步分离纯化。

（一）淋巴细胞的纯化

1. 红细胞的去除　去除 PBMC 悬液中的红细胞，可采取以下方法。

（1）低渗裂解法：在 PBMC 悬液中加入一定量的无菌蒸馏水，红细胞在低渗液中肿胀溶解，随后加入相同量的 1.8％的 NaCl 溶液恢复为等渗即可。

（2）氯化铵裂解法：在 PBMC 悬液中加入一定量的 0.83％氯化铵溶液，即可裂解红细胞。

2. 血小板的去除　一般情况下，将 PBMC 悬液离心洗涤 2～3 次就能去除混杂的绝大部分血小板。患某些疾病时，由于外周血血小板异常增多，PBMC 悬液的血小板数也明显增加，需采用胎牛血清梯度离心法去除血小板。

3. 单核细胞的去除　根据单核细胞的理化和生理特性，从 PBMC 悬液去除单核细胞的方法有多种，具体如下。

（1）黏附法：利用单核细胞在 37 ℃和 Ca^{2+} 存在条件下，能主动黏附玻璃、塑料、棉花纤维或葡聚糖凝胶的特性。将 PBMC 悬液倾于玻璃或塑料平皿或扁平小瓶中，移至 37 ℃温箱，静置 1 h 左右，单核细胞粘贴于平皿壁上，而未黏附的细胞即为淋巴细胞。亦可用玻璃纤维或葡聚糖凝胶 Sephadex G10 层析柱进行黏附，具有黏附能力的细胞被吸附而位于柱中，淋巴细胞则位于洗脱液中。此法简便易行，对细胞损伤极少，但缺点是会损失部分 B 细胞，因 B 细胞也有弱黏附性。此法的细胞回收率和纯度会受静置时间的影响。

（2）羰基铁吞噬法（磁铁吸引法）：利用单核细胞具有吞噬的特性，在单个核细胞悬液中加入直径为 3 μm 的羰基铁颗粒，置 37 ℃ 温箱内，不时旋转摇动，待单核细胞充分吞噬羰基铁颗粒后，将磁铁放置在管底外，单核细胞将被吸引而滞于管底，上层液中即为较纯的淋巴细胞。若用羰基铁粉，则采取聚蔗糖-泛影葡胺分层液密度梯度离心，单核细胞因吞噬羰基铁粉密度增大而沉积于管底。

（3）苯丙氨酸甲酯去除法：苯丙氨酸甲酯（phenylalanine methyl ester，PME）具有亲溶酶体性质，在溶酶体内可被水解为氨基酸，导致溶酶体渗透压升高而破裂，破裂的溶酶体释放出的酶可引起自身细胞溶解。故用该法可溶解清除含溶酶体的细胞，如单核细胞、粒细胞、NK 细胞和细胞毒性 T 细胞等，B 细胞和大多数 T 细胞则不受影响。该法去除单核细胞后，悬液中约 99% 的单个核细胞为淋巴细胞，活性达 95% 以上。

（二）淋巴细胞亚群的分离

淋巴细胞是一群不均一的细胞群体，其中包括许多形态相似而表面标志和功能各异的细胞群和亚群。为了研究不同淋巴细胞如 T 细胞、B 细胞以及 NK 细胞的生物学特性和功能，需对淋巴细胞悬液进行细胞群及其亚群的分离。根据淋巴细胞群及其亚群的表面标志或生物学特性差异而建立以下分离方法。

1. E 花环沉降法（分离 T 细胞）

（1）原理：成熟 T 细胞表面具有独特的绵羊红细胞（SRBC）受体即 E 受体或 CD2，能结合 SRBC，形成玫瑰花环样细胞团（图 12-3）。通过密度梯度离心，形成 E 花环的 T 细胞位于管底，未形成 E 花环的 B 细胞和单核细胞则在分层液界面，从而实现分离。然后用低渗液裂解 SRBC，即可得到纯化的 T 细胞。

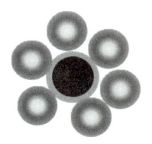

（2）技术要点：将稀释的 PBMC 悬液与一定比例的绵羊红细胞混合，待 E 花环形成后，用聚蔗糖-泛影葡胺分层液进行密度梯度离心。形成 E 花环的细胞密度增大而沉于管底，浮悬在分层液界面的是未形成 E 花环的细胞群，其富含 B 细胞。用低渗法裂

图 12-3 E 花环示意图

解花环中的绵羊红细胞，则获得纯的 T 细胞。若预先用神经氨酸酶和 2-氨乙基硫脲溴化物处理绵羊红细胞，则可增加花环的形成效果和稳定性，提高 T 细胞的分离效率。

（3）方法学评价：该方法简便易操作，主要分离 T 细胞，获取的 T 细胞纯度可达 95% ～99%。但 SRBC 与 T 细胞结合时可引起 T 细胞活化。

2. 尼龙棉分离法

（1）原理：根据 B 细胞能够黏附于尼龙棉纤维（聚酰胺纤维）表面，而 T 细胞不能黏附的特性，可将 T 细胞和 B 细胞分离。

（2）技术要点：取松散而经过处理的尼龙棉，均匀充填在内径 5～6 nm 的聚乙烯塑料

管内，制成尼龙棉柱，并经 Hanks 液浸泡平衡；将 PBMC 悬液加入柱内，37 ℃温箱静置 1~2 h；用预热的含 10%~20%小牛血清培养液灌洗尼龙棉柱，非黏附性的 T 细胞被冲洗在洗脱液中；重复灌洗几次，尽可能将管内的 T 细胞完全分出；再用培养液边冲洗边挤压塑料管，此时洗脱液内则富含 B 细胞。

（3）方法学评价：该法操作简单快速，不需特殊设备，也不影响细胞活性，所获得的 T 细胞纯度在 90%以上，B 细胞纯度可达 80%，是实验室常用的分离方法之一。

3. 亲和板结合分离法

（1）原理：亲和板结合分离法又叫淘洗术，包括直接法和间接法两种。两种方法都是利用抗原抗体亲和层析和抗体固相包被的原理进行分离的。由于各种淋巴细胞亚群表达不同的表面标志而具有不同的抗原性，用相应的单克隆抗体包被聚苯乙烯反应板，抗原阳性的细胞则与相应抗体结合在反应板上，抗原阴性的细胞则留在细胞悬液中。若包被抗体是抗亚群细胞表面标志的单克隆抗体，就为直接法；若包被抗体是抗第一抗体的抗体（第二抗体）就为间接法，第一抗体是亚群特异性抗体。当把与第一抗体反应过的淋巴细胞加入反应板中，与第一抗体结合的细胞亚群则与包被抗体结合固定在反应板上。同理也可用特异性抗原（配体）交联在塑料板上，则可分离表达相应受体的淋巴细胞。

（2）技术要点：①用已知的单克隆抗体包被聚苯乙烯反应板；②加入待分离的淋巴细胞悬液，抗原阳性的细胞吸附于反应板上，抗原阴性的细胞则存在于未吸附的细胞悬液中；③从反应板上洗脱、收集抗原阳性细胞，从未吸附的细胞悬液中可获取抗原阴性细胞。

（3）方法学评价：该方法适用于 T 细胞和 B 细胞以及 T 细胞亚群即 CD4$^+$ 或 CD8$^+$ 的分离。由于本法可同时进行细胞的阳性和阴性选择，所以获取的细胞量大。但对固定于反应板上的细胞进行分离时，可能损伤细胞，降低活性。淋巴细胞受体与特异抗原或抗体结合后，可引起细胞激活。因此，亲和板结合分离法更适用于阴性选择即去除细胞悬液内某一细胞亚群。

4. 免疫磁珠分离法

（1）原理：磁珠是一种以金属离子为核心、外层均匀包裹高分子材料的固相颗粒，具有磁性，并可结合不同的生物大分子物质。将某种特异性单克隆抗体与磁珠结合形成免疫磁珠（Immunoglobulin Magnetic Beads，IMB）。当特异性单抗与表达相应抗原的靶细胞结合后，利用磁场可以将 IMB 所结合细胞与其他细胞分离。包被磁珠的抗体可以是第一抗体或第二抗体。

（2）技术要点：免疫磁珠分离细胞具有阳性和阴性选择两种方法。直接分离获取磁珠结合细胞为阳性选择，阴性选择则是上清液中的未结合细胞为获取细胞（图 12-4）。

（3）方法学评价：免疫磁珠分离法的优点是纯度高，达 93%~99%；重复性好；分离细胞总量大，达 90%以上；该法分离效果可与流式细胞术媲美，且比后者操作简便、快速，无特殊设备要求。但阳性选择细胞时，抗体可引起细胞活化或凋亡。

5. 流式细胞术分离法

流式细胞术分离法是比较先进的细胞分离手段和方法，可以获得较高纯度的细胞群，分离原理如下：细胞经荧光染色后，通过高速流动系统，细胞排成单行，逐个流经检测区进行测定。当细胞从流动室喷嘴处流出时，超声振荡搅动液流，使液流断裂成一连串的均

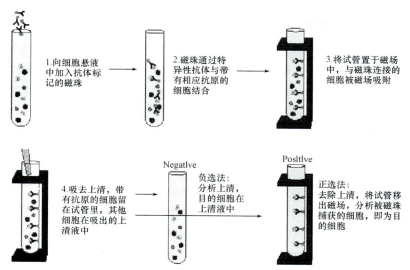

图 12-4 免疫磁珠分离法示意图

匀小滴（40 000 个/s），每小液滴内最多含一个细胞（其中只有百分之几的液滴中含细胞），细胞经激光束照射产生荧光和散射光，由光电倍增管接收，转换成脉冲信号，数据经电脑处理，分辨细胞的类型。如识别的是预计所需的细胞时（如 T 细胞、B 细胞及其亚群），在细胞样品流断裂成小滴时，使液滴瞬即感应阳电荷、阴电荷或不带电荷，使所需的细胞在电场偏转下进入不同的收集管（图 12-5）。用流式细胞术分离细胞准确快速，能保持细胞活力，并可在无菌条件下进行，但仪器昂贵，极少用于常规，而多数仅作为研究的手段。

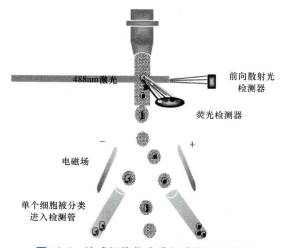

图 12-5 流式细胞仪分选细胞原理示意图

四、其他免疫细胞的分离

免疫细胞是指参与免疫应答的所有相关细胞，除淋巴细胞外，主要还包括单核-巨噬细胞、中性粒细胞、抗原提呈细胞等。

（一）单核-巨噬细胞的分离

巨噬细胞来源于血液中的单核细胞，它们在机体的免疫应答和防御体系中占据重要地位。因此将单核-巨噬细胞从外周血单个核细胞（PBMC）中分离出来，对其功能进行检测对了解机体的免疫状态是至关重要的。分离单核细胞的方法主要有：①Percoll 密度梯度分离法；②流式细胞仪分离技术；③免疫磁珠分离法；④黏附法。其中，黏附法会影响单核细胞的功能甚至损伤单核细胞，不适用于单核细胞生物学活性的研究试验，适于去除单核细胞。前三种方法均不影响单核细胞活性，但流式细胞仪分离技术设备要求高，操作复杂；Percoll 密度梯度分离法获取细胞数量较少，用血量多；目前较常用的是免疫磁珠分离法。

免疫磁珠分离法分离单核细胞是利用单核细胞特异性表达 CD14 的特征，用抗 CD14 的单克隆抗体包被磁性微球形成 CD14$^+$ 免疫磁珠，利用该免疫磁珠与待分离的 PBMC 反应，表达 CD14 的单核细胞结合在磁珠上，其他细胞则不能结合。然后通过磁场作用实现单核细胞与其他细胞的分离。

（二）中性粒细胞的分离

从血液中分离中性粒细胞的常规方法是采用右旋糖酐沉降法。由于红、白细胞比重不同，导致它们的沉降速度不同，同时右旋糖酐能将红细胞凝聚成串使其快速沉降，而白细胞则不受其影响，可实现外周血中白细胞的分离。主要操作步骤是首先将肝素抗凝静脉血与 6％右旋糖酐溶液按一定比例混合，室温垂直静置一段时间后，红细胞在右旋糖酐作用下凝集成串而快速沉降，白细胞沉降慢，位于上层，获取上层细胞。

五、分离细胞的保存和活力测定

分离细胞需要适当的保护，否则细胞活力将快速下降，甚至死亡。将分离的细胞用适量的含有 10％～20％灭活小牛血清的 Hanks、Tc-199 或 RPMI1640 等培养液稀释重悬。若短期保存，置 4 ℃即可。若需长期保存，应置于液氮罐中。细胞冷冻时，降温应慢速，解冻时，升温则宜快速。

细胞活力常用活细胞占总细胞的百分比表示。测定细胞活力的常用方法是台盼蓝染色法。台盼蓝是一种阴离子型染料，这种染料不能透过正常的细胞膜，故活细胞不着色，死亡细胞则着蓝色。用血细胞计数器计数 200 个细胞，以不着色细胞的百分率表示细胞的活力。

任务 2　免疫细胞的检测

免疫细胞是免疫系统的功能单位，其功能状态一定程度上可反应机体的免疫状态，对它们的功能进行检测和研究可为疾病诊断和评估疾病的发生、发展及转归提供一定的指导和帮助。

一、免疫细胞表面标志的检测

淋巴细胞的表面标志主要是其分化发育过程中表达的不同的表面抗原（CD分子），因此可检测特异性表面抗原作为不同的淋巴细胞及其亚群的分类依据。将特异性表面抗原的单克隆抗体进行标记，标记抗体与细胞表面的相应CD分子结合，标记物指示细胞即为检测细胞。根据标记物的不同形成了不同的检测方法。

（一）抗体致敏细胞花环法

将特异性CD单克隆抗体吸附在红细胞上，加入待检的细胞悬液，特异性CD单克隆抗体与相应的CD抗原结合使红细胞与阳性受检细胞结合而形成玫瑰花样的花环，计数花环形成细胞并计算其在淋巴细胞中的比率。通过本法可测定外周血中T细胞、B细胞的数目。

本法简单易操作，无需重要设备，是较经典的检测方法，但影响因素多，结果不太稳。

（二）免疫荧光法

用荧光素标记CD单克隆抗体，在荧光显微镜下观察显现荧光的细胞即为阳性细胞，计算阳性细胞占总计数细胞的百分率。该方法对设备要求高，试剂较贵。

（三）免疫细胞化学法

该法是以酶标记抗体，采用细胞酶免疫组化技术完成。在光学显微镜下观察着色细胞即为阳性细胞，计算阳性细胞占总计数细胞的百分率。本法简单易行，一般实验室均可进行。

（四）流式细胞分析法

目前免疫细胞表面标志的检测主要采用流式细胞术，其结果准确、客观。

二、免疫细胞的功能检测

淋巴细胞功能测定有体内试验和体外试验两种。体内试验主要是了解淋巴细胞对抗原的应答反应，而体外试验不但能测定淋巴细胞对抗原刺激后的增殖反应，还能测定其分泌产物以及细胞毒性。

（一）T细胞功能检测

1. T细胞增殖试验

在体外，T细胞受丝裂原或抗原刺激后，其代谢和形态发生一系列变化，主要表现为胞内蛋白质和核酸合成增加，细胞体积变大、胞质增多、核仁明显、染色质疏松等，这一系列增殖反应使细胞转化为淋巴母细胞（图12-6）。因此，淋巴细胞增殖试验又称淋巴母细胞转化试验。

体外引起T细胞增殖反应的刺激物主要有植物血凝素（PHA）、刀豆蛋白A（ConA）

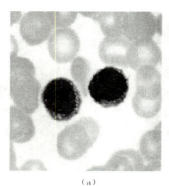 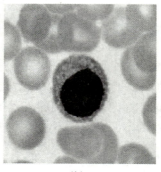

（a）　　　　　　　　　　　　（b）

图 12-6　淋巴细胞转化形态示意图
（a）未转化细胞；（b）转化细胞

等丝裂原以及破伤风类毒素、纯化蛋白衍生物（PPD）和白色念珠菌等抗原性刺激物。通常应用最多的刺激物是 PHA。

检测 T 细胞增殖反应的方法主要有形态学法、放射性核素法和比色法三种。

（1）形态学检查法

将分离的单个核细胞与适量的 PHA 混合，置 37 ℃、5% CO_2 培养 72 h，取培养细胞作涂片染色镜检。根据细胞的大小、核与胞质的比例、胞质的染色性以及有无核仁等特征（表 12-1），分别计数淋巴母细胞、过渡型母细胞和未转化的淋巴细胞，前两者为转化细胞。每份标本计数 200 个细胞，按公式计算转化率。转化率在一定程度上可反映细胞免疫功能，正常人的 T 细胞转化率为 60%～80%，小于 50% 可视为降低。

$$转化率 = \frac{转化的淋巴细胞数}{转化的淋巴细胞数 + 未转化的淋巴细胞数} \times 100\%$$

形态学检查法简便易行，便于基层实验室推广采用。但依靠肉眼观察形态学变化，使结果判断受主观因素影响较大，重复性和可靠性较差。

表 12-1　未转化和转化淋巴细胞的形态特征

	转化的淋巴细胞		未转化的淋巴细胞
	淋巴母细胞	过渡型	
细胞大小（直径）/ μm	12～20	12～16	6～8
核大小、染色质	增大、疏松	增大、疏松	不增大、密集
核仁	清晰、1～4 个	有或无	无
有丝分裂	有或无	无	无
细胞质、染色	增多、嗜碱	增多、嗜碱	极少、天青色
胞浆内空泡	有或无	有或无	无
伪足	有或无	有或无	无

（2）^{3}H-TdR 掺入法

T 细胞在特异性抗原或丝裂原刺激下增殖、转化为淋巴母细胞过程中，胞内 DNA 的合成增加，且细胞转化程度与 DNA 的合成呈正相关。此时若在细胞培养液中加入 ^{3}H 标记的胸腺嘧啶核苷（thymidine，TdR），TdR 被发生增殖转化的细胞摄取、掺入新合成的 DNA 中。TdR 掺入的多少可以反映淋巴细胞增殖程度。

技术要点是将单个核细胞悬液加入含培养液的试管中，分试验管和对照管。在试验管中加适量 PHA，置 5% CO_2 培养箱 37 ℃ 培养 72 h。每管加适量 ^{3}H-TdR，继续培养 4 h 后，将细胞收集在玻璃纤维膜上，洗涤，用液体闪烁器测量淋巴细胞内放射性核素量，记录每分钟脉冲数（cpm），按公式计算刺激指数（stimulating index，SI），刺激指数表示淋巴细胞的转化能力。

$$SI = \frac{试验管\ cpm\ 均值}{对照管\ cpm\ 均值}$$

^{3}H-TdR 掺入法敏感性高，客观性强，重复性好。但对设备有一定要求，有发生放射性核素污染的可能性。

（3）MTT 比色法

发生增殖的淋巴细胞能摄取可溶性黄色染料即溴化二甲噻唑二苯四唑（dimethylthiazol diphenyltrazolium bromide，MTT），在细胞内 MTT 被线粒体脱氢酶还原为不溶性的蓝色甲臜颗粒。其形成量与细胞增殖的程度成正比。将细胞裂解并用有机溶剂（如盐酸异丙醇或二甲基亚砜等）溶解甲臜后，在酶联仪 570 nm 波长测吸光度（A）值可反映细胞增殖程度。

操作要点是将制备的单个核细胞悬液按一定比例稀释后加入培养板中，设试验孔和对照孔。试验孔中加适量 PHA，对照孔加溶解 PHA 的溶剂，置 5% CO_2 培养箱 37 ℃ 培养 68 h。各孔加适量 MTT，继续培养 4 h，再加入盐酸异丙醇或二甲基亚砜，使甲臜溶解。在酶联仪 570 nm 波长读取 A 值，计算刺激指数判定细胞增殖结果。一般 SI≥2 具有意义。

$$SI = \frac{试验孔\ A\ 值}{对照孔\ A\ 值}$$

MTT 比色法的敏感性不及 ^{3}H-TdR 掺入法，但操作简单，无放射性污染。

2. T 细胞介导的细胞毒试验

淋巴细胞介导的细胞毒性是细胞毒性 T 淋巴细胞（CTL）的重要功能特性。CTL 经抗原刺激后，可特异性杀伤具有相应抗原的靶细胞，表现出对靶细胞的破坏和溶解作用。

一般采用 ^{51}Cr 释放法检测 CTL 的细胞毒作用。试验原则是用放射性核素 ^{51}Cr 标记靶细胞，若受检 CTL 能杀伤靶细胞，则 ^{51}Cr 从靶细胞内释放入培养液中，用 γ 计数仪测定培养上清液中的 ^{51}Cr 量，按公式计算 ^{51}Cr 特异性释放率即可判断 CTL 的溶细胞活性（图 12-7）。

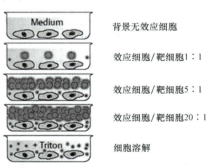

图 12-7 T 细胞介导的细胞毒试验示意图

$$^{51}Cr\ 特异性释放率 = \frac{试验孔\ cpm\ 均值 - 对照孔\ cpm\ 均值}{最大释放孔\ cpm\ 均值 - 对照孔\ cpm\ 均值} \times 100\%$$

检测 CTL 的细胞毒性是评价机体细胞免疫功能的一种常见指标，特别是检测肿瘤患者

CTL 杀伤肿瘤细胞的能力，常作为临床判断预后和观察疗效的指标之一。

3. 体内试验

体内试验可用于观察细胞免疫功能在治疗过程中的变化及判断预后等，主要有特异性抗原皮肤试验和 PHA 皮肤试验。由于特异性抗原皮肤试验（如结核菌素试验）的试验结果直接受受试者对所试抗原过去的致敏情况影响，若机体从未被该抗原致敏，则不会出现阳性反应，所以阴性者也不一定就表明细胞免疫功能低下。目前临床常用 PHA 皮肤试验检测机体的细胞免疫水平。

在体内 PHA 可非特异性刺激 T 细胞活化为母细胞，呈现以单个核细胞浸润为主的炎性反应。将定量 PHA 注射到受试者前臂皮内，6～12 h 局部出现红斑和硬结，24～48 h 达高峰，以硬结直径大于 15 mm 者为阳性反应，反之则为阴性反应。阴性结果表明机体的细胞免疫功能低下。

（二）B 细胞功能检测

1. B 细胞增殖试验　原理和方法与 T 细胞增殖试验相同，但刺激物不同。小鼠 B 细胞可用细菌脂多糖作为刺激物，人 B 细胞常用抗 IgM 抗体或含 SPA 的金黄色葡萄球菌刺激。

2. 溶血空斑试验　经典溶血空斑形成试验主要检测实验动物抗体形成细胞的功能，难以检测人类抗体产生细胞的情况，因此主要介绍被动溶血空斑形成试验和反相空斑形成试验。

（1）被动溶血空斑形成试验：试验原理是抗体形成细胞产生的特异性 Ig 与吸附在 SRBC 上的相应抗原结合，激活补体导致 SRBC 溶解，形成肉眼可见的溶血空斑。每个空斑中央含一个抗体形成细胞，空斑数目和大小分别表示抗体形成细胞的数目和产生抗体的量。操作方法是将吸附有已知抗原的 SRBC、待检 B 细胞、补体加入琼脂糖溶液中，混匀，倾注于小平皿上，温育 1～3 h 后，计量肉眼可见的溶血空斑。该试验可检测针对 SRBC 吸附抗原的抗体形成细胞，应用广泛。

（2）反相空斑形成试验：即 SPA 包被 SRBC 溶血空斑试验，是现在常用的检测抗体生成细胞的溶血空斑试验。其原理是利用 SPA 能非特异性结合 IgG Fc 段的特性，用 SPA 包被 SRBC 形成 SPA-SRBC 复合体。抗人 Ig 抗体通过其 Fab 段与受检细胞产生的 Ig 结合形成复合物，其 Fc 段则与 SRBC 上的 SPA 结合，激活补体而使 SRBC 溶解形成空斑。操作方法是将 SPA-SRBC、待检的淋巴细胞、抗人 Ig 抗体、补体加入琼脂糖溶液中，混匀，倾注于小平皿上，温育 3～5 h，计数肉眼可见的溶血空斑。此法可用于检测人类外周血中的 IgG 产生细胞，与抗体的特异性无关。用抗 IgA、IgG 或 IgM 抗体包被 SRBC，可测定相应免疫球蛋白的产生细胞。

溶血空斑试验在临床上可用于测定药物和手术等因素对体液免疫功能的影响，还可用于免疫治疗或免疫重建后机体产生抗体功能的评价。

3. 酶联免疫斑点试验（enzyme-linkedimmunospot assay，ELISPOT）

（1）原理：用特异性抗原包被固相载体，加入待检的抗体产生细胞，若待检细胞过去被包被抗原致敏过，即可被诱导分泌抗体。分泌抗体与包被抗原结合，在抗体产生细胞周围形成抗原抗体复合物，将细胞吸附在固相载体上，随后加入的酶标记的第二抗体与细胞上的抗体结合，根据底物显色的深浅反映生成的抗体量，并计数显色斑点确定抗体生成细胞数，一个显色斑点代表一个抗体生成细胞数（图12-8）。

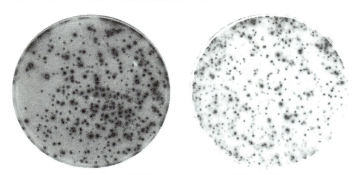

图 12-8　酶联免疫斑点试验结果示意图

（2）临床应用与评价：ELISPOT 试验是一种既可检测抗体生成细胞，又可检测抗体分泌量的方法。此外，ELISPOT 还可检测生成特异性细胞因子的 T 细胞；ELISPOT 双色分析可同时测定两种不同抗原刺激分泌的抗体。该试验目前在临床上多用于研究疾病的发病机制和患者的免疫功能状态。

（三）NK 细胞活性检测

NK 细胞具有细胞毒作用，能直接杀伤肿瘤细胞和病毒感染的靶细胞，因此可将肿瘤细胞作为靶细胞，肿瘤细胞的存活率反映 NK 细胞的活性，存活率低，NK 细胞的活性则高。测定人 NK 细胞活性的靶细胞多用 K562 细胞株，而测定小鼠 NK 细胞活性则采用 YAC-1 细胞株。体外检测 NK 细胞活性的方法多样，介绍如下。

1. 形态学法

（1）原理：NK 细胞对靶细胞发挥杀伤作用时，可使靶细胞膜通透性增加，染料则可进入被杀伤的靶细胞内使其着色，而未被作用的活细胞则不被染色。根据着色的细胞数计算靶细胞的死亡率，靶细胞死亡率反映 NK 细胞的活性。

（2）技术要点：①制备一定浓度的靶细胞；②分离、制备待检的 PBMC，作为效应细胞；③将效应细胞与靶细胞按一定比例混合，温育；④用台盼蓝或伊红染料染色，分别计数着色的死细胞和未着色的活细胞，计算靶细胞的死亡率。

（3）方法学评价：本法简便，易于掌握，但肉眼判断死细胞与活细胞可使结果出现误差。

2. 酶释法

（1）原理：乳酸脱氢酶（LDH）是存在于正常活细胞胞质内的一种酶。当靶细胞受 NK 细胞作用而损伤时，LDH 释放到胞外，释放量的多少与细胞受损伤的程度呈一定的正相关性。释放出来的 LDH 可催化反应液中的辅酶Ⅰ由还原型变为氧化型，两者在 340 nm 处吸光度显著不同，前者大，后者小，故可利用反应液吸光度的降低量表示 LDH 的释放量，从而确定 NK 细胞的细胞毒活性。

（2）技术要点：①制备靶细胞和效应细胞；②将效应细胞与靶细胞按一定比例混合，加入试管中，为测定管；③设对照管两种，其中自然释放管只加靶细胞，最大释放管加靶细胞和 1% Triton X-100；④将上述 3 管样品温育、离心，取其上清液加入新鲜配制的

LDH 反应液后，马上用分光光度计测定 A_{340nm}，然后计算 NK 细胞活性。

$$NK 细胞的细胞毒指数（\%）=\frac{测定管 A 值－自然释放管 A 值}{最大释放管 A 值－自然释放管 A 值}\times100\%$$

（3）方法学评价：本法经济、快速简便，并可定量。缺点是靶细胞内酶含量低或某些未死亡细胞的自行释放，影响其灵敏度和特异性。此外，LDH 分子较大，只有靶细胞膜完全被破坏时才释放，故不能较早地反映效应功能。

3. 荧光法　本方法利用荧光素标记靶细胞，经与效应细胞共同温育后，离心去上清液，用荧光计检测剩余的活的靶细胞的荧光，从而确定 NK 细胞的杀伤能力。

由于荧光细胞自然释放率高，荧光本底强，可影响试验的灵敏度；另外，活细胞释放的荧光常被效应细胞和培养液等所淬灭。为避免以上缺点，可用时间分辨荧光免疫分析，将靶细胞用镧系元素铕（Eu^{3+}）的螯合物标记，按同法与效应细胞共温后，用时间分辨荧光计检测荧光，可除去非特异性荧光本底。时间分辨荧光免疫分析具有试验时间短、检测速度快、特异性强的特点。

4. 放射性核素释放法　根据应用的放射性核素不同，分为 ^{51}Cr 释放和 ^{125}I-UdR 释放两种方法。

（1）^{51}Cr 释放试验

①原理：放射性核素 ^{51}Cr 可透过细胞膜与胞浆中小分子蛋白质结合，一旦细胞损伤、细胞膜遭破坏，^{51}Cr 随蛋白质外溢，并且不会被完整的细胞再度摄入。故当有 ^{51}Cr 标记的靶细胞被 NK 细胞破坏时，放射性核素释放出来，测定上清液的放射性强度（cpm 值），从而确定 NK 细胞活性。

②技术要点：利用 $Na_2{}^{51}CrO_4$ 标记靶细胞；在反应板的测定孔中加效应细胞和靶细胞，并设对照组（自然释放孔和最大释放孔）；温育，离心，取所有的上清液并用 γ 计数器测定其 cpm 值，计算 NK 细胞活性。

$$NK 细胞活性（\%）=\frac{测定孔上清液 cpm 均值－自然释放孔上清液 cpm 均值}{最大释放孔上清液 cpm 均值－自然释放孔上清液 cpm 均值}\times100\%$$

③方法学评价：本法操作简便快速，可以进行定量。缺点是 ^{51}Cr 半衰期短，自然释放率高，所需靶细胞多。近年有研究者用 ^{111}In（铟）来检测 NK 细胞活性，较 ^{51}Cr 而言其标记率高、用量微、自然释放率低。

（2）^{125}I-UdR 释放试验

①原理：^{125}I-UdR 作为 DNA 合成的前体物，可被摄入靶细胞核内，取代胸腺嘧啶核苷酸而掺入 DNA 链。当有 ^{125}I-UdR 标记的靶细胞被 NK 细胞杀伤，在胰酶和 DNA 酶作用下，^{125}I-UdR 可从受损细胞核内释放出来，测定上清液的 cpm 值，确定 NK 细胞活性。

②技术要点：将 ^{125}I-UdR 标记的靶细胞和效应细胞按一定浓度混匀，加入测定孔中，同时设自然释放孔对照；温育；取测定孔培养物离心，去上清液，在沉淀细胞中加胰酶和 DNA 酶处理、离心取上清液；用 γ 计数器测定上清液和细胞中的 cpm 值，计算 NK 细胞活性。

$$^{125}I\text{-}UdR 释放率（\%）=\frac{上清 cpm 值\times2}{上清 cpm 值＋细胞 cpm 值}\times100\%$$

NK 细胞活性（%）＝试验组 ^{125}I-UdR 释放率－自然组 ^{125}I-UdR 释放率。

③方法学评价：本法自然释放率比 ^{51}Cr 低，半衰期较长，方法的敏感性高，故被大多

数实验室所采用。

5. 化学发光法　NK 细胞杀伤靶细胞时会发生呼吸爆发，产生大量活性氧自由基，如超氧自由基和羟自由基等。这些活性氧产物与细胞内某些可激发物质发生反应，产生微弱的发光现象。发光量与 NK 细胞杀伤能力呈正相关。

6. 流式细胞术　碘化丙啶只能渗透到死亡细胞内并与其 DNA 或 RNA 结合，在 488 nm 波长的光的激发下产生有色荧光。另外，NK 细胞的体积大小以及对光的散射特性均不同于靶细胞。因此，可利用流式细胞术检测受 NK 细胞作用的靶细胞死亡率来反映其活性。

总之，检测 NK 细胞活性的方法多种多样，从简单的活细胞计数直至最先进的流式细胞仪分析。不同方法在操作的简繁性、敏感性和特异性上各有特点，因此应根据实验要求和具体条件进行选用。

任务 3　吞噬细胞的检测

体内具有吞噬功能的细胞群按其形态大小分为两类：一类为大吞噬细胞；另一类为小吞噬细胞，亦即中性粒细胞，两类在形态上各有其特征。外周血或实验动物腹腔液等标本中白细胞分类和计数为重要的常规指标，人外周血中性粒细胞的数量对诊断大多数感染性疾病具有重要的参考价值。

吞噬细胞的吞噬活动大致分趋化、吞噬和胞内杀灭作用三个阶段，在免疫学实验研究和临床检验中已建立相应的检测方法。

一、中性粒细胞功能的检测

（一）细胞运动功能的检测

小吞噬细胞的运动可以分成随机运动和定向运动，前者类似于布朗运动。检测方法是将采集的白细胞悬液滴于玻片上，用光学显微镜直接观察其运动。也可用毛细血管法将细胞悬液装入硅化毛细血管中，稍加离心，使细胞沉积在一端，切去无细胞的毛细血管段，继而移放在含细胞培养液的培养小瓶中，37 ℃温育 18～20 h，游动的细胞将从毛细血管内外移，在管口形成一细胞团，根据细胞面积可判断受检中性粒细胞活动的强弱。某些患者中性粒细胞的任意运动明显减弱，甚至消失。中性粒细胞的定向运动表现为趋化运动，测定方法有多种，其原理相同，而方法大同小异，常用以下两法：

1. Boyden 小室法　又称滤膜小室法，采用特殊的小盒装置，盒中以一片 3～5 μm 孔径的微孔滤膜将盒分为上下两个小室。上室加受检的白细胞悬液，下室加细菌菌体或其产物、酵母菌活化的血清等趋化因子。置 37 ℃温育数小时。上室中的中性粒细胞因受下室内趋化因子的招引，使细胞由滤膜微孔进入滤膜内，最后取滤膜，经固定、干燥、着染、脱色等步骤，将透明后的滤膜置油镜下，检测细胞在膜内移动的距离，求其趋化单位。

2. 琼脂糖凝胶平板法　将含小牛血清的 1% 琼脂糖倾倒在玻片或平皿中制成凝胶平板，继而按图 12-9 打孔，每三孔为一组，中央孔加细胞悬液，两侧孔分别加趋化因子或对照培养液，经 37 ℃温育 2～3 h 后，用 2‰戊二醛固定，移去琼脂糖层，经染色后，测量细胞移动的距离，按下式计算移动指数。

$$移动指数＝趋化移动距离/任意移动距离$$

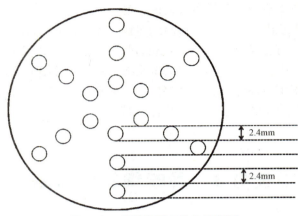

图 12-9　琼脂糖平皿法打孔谱型

（二）吞噬和杀菌功能的检测

检测原则是将受检细胞悬液按一定比例混合，加活的白色念珠菌悬液，保温后，加美蓝溶液作活体染色，取样涂片镜检。如胞内白色念珠菌呈蓝色，表示细菌已被杀死，共计 100～200 个细胞，分别求其吞噬率和吞噬指数。

$$吞噬率＝\frac{吞噬细菌的细胞数}{计数的细胞数（100～200）}×100\%$$

$$吞噬指数＝\frac{吞噬的细菌总数}{吞噬细菌的中性粒细胞数（100～200）}$$

溶细胞法更能直接反映细胞杀菌的情况，将受检的细胞悬液与一定量已经新鲜人血清调理过的大肠杆菌或金黄色葡萄球菌悬液混合后，置 37 ℃，每隔一定时间取定量培养物，稀释后接种固体平板培养基，37 ℃培养 18 h 后，计算菌落数，据此计算中性粒细胞的杀菌能力。

$$杀菌率＝\left(1-\frac{30、60、90 \text{ min 的菌落数}}{0 \text{ 时的菌落数}}\right)×100\%$$

正常情况下，对大肠杆菌的杀菌率约为 90％，对金黄色葡萄球菌的杀菌率约为 85％。

在临床常用的硝基四氮唑蓝（NBT）还原试验，本法用以检测中性粒细胞的胞内杀菌能力，由于中性粒细胞在杀菌过程中能量消耗剧增，耗氧量亦随之相应增加，磷酸己糖旁路代谢活力增强，葡萄糖 6-磷酸氧化脱氢，此时加入 NBT 可接受所脱的氢，使原先呈淡黄色的 NBT 还原成点状或块状甲䐶颗粒并沉积在胞浆内。其化学反应式如下：

近些年来还采用了新颖的化学发光法，中性粒细胞在吞噬经调理的金黄色葡萄球菌过程中，伴有化学发光的产生，故可用化学发光仪测定中性粒细胞的吞噬功能及其代谢活性。

实验证明全血化学发光试验可同时获得两种信息，即中性粒细胞的吞噬功能、代谢活性及受检血清的调理功能。由于中性粒细胞的氧代谢活性与对细胞的吞噬率密切相关，杀菌能力与发光强度相平行，因此化学发光法可检测细胞杀菌功能。所以，吞噬细胞化学发光测定法可用以研究中性粒细胞的吞噬功能、代谢活性和血清调理功能，它可在生理温度和中性环境下测定，能较好地反映生理条件下吞噬细胞的功能，具有准确灵敏、样品用量少、简便快速等优点。其敏感性高于 NBT 还原试验。

二、巨噬细胞功能的检测

人巨噬细胞可从外周血或经斑蝥激发的皮疱液中获取，也可从肺灌洗液或患者腹膜透析液中分离，但操作烦琐，得量不多。许多实验室在进行基础或配合临床研究巨噬细胞功能及其与疾病的关系，或筛检免疫增强药物和探讨其作用机制时，常选用小鼠腹腔巨噬细胞为研究对象，常用的检测方法如下。

（一）炭粒廓清试验

正常小鼠肝中枯否细胞可吞噬清除 90% 炭粒，脾巨噬细胞约吞噬清除 10% 炭粒，据此给小鼠定量静脉注射印度墨汁（炭粒悬液），间隔一定时间反复取静脉血，测定血中炭粒的浓度，根据血流中炭粒被廓清的速度，判断巨噬细胞的功能。

（二）吞噬功能的检测

巨噬细胞具有较强的吞噬功能，实验室常用比细菌大的细胞性抗原作为被吞噬颗粒，如鸡红细胞。其检测原理是将受检细胞与适量的颗粒抗原混合后，置 37 ℃保温 0.5～1 h，其间时加振摇，最后离心取测定细胞制成涂片，染色镜检，分别计数出吞噬百分比和吞噬指数。各实验室应根据自己的条件建立正常参考值。

（三）巨噬细胞溶酶体酶的测定

巨噬细胞富含溶酶体酶，如酸性磷酸酶、非特异性酯酶、溶菌酶等，测定这些酶的活性也是衡量巨噬细胞功能的实用指标之一。

1. 酸磷酸酶的测定

（1）硝酸铅法：本法优点是用普通试剂，价格便宜，一般实验室均有条件做，封片后可较长时间保存，并可用电子显微镜研究观察细胞的超微结构。缺点是细胞必须固定，而且固定条件要求严格，如处理不当，酶活性易消失，反应步骤也较多。

该法基本原理是在适当的酶性条件下，巨噬细胞内的酸性磷酸酶能使 β 甘油磷酸钠水解成磷酸盐，后者与硝酸铅反应产生磷酸铅，而磷酸铅再与硫酸铵反应则形成黑色硫化铅，沉积在胞浆内酸所在处，显示棕黑色颗粒。酶活性强弱可根据颗粒的数量和粗细不同而分级判断，颗粒数量少而细的为＋，颗粒多而粗的为＋＋，颗粒很多且很粗的为＋＋＋。

（2）偶氮法：本法操作简便，反应液中的底物 α-萘磷酸钠被酸性磷酸酶分解后，形成萘酚和磷酸盐，而萘酚结构中的羟基（—OH）邻近的活泼碳原子，立即与偶氮染料发生反应，而产生鲜艳的棕色沉积在酶所在处，缺点是封片后保存时间短。

2. 非特异性酶的测定 该酶比较稳定，酶活性丧失较慢，细胞经涂片干燥，置室温至少可保存半天至一天，因此特别有利于临床检验室采用。

常用 α-萘醋酸法，该酶可将 α-萘醋酸分解成萘酚和醋酸，萘酚迅速与偶染料结合，形成有色反应物而沉积。

（四）巨噬细胞促凝血活性测定

激活巨噬细胞可产生一种与膜结合的凝血活性因子，加速正常血浆的凝固，为此取 37 ℃预温的正常兔血浆和 $CaCl_2$ 混合液，加入经黏附单层巨噬细胞的试管中，移置 37 ℃，即时记录血浆凝固时间。实验证明，当巨噬细胞与 LPS、肿瘤相关抗原或 HBsAg 等温育后，可见血浆凝固时间明显缩短。本法稳定方便，也是检测不同疾病患者巨噬细胞功能的指标之一。

（五）巨噬细胞表面受体的检测

成熟的巨噬细胞表面具有 Fc 受体和 C3b 受体，这些受体能识别经 IgG 和 C3b 调理的颗粒，并迅速与之结合，促使细胞对相应颗粒的吞噬，因此检测这些受体可间接判断巨噬细胞的功能。常用抗羊红细胞致敏的羊红细胞悬液作指示物进行 EA 花环试验，也可用抗原（E）抗体（A）补体（C）复合物作 EAC 花环试验。由于操作烦琐，现仅供研究用。

项目十三 器官移植的 HLA 分型检测技术

学习目标

1. 熟悉移植排斥反应的类型及机制。
2. 熟悉人 HLA 血清学分型技术常用的方法及原理。
3. 了解人 HLA 细胞学分型技术常用的方法及原理。
4. 掌握人 HLA 基因分型技术常用的方法及原理。
5. 掌握人 HLA 分型检测的临床意义。

任务1 认识移植排斥反应的类型及机制

一、器官移植

器官移植是指医学上将健康的组织或器官从原部位移植到自体或异体的特定部位，替换功能衰竭的组织和器官，以置换或补偿机体所丧失的结构和（或）生理功能的现代医疗手段。现代医疗技术几乎可以对全身任何组织或器官进行移植，已成为治疗组织器官衰竭性疾病和提高生命质量的有效途径。被移植的器官、组织或细胞称移植物，提供移植物的个体称供体，接受移植物的个体称受体或宿主。根据移植物的来源及其遗传背景不同，可将移植分为四类：

1. 自体移植　是指移植物来源于患者本人，这种移植不会发生移植排斥反应，感染几率极低，易成功。

2. 同系移植　是指遗传背景完全相同或基本近似的个体间的移植。例如单卵孪生之间的移植，或同种动物多次交配而形成的近交系之间的移植，一般也不会发生移植排斥反应。

3. 同种异体移植　是指同种内遗传基因不同的个体间的移植，临床移植大多属于此类。这种移植常常出现排斥反应，排斥反应的强弱取决于供体和受体之间遗传背景的差异程度，差异越大，排斥反应越强烈。

4. 异种移植　是指不同种属个体间的移植。例如羊和人之间的器官移植。由于异种动物间的遗传背景差异较大，尤其在非协调性的动物种属间，体内可能存在抗对方组织细胞成分的天然抗体，移植后可能产生严重的排斥反应，包括超急性排斥反应，故此类移植目前尚无长期存活的报道。

二、移植排斥反应

器官移植能否成功，很大程度上取决于是否发生移植排斥反应或移植排斥反应的强弱。移植排斥反应是针对移植物抗原诱导产生的免疫应答，从而导致移植物功能丧失或受者机体损害的一种免疫损伤。移植排斥反应的发生是以受体和供体间组织细胞上表达的抗原差异所导致的，抗原差异越大，排斥反应就越强烈，移植器官就越不容易成活，这是移植免疫学研究需要克服的难题。移植排斥反应包括宿主抗移植物反应和移植物抗宿主反应两大类。

（一）宿主抗移植物反应

宿主抗移植物反应（Host versus graft reaction，HVGR）是宿主体内的效应细胞和抗体对移植物进行攻击，导致移植物被排斥。临床上一般见于器官移植。根据排斥反应发生的时间、强弱，以及免疫损伤机制和组织病理改变等，大致分为三种类型，即超急性排斥反应、急性排斥反应、慢性排斥反应。

1. 超急性排斥反应　是指血管化移植器官在血液循环恢复后的数分钟至 48 小时内发生的不可逆转的体液排斥反应。其原因是受者体内存在针对移植物抗原的预存天然抗体，例如 ABO 血型抗体、Rh 血型抗体、HLA 抗体等，随血液进入移植物，通过与血管内皮细胞结合，激发一系列的免疫应答损伤。同种移植中，超急性排斥反应常见于 ABO 血型不符、移植前反复输血、长期血液透析、多次妊娠或接受过器官移植者。异种移植中，发生于体内预存抗异种抗原天然抗体的受体。

目前尚无治疗超急性排斥反应的有效手段，一旦发现，当立即切除移植物。因此移植前供者与受者之间需要进行仔细的 ABO、Rh、HLA 配型和交叉配型，并且确保抗淋巴细胞抗体、交叉配合均为阴性，配合切取移植物和再灌注时的熟练操作，多可避免此类排斥反应的发生。由于肝脏的特殊生理结构和代谢特点，尚未发现肝移植中有超急性排斥反应发生。

2. 急性排斥反应　是同种异体器官移植中最常见的一种排斥反应类型，一般发生于移植后的数周至数月内，排斥反应出现的早晚和反应的轻重与供体-受者 HLA 相容性有直接的关系。急性排斥反应患者多有发热、全身不适、移植部位肿大疼痛并伴有移植器官功能减退的临床症状；病理特点是移植物实质和小血管壁上有以单个核细胞为主的细胞浸润、间质水肿与血管损害，后期在大动脉壁上有急性纤维素样炎症。究其原因可能是残留在供体移植物中的抗原提呈细胞（过客细胞）对受体的免疫系统提供了最初的抗原性刺激。这种抗原性刺激，来自于移植物中的树突状细胞和单核细胞等表面富含的 HLA-Ⅰ、HLA-Ⅱ分子；此外，通过受体的抗原提呈细胞对具有同种异基因的 HLA-Ⅰ、HLA-Ⅱ分子移植物实质细胞的识别，是另一种抗原提呈途径。无论是供体还是受体，其 APC 提供的 IL-1、IL-6 等刺激信号，有助于淋巴细胞的激活。细胞毒性 T 淋巴细胞通过血液，从淋巴组织移行到移植物，造成存在抗原的组织部位损伤；抗体被分泌到血液或移植物局部，发挥着抗体的生物学作用，主要引起移植器官的血管炎。

急性排斥反应中，可以出现特征性的急性血管排斥反应，其发生机制为：①激活的 T 淋巴细胞直接杀伤血管内皮细胞，或者是通过分泌淋巴因子激活炎性细胞，从而引起内皮细胞坏死；②受体产生针对血管内皮细胞的 IgG 类抗体，通过补体依赖细胞毒作用，导致移植物血管的坏死。细胞免疫应答在此排斥反应中发挥着主要作用。其中 CD4$^+$ T 细胞介导的迟发型超敏反应是造成损伤的主要机制。CD8$^+$ CTL 和 CD4$^+$ CTL 可以直接杀伤表达异型的移植物细胞。除此之外，急性排斥反应造成的组织损伤，巨噬细胞和 NK 细胞也参与其中。

3. 慢性排斥反应 一般发生于移植后数月甚至数年，属于迟发型超敏反应，病程缓慢，表现为进行性移植器官的功能减退直至丧失。血管壁细胞浸润、正常组织结构功能丧失、间质纤维化和瘢痕形成是慢性排斥反应的病理特点；另一病理性特征是血管平滑肌细胞的增生，导致移植物血管的破坏，这是由于移植物血管壁富含同种抗原激活的淋巴细胞，而后诱导巨噬细胞分泌平滑肌细胞的生长因子所致。慢性排斥反应对免疫抑制疗法不敏感，从而成为目前移植物不能长期存活的主要原因。

慢性排斥反应中移植器官的功能衰退可能是由免疫和非免疫两种因素造成的。免疫机制中 CD4$^+$ T 的细胞间断活化可能发挥着主要作用。慢性迟发型超敏反应炎症是由 Th1 细胞和巨噬细胞介导，Th2 细胞则辅助 B 细胞产生抗体，进而通过激活补体和 ADCC 作用，损伤移植器官血管内皮细胞。非免疫因素可以是局部缺血、高血压、糖尿病、再灌注损伤、免疫抑制剂毒副作用等。

（二）移植物抗宿主反应

移植物抗宿主反应（graft versus host reaction，GVHR）是由于移植物中含有大量的抗原特异性淋巴细胞，识别宿主受体组织相容性抗原，而后增殖分化为效应细胞，对宿主受体的组织器官发动攻击的一种排斥反应。主要见于骨髓移植后，此外胸腺、小肠、脾脏的移植，以及新生儿接受大量输血也可发生。GVHR 一旦发生，一般难以逆转，不仅导致移植失败，还可危及受者的生命，造成严重后果。GVHR 的发生依赖于下列条件：①移植物与宿主间组织相容性抗原不符；②移植物中含有足够数量的免疫细胞，特别是 T 细胞；③移植受体处于免疫功能极低或免疫无能的状态。

免疫排斥反应情况复杂，不同器官、不同部位的移植排斥反应也不尽相同。某些特殊的部位，例如角膜、脑、胸腺等，接受同种或异种移植后可以不发生或仅发生轻微排斥反应。骨髓移植中供、受体之间遗传背景的差异，可以同时导致 GVHR 和 HVGR 发生。但由于接受骨髓移植的患者多伴有严重的免疫缺陷，所以很少发生明显的 HVGR。

在移植过程中，受体的免疫细胞对移植物表面 HLA 的识别存在着直接和间接两种方式。直接识别，是指受体 T 细胞对移植物表面完整的同种异型 HLA 分子的识别，无需对其加工、处理和递呈。间接识别，即受体 T 细胞被具有相同基因背景的 APC 所加工、处理的移植物 HLA 抗原肽的识别。通过直接识别，活化以 CD8$^+$ CTL 为主的 T 细胞，参与强烈的急性排斥反应。而间接识别则以活化 CD4$^+$ Th 为主，在慢性排斥反应中发挥重要作用。

三、参与移植排斥反应的主要抗原

排斥反应本质上是一种特殊的免疫应答。同种不同个体间移植后，由于供、受体之间的组织相容性抗原不同，引起移植物刺激受体的免疫系统产生免疫应答，导致排斥反应，称为同种异型移植排斥反应。供、受体间组织相容性抗原的差异程度、移植物种类、受体的免疫状态、器官类型以及排斥反应防治措施等因素决定移植排斥是否发生及其发生的强弱。

(一) 主要组织相容性抗原

同种异型移植时，引起排斥反应最强的移植抗原当为人类白细胞抗原（HLA）。在不同类型的 HLA 分子中，Ⅰ、Ⅱ类分子是引发移植排斥反应的首要抗原，特别是 HLA-DR 位点的抗原分子。体外实验显示，T 细胞对带有同种异基因 HLA 的细胞表现出超常的反应性和有效的细胞毒作用。HLA 广泛的组织分布和特殊的分子结构，使得 HLA 具有强烈的引发移植排斥反应的生物学效应。

(二) 次要组织相容性抗原

供、受体 HLA 完全配型时，发生的轻度、缓慢的移植排斥反应与个体之间存在着的次要组织相容性抗原密切相关，在某些组织器官移植时甚为明显。主要、次要组织相容性抗原均不相同时，移植排斥的发生显然会更加强烈。次要组织相容性抗原是相对于主要组织相容性抗原而言的，究竟为哪些基因所编码，至今为止尚无定论。尽管为次要组织相容性抗原，但其在某些组织器官移植时同样发挥着重要作用，尤其是骨髓移植。

(三) 其他参与排斥反应的抗原

1. 人 ABO 血型抗原　是红细胞膜表面的一类糖蛋白，与人类器官移植的关系已经被确认，是一种重要的组织相容性抗原。ABO 血型抗原分布极为广泛，几乎人体所有组织器官的血管内皮细胞表面均含此类抗原。ABO 血型抗体系天然抗体。预存于供体的血型抗体，可针对存在于移植物血管内皮表面的 ABO 抗原发生血管排斥，导致移植失败。其机制为抗体介导的免疫病理损伤。当受体血清中的血型抗体与供体移植物血管表面 ABO 抗原结合时，通过激活补体而引起血管内皮细胞损伤和血管内凝血，导致超急性排斥反应的发生。因此，在进行组织器官移植时，应力求供、受体间 ABO 血型保持一致。除 ABO 血型抗原系统外，表达于供体血细胞的其他血型物质，都可以构成触发移植排斥反应的靶抗原。

2. 组织特异性抗原　是指一类特异地表达于某一器官、组织或细胞表面的抗原，属独立于 HLA 抗原和 ABO 血型抗原之外的一类抗原系统。此类抗原在移植排斥反应中的作用越来越受到重视，然而对其研究深度有待提高。目前，已被关注的组织特异性抗原有：血管内皮细胞特异性抗原、肾特异性抗原、肝脏特异性抗原、胰腺特异性抗原、心脏特异性抗原、骨髓特异性抗原等。各种组织特异性抗原的确切生物学特性、作用机制及其与 HLA 的关系仍待进一步研究。组织特异性抗原尚未作为器官移植前组织配型的必要项目。

四、移植物选择标准

移植物选择是移植能否成功的关键因素之一，选择的标准可归纳为以下几类。

1. 一般情况下，应考虑如下几点：①移植物本身必须是健康细胞、组织或器官，在形态和功能上都没有异常发现；②供者无传染病（尤其是艾滋病和肝炎等）或相关感染、无代谢病和恶性肿瘤（原发性脑肿瘤除外），全身重要器官的功能正常；③供者与受者的年龄应相仿，尤其供者应小于受者；但在生命器官移植时，供者年龄最好在 10～50 岁之间；④供者器官与受者的大小应相接近，尤在心、肝、肺等原位移植中，供者与受者体重相差不能过于悬殊，否则会引起植入困难或者不适应。

2. ABO 血型相容　一般临床输血的 ABO 选配原则也适用于移植，O 型受者只接受 O 型移植物；A 型受者接受 A 型或 O 型；B 型受者接受 B 型或 O 型；AB 型受者接受范围较广。一般情况下，不管是活体移植物还是尸体移植物，血型不相容就不应该进行移植。

3. HLA 相容性　供者与受者之间 HLA 相同的位点越多，相容性就越好，长期存活的可能性就越大。但是临床移植的绝大多数是同种移植，在非直系血缘关系的人群中，几乎不可能发现 HLA 完全相同者，只要能发现 1~2 个 HLA 位点相同，就比 HLA 完全不相同者之间的移植成功率大得多。如果有可能，移植物的供者最好是近亲（例如父母、子女或同胞兄弟姊妹等）之一或移植物选择标准健康志愿者，这样可以在移植前对双方进行较全面的检测和交叉配合试验，还可能有选择的余地。如果等待尸体器官，检测 HLA 的困难性增加，选择的机会也少。另外，移植中心的建立可以解决许多难题。

任务 2　学会 HLA 分型技术

人类 HLA 抗原的不合是引起器官移植后排斥反应的主要原因，移植物的存活率很大程度上取决于供者与受者之间 HLA 型别相合的程度。从 20 世纪 60 年代开始，HLA 抗原的分型采用了血清学和细胞学检测的方法，但是 HLA 的高度多态性或个体遗传差异的本质决定了必须在编码 HLA 抗原分子的 DNA 水平上才能最准确地解决 HLA 抗原的分型问题。从 20 世纪 80 年代开始，HLA 的基因分型技术得到了迅速的发展，与血清学和细胞学检测方法相比，它具有更为直接、可靠、操作简便、迅速等优点。目前，以 PCR 为基础的 HLA 基因分型技术已全面代替传统的血清学分型方法。

一、HLA 血清学分型技术

HLA 抗原的血清学分型在临床的应用已达 30 多年，而且血清学分型技术与方法在长期的临床实践中也得到了很大的发展和完善，但是由于 HLA 遗传特性的限制，血清学方法本身存在着难以弥补的缺陷。主要表现在：①由于分子生物学技术的普及，对各个地区和民族 HLA 分子结构的研究不断深入，新的等位基因逐年增加，能够分辨出所有特异性的标准抗血清的获得已变得不可能；②由于 HLA 等位基因序列的高度同源性，血清学的交叉反应增加，结果的准确性下降，各血清学亚型的判定更加困难；③HLA 抗原Ⅱ类分型血清一般较弱，容易出现假阴性，而且抗体纯度也会影响结果的准确性；④HLA-C 抗原至今缺乏单特异性的抗血清；⑤HLA 个体遗传学差异的本质是在编码 HLA 抗原的 DNA 序列上，而不是在血清学所能检测的基因产物上，血清学表型的相同并不能代表 DNA 序列的完全一致。

（一）HLA Ⅰ类抗原的检测

HLA-A、B、C 抗原型别鉴定均使用微量补体依赖的细胞毒试验（complement dependent cytotoxicity，CDC）。基本原理是标准分型血清中含有针对某种抗原特异性的细胞毒抗体，可与待测细胞表面相应 HLA 抗原结合、激活，随后加入补体，使细胞损伤或死亡。利用染料排斥试验判断受检细胞，受损或死亡细胞被染色为细胞毒阳性。细胞毒阳性细胞的 HLA 抗原型别与标准分型血清所针对的抗原相当。供者淋巴细胞作靶细胞，与受者的血清进行补体依赖的细胞毒试验。阳性反应说明受者体内含有抗供者的特异性抗体，移植后很有可能发生超急排斥反应。若要进一步检测受者体内是抗 HLA-Ⅰ 类抗原抗体还是抗 HLA-Ⅱ 类抗原抗体，需分离出较纯的 T 细胞和 B 细胞分别进行测定；若要排除受者自身抗体的影响，可以选用自身细胞与自身血清进行试验作为对照。交叉配型是移植前必须做的一个检验项目，对曾经多次接受输血者、经产妇、有不成功移植史或接受过血清透析治疗者，尤其要进行审慎的检验。

（二）HLA-DQ、DR 抗原的检测

HLA-DQ、DR 抗原的检测方法同 HLA Ⅰ 类抗原，但所用的抗血清必须经过吸收（通常用多个个体的血小板来吸收）以除去其中的抗Ⅰ类抗原的抗体，待测细胞须用经过纯化的 B 细胞。标准分型血清多取自经产妇、计划免疫志愿者，或制备的 HLA 单克隆抗体。

血清学分型是一项古老的技术，尽管近年来已建立许多新的技术，但它仍是目前 HLA 分型的基本方法。

二、HLA 细胞学分型技术

HLA-DP 抗原特异性可应用纯合子分型细胞（homozygous typing cell，HTC）和预致敏淋巴细胞试验（primed lymphocyte test，PLT）检测。两种方法的原理均是通过单向混合淋巴细胞培养判断淋巴细胞在识别非己 HLA 抗原后发生的增殖反应。细胞介导的淋巴细胞毒试验主要用于检测受者对移植物可能发生的细胞介导的淋巴细胞毒作用。将受者淋巴细胞与灭活的供者淋巴细胞做常规单向混合淋巴细胞培养，收获致敏的受者淋巴细胞后，再与 ^{51}Cr 标记的、PHA 刺激的供者淋巴细胞做细胞介导的淋巴细胞毒试验，^{51}Cr 释放的程度与供-受者相容程度呈负相关，而混合淋巴细胞反应是将供者与受者的淋巴细胞做双向混合培养，或者灭活供者的淋巴细胞做单向混合培养，细胞反应的程度与供-受者相容的程度呈负相关。由于分型细胞来源困难以及试验方法烦琐，细胞学分型技术正逐渐被淘汰。

三、HLA 基因分型技术

近年来，国内外已将 HLA 分型技术从抗原水平发展到基因水平。DNA 分型技术是在分子杂交基础上发展起来的，通过分析受检者细胞基因组 DNA 片段的多态性特点来判断抗原特异性型别。根据目前的发展和使用情况，HLA 基因分型技术主要分为以下几大类：①限制性片段长度多态性（restriction fragment length polymorphism，PCR-RFLP）分析法；②序列特异性寡核苷酸探针（sequence specific oligonucleotide probes，PCR-SSO）分析法；③序列特异性引物（sequence specific primers，PCR-SSP）聚合酶链反应；④多荧光微球免疫分析。不同的 HLA 基因分型技术是根据鉴定通量、鉴定时间和分辨率要求进行设计的。不同的 HLA 基因分型技术各有特点，也各有其局限性，要根据不用的研究目的进行选择。

（一）常用基因分型技术

1. 限制性片段长度多态性　限制性片段长度多态性（RFLP）分析技术是最早被用于研究 HLA 多态性的 DNA 分型技术，因为 HLA 抗原的特异性取决于其 α 链和 β 链氨基酸的组成和序列，又由于氨基酸的组成和序列是根据基因中碱基序列的差异决定的，这些碱基序列的差异可造成限制性内切酶识别位点和数目的改变，因而可产生长度和数量均不同的酶切片段。用 RFLP 法电泳或选择适当的 cDNA 探针用 Southern 法可以将 HLA-Ⅰ类抗原和 HLA-Ⅱ类抗原分型。此法特别适应于小量标本的研究和异基因骨髓移植供者的选择。由于有些 PCR 扩增产物不能被内切酶作用，较难选择能够消化和区分所有等位基因的内切酶。但由于更为简便、可靠的 HLA 基因分型方法的问世，目前该方法多用于基础研究中。其基本原理是个体间抗原特异性来自氨基酸顺序的差别，后者由编码基因的碱基顺序不同所决定。此种碱基顺序的差别造成限制性内切酶识别位置及酶切位点数目的不同，从而产生数量和长度不一的 DNA 酶切片段。经电泳、转膜后，用标记的特异 cDNA 探针与之杂交，经放射自显影显示出不同长度的杂交条带。根据杂交条带的格局来判定 HLA 的型别。将聚合酶链反应（polymerase chain reaction，PCR）与 RFLP 结合起来，可明显提高其灵敏度（图 13-1）。由于本法仅能反映某限制性内切酶位点的改变，故有一定的局限性。

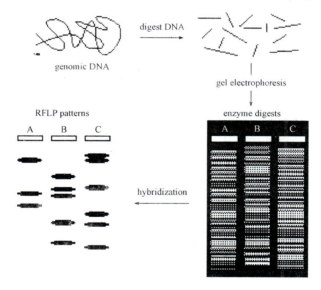

图 13-1　PCR-RFLP 技术示意图

2. PCR-SSO 技术　检测细胞 DNA 经 PCR 扩增后，与标记的序列特异性寡核苷酸（sequence specific oligonucleotide，SSO）探针进行杂交，从出现的杂交条带来判断 HLA 型别。PCR-SSO 法是以 PCR 为基础，将凝胶上扩增的 HLA 基因 DNA 转移至硝酸纤维膜或尼龙膜，进而用放射性核素或酶、地高辛等非放射性物质标记的寡核苷酸探针与之进行杂交，从而对扩增产物作出 HLA 型别判断。具体来说，就是以 HLA 等位基因的超变区为基础用 PCR 法扩增这些特异性片段，并用合成的序列特异性寡核苷酸（SSO）探针通过杂交技术对扩增片段进行分析鉴定，不但能决定相应的抗原特异性基因寡核苷酸，还可以精确地分辨出相应抗原基因特异性座位上等位基因序列的多态性。该技术方法稳定、敏感度高、样本用量少、结果精确可靠。探针可用同位素标记，也可用非放射线如生物素、地高辛、过氧化物酶等标记检测。其操作过程包括待测细胞 HLA 基因片断扩增、扩增的 DNA 变性后移至固相支持物、基因杂交和杂交部位的显示。根据固相支持物所载成分的不同，通常将 PCR-SSO 分为两类：①斑点印迹法：即用扩增的待测 DNA 印渍或点至固相支持物，再与探针进行杂交试验；②反向斑点或印迹法：系将已知 DNA 印迹或点至固相支持物上，然后与扩增的待测 DNA（预先标记）杂交，前者利于大量标本的分型，后者则主要用于少量标本的测定。

PCR-SSO 分析法有正向杂交法和反向杂交法两种。正向杂交法是将待测的 PCR 产物固定在杂交膜或玻片等其他载体上，然后与各种探针进行杂交。反向杂交法是先将非标记的 HLA 等位基因的序列特异性寡核苷酸探针固定在杂交膜或其他载体上，然后与带有生物素等荧光标记物或标记底物的 PCR 产物杂交，分析待测标本 HLA 各抗原的等位基因。原则上用反向杂交法的 PCR-SSO 检测试剂盒进行 HLA 各抗原的基因分型时，厂商应提供已点上特异性寡核苷酸探针的膜，操作者仅需要进行 PCR 产物的生物素标记，生物素化 PCR 产物与膜结合寡核苷酸探针的杂交反应，洗膜、杂交信号的检测和 HLA 等位基因的分析就可完成整个分析过程。但是，普通的 PCR-SSO 法虽然具有上述的一些优点，但也具有分型时间较长等缺点，一般需要 3 个工作日才能完成。目前临床常用的 PCR-SSO 分析法以反向杂交法为多，但正向杂交法也不失为一种稳定、准确的方法，该法能测出等位基因间 1～2 个核苷酸的差异，具有灵敏度高、特异性强和样本用量少等优点。

3. PCR-SSP 技术　PCR-SSP 法的基本原理是通过设计出一整套等位基因的序列特异性引物，特异性扩增目的 DNA 序列，HLA 基因序列已基本清楚，通过分析各位点基因序列，设计出一系列具有等位基因特异性、型特异性或序列特异性的引物，直接扩增出各种有序列差异的等位基因特异性片断。此技术的关键是特异性引物的设计，引物必须具有独一无二的序列，才能特异性扩增某一 HLA 等位基因，设计 SSP 时应注意将这些特异性序列放在 3'端，这样才能保证在退火阶段引物能与模板 DNA 完全匹配。HLA 基因扩增的特异性包括：①座位特异性，如 HLA-A、HLA-B、HLA-DRB1 等；②组织特异性，如 DRB1-01、DRB1-02 等；③等位基因特异性，如 DRB1-0401、DRB1-0402 等。PCR 扩增产物的特异性取决于引物的序列和扩增条件，应在设计试验时避免假基因共扩增的可能。此法可在 2～4 h 内作出分型结果，特别适用于实体器官移植配型，也是唯一针对临床急诊和尸体器官移植而设计的 HLA 基因分型技术，是一种低分辨率的分型方法。

4. 多荧光微球免疫分析　多荧光微球免疫分析是建立在 SSO 基础上采用流式细胞仪技术为检测手段的新型 HLA 分型技术，有取代 SSO 和 SSP 的趋势。其原理是将用于检测 HLA 抗原等位基因的特异性寡核苷酸探针预先包被微磁珠表面，在检测时先用带有生物素标记的引物对特定的外显子进行扩增，如 HLA-A、B 位点的第 2、3 外显子，HLA-DRB1 位点的第 2 外显子等，对扩增后生物素化的 PCR 产物进行变性、中和，将预先包被有特异性探针的微球加入生物素化的 PCR 产物中进行杂交反应，洗脱没有杂交上的 DNA，与探针结合的标记有生物素的 DNA 片断与荧光素标记的亲和素结合，多荧光微球在 Luminex 200 流式细胞仪上进行结果判读。

流式细胞仪 SSO 技术进行结果分析是通过对微球的光谱分析而实现的，如目前临床常用的 Luminex 系列的流式细胞仪 SSO 技术体系中，经荧光标记液后，每一个微球都具有独特的光谱特征，在结果分析时通过分析流动的微球独特光谱特征，每一个微球被精确地归类到不同的亚群，同时通过识别微球表面探针上生物反应的荧光特征就可判断被检测标准 HLA 各抗原的基因分型。同其他技术相比较，其最独特的优势是可在几秒内同时检测上千个分子，对 HLA 多个位点进行高、中、低分辨率的分型。

（二）交叉配型

传统的交叉配型试验是检测受者体内是否存在抗供者的特异性抗体，现在可同时检测受者对供者抗原的相容程度。不管是否已经进行过各种 HLA 分型试验，交叉配型试验对选择移植物都有一定的参考价值。

1. 微量细胞毒试验　将受者和供者淋巴细胞进行混合培养（mixed lymphocyte culture，MLC），由于淋巴细胞表面富有 HLA-Ⅰ和 HLA-Ⅱ类分子，若受者和供者之间 HLA 抗原差异性较大，彼此间将产生较大的刺激，淋巴细胞也会产生较强的增殖反应。若增殖反应过强，则会呈现阳性反应，说明彼此之间组织相容性较差，供者选择不当。细胞增殖反应的水平与供者和受者之间的组织相容性程度呈负相关，但由于淋巴细胞进行混合培养的灵敏度不高，所以阴性反应并不能说明移植物相匹配。

2. 流式细胞仪检测　将供者淋巴细胞与受者血清共育后，用荧光标记的抗人 Ig 对结合抗体的细胞染色，于流式细胞仪上进行荧光标记测定。该法比微量细胞毒法的灵敏度高 100 倍，有条件的单位可以优先考虑使用。

3. 混合淋巴细胞反应　将供者与受者的淋巴细胞做双向混合培养，或者灭活供者的淋巴细胞做单向混合培养，细胞反应的程度与供-受者相容的程度呈负相关。

4. 细胞介导的淋巴细胞毒试验　用于检测受者对移植物可能发生的细胞介导的淋巴细胞毒作用。将受者淋巴细胞与灭活的供者淋巴细胞做常规单向混合淋巴细胞培养，收获致敏的受者淋巴细胞后，再与 ^{51}Cr 标记的、PHA 刺激的供者淋巴细胞做细胞介导的淋巴细胞毒试验，^{51}Cr 释放的程度与供-受者相容程度呈负相关。

应用补体依赖的淋巴细胞毒试验，即交叉细胞毒试验，将受体血清与供体外周血淋巴细胞共同孵育，在补体的作用下，如果受体血清中存在抗供体淋巴细胞的 HLA 抗体，可将供体的淋巴细胞杀死，交叉配型阳性，即使组织配型好，也不可进行移植，否则将会发生超急性排斥反应。如果受体血清中没有抗供体 HLA 抗体，供体淋巴细胞则能很好地保持活力，交叉配型阴性，即使组织配型差，仍可进行移植。为了避免组织相容性抗原配型中的遗漏，或由于某些同种异型间的差异，应用目前的 HLA 配型技术尚难以检出，因而仍有必要进行交叉配型。

任务 3　学会排斥反应的免疫监测和防治

一、排斥反应的免疫监测

排斥反应的判断主要依靠症状和体征、移植物功能状态及实验室检测等综合指标。免疫监测是在排斥反应发生时检查受体体内参与反应的免疫细胞和某些免疫分子的变化，对判断患者是否发生排斥反应有重要的参考意义。移植后对受者进行免疫监测，有助于对排斥反应的早期诊断，以便及时采取措施。

（一）细胞免疫和体液免疫的监测

1. 细胞免疫水平的监测

（1）外周血 T 细胞及其亚群的测定：移植排斥反应主要是由受体的 T 细胞介导，因此 T 细胞的监测在器官移植时起到重要作用。用单克隆抗体免疫荧光法或者流式细胞仪测定 T 细胞及其亚群，在急性排斥反应时，外周血 T 细胞 CD4/CD8 比值升高，可早于临床症状 1~5 d，进行抗排斥治疗可降低该比值。巨细胞病毒感染时 CD4/CD8 比值会倒置。临床实验表明，其比值大于 1.2 时，预示着急性排斥反应即将发生；而比值小于 1.08 时，则感染的可能性很大。若能进行动态监测，对感染和急性排斥的鉴别和诊断具有重要价值。

（2）杀伤细胞活性测定：移植后由于免疫抑制剂的应用，杀伤细胞的活性受抑制。试验时，供者的淋巴细胞经灭火作为刺激细胞，受者的淋巴细胞为反应细胞，两种细胞混合反应后观察刺激细胞被破坏的情况，通过检测 NK 细胞和 CTL 来判断，动态监测则意义更大。

（3）细胞因子测定：移植排斥反应的发生和多种细胞因子的参与密切相关，如 IL-2、IL-1、IL-4、IL-6、IFN-γ 等，这些因子的检测在器官移植排斥反应中极其重要。移植排斥反应的发生往往使这些因子水平升高。细胞因子与移植排斥的关系不仅仅表现在细胞因子量的变化，其基因多态性和受体急性排斥反应的发生也有一定的关系。

（4）黏附分子检测：黏附分子则可通过抗原呈递介导效应细胞和靶细胞的识别，从而参与排斥反应的发生。黏附分子主要为血管细胞黏附分子-1（VCAM-1）和细胞间黏附分子-1（ICAM-1），目前 ICAM-1 在临床中应用较多。

（5）HLA 抗体检测：抗供者 HLA 抗体的检测主要是利用交叉配合试验检测患者血清中是否存在抗供者 HLA 的抗体，抗体的存在预示着排斥反应的可能性。

2. 体液免疫水平的监测

（1）抗体水平检测：一些抗体的存在可导致针对移植物的免疫反应，从而引发超急性排斥反应，使移植失败或降低移植物的存活率。相关抗体有 ABO 及其他血型、冷凝集素、HLA 抗体、血管内皮细胞抗体、抗供体组织细胞抗体等。检测的方法可根据抗原的特异性采取淋巴细胞毒试验、交叉配型等。群体反应性抗体（PRA）的检测在提高移植成功率方面优势更为明显。受体体内的各种抗 HLA 抗体情况可通过 PRA 的检测进行了解，以此来预测移植后发生排斥反应的概率。

（2）补体水平检测：移植物的抗原和受体抗体结合，使补体活化，补体的活化和急性排斥反应的发生有关。补体的降解产物 C4d 在移植排斥发生时变化最为明显。通常用免疫标记、免疫电泳等技术进行检测。

（二）排斥反应相关蛋白质的监测

C-反应蛋白（CRP）是第一个被认识的急性时相反应蛋白，不仅与炎症反应有关，而且同移植排斥的发生也密切相关，目前临床上主要是通过免疫比浊法来测定 CRP。在急性肾小管损伤患者的尿中检测出 AST 和 β_2 微球蛋白（β_2-M）量升高，β_2-M 可提示肾小管损伤。已知，α_1 微球蛋白是能较早反映肾功能损害的指标，尿 α_1 微球蛋白和尿 HCG 与肾移植受者短期肾功能关系密切。因此尿微量蛋白是用于检测肾移植排斥的指标。

由于移植排斥反应涉及范围广泛、情况较为复杂，至今仍未找到最为合适的检测指标，探索、建立敏感特异的客观指标和检测方法，对预测和诊断排斥反应具有重要意义。

二、排斥反应的免疫防治

临床器官移植术的建立已有数十年的历史。从肾移植到心肺、肝脏移植，从完整的器官移植到部分组织器官甚至是细胞的移植，从单一的器官移植到器官的联合移植，在经历了各种考验后，逐步走向成熟并被越来越多的人接受。临床上开展较多的移植有：肾脏移植、心脏移植、肺移植、肝脏移植、胰腺移植、皮肤移植、角膜移植、骨髓移植等。移植排斥反应是临床移植所面临的重要问题，有效地进行排斥反应的预防、治疗是移植成功的重要手段。

（一）供体的选择

大量的临床实验证明，器官移植的成败主要取决于供受体间的组织相容性。因此，必须进行一系列的检测，以选择较为理想的供体。

1. 超急性排斥反应相关因素的检查　包括红细胞血型检查和受体血清中细胞毒性预存抗体测定。人红细胞血型抗原是一种能引起超急性排斥反应的重要抗原，所以供体的 ABO、Rh 血型抗原必须与受体相同，或者至少符合输血原则。而供体淋巴细胞和受体血清必须做交叉细胞毒试验，检测出受体血清中是否含有针对供体淋巴细胞的抗体，以防止超急性排斥反应的发生。

2. HLA 配型　HLA 等位基因的匹配程度是决定供受体间组织是否相容的关键因素。不同 HLA 基因座位的产物对移植排斥的影响各异。在 HLA 配型时，主要进行 HLA-A、HLA-B 和 HLA-DR 三对位点的配型，只有供受体的 HLA 配型基本相同时方可进行移植。在同种肾移植中，HLA-DR 座位对移植排斥最为重要，其次为 HLA-B 和 HLA-A 座位。倘若供受体间 HLA 配型好，则可减少免疫抑制剂的治疗需要量，减少感染等并发症的发生。中国造血干细胞捐献者资料库统一采用 DNA 分型，至少对 HLA-A 位点 58 个等位基因、B 位点的 95 个等位基因、DRB1 位点 59 个等位基因直接检测。先抽取骨髓捐献者少量外周血，鉴定出 HLA 的型别，再将个人资料输入计算机数据库。

3. 次要组织相容性抗原型别鉴定　包括供体的性别选择和其他次要组织相容性抗原的分型。在 MHC 型别相符的情况下，雌性受体可能排斥雄性供体的移植物，但同性别个体之间的移植一般不会发生排斥。在分子水平对次要组织相容性抗原进行分型，对选择骨髓移植供体具有肯定的意义。

4. 交叉配型　即交叉细胞毒试验，应用补体依赖的细胞毒试验（CDC），用受体血清与供体外周血淋巴细胞共同孵育，在补体的作用下，如果受体血清中存在抗供体淋巴细胞的 HLA 抗体，可将供体的淋巴细胞杀死，交叉配型阳性，即使组织配型好，也不可进行移植，否则将会发生超急性排斥反应；如果受体血清中没有抗供体 HLA 抗体，供体淋巴细胞则能很好地保持活力，交叉配型阴性，即使组织配型差，仍可进行移植。为了避免组织相容性抗原配型中的遗漏，或由于某些同种异型间的差异，应用目前的 HLA 配型技术尚难以检出，因而有必要进行交叉配型。

5. 移植物的预处理　不同组织器官的移植，其处理方法不尽相同。例如，小肠移植时，用树突状细胞和巨噬细胞单克隆抗体对小肠进行预处理或者是放射线照射，对肠系膜淋巴结免疫细胞的功能进行抑制，可提高移植物的存活率，有效延长移植物的存活时间。

对移植细胞的预处理大多采用的是补体依赖的细胞毒试验，即选择针对过客细胞的单克隆抗体，在补体的作用下，特异性地清除过客细胞，这将有助于减轻或防止 HVGD 的发生。

（二）受体的预处理

在受体符合相应器官移植适应证的前提下，除进行必要的组织配型或交叉配型外，对将接受器官移植的患者，在移植前应用一定剂量的免疫抑制剂、清除预存抗体和其他免疫抑制方法，抑制受体的免疫应答，可有效地提高移植的成功率。其中免疫抑制剂的应用，大大推动了临床器官移植的进展，包括化学类免疫抑制剂、激素、真菌代谢产物和中草药类免疫抑制剂。

1. 化学类免疫抑制剂　用于免疫抑制治疗的化学类免疫抑制剂大部分来源于抗肿瘤物，主要分抗代谢药和烷化剂两大类。

抗代谢药主要有嘌呤、嘧啶的类似物，以及叶酸拮抗剂两大类。前者如硫唑嘌呤，主要通过抑制次黄嘌呤核苷的代谢，干扰 DNA 合成，减少 T 细胞增殖，从而达到免疫抑制作用。后者有氨甲蝶呤，主要通过影响蛋白质的合成起作用。硫唑嘌呤对淋巴细胞有较强的选择性抑制作用，因此在器官移植方面应用较多。

常用的烷化剂有环磷酰胺、氮芥、苯丁酸氮芥等，它们的主要作用是破坏 DNA 的结构，阻断 DNA 复制，从而导致细胞死亡，因此处于增殖期的细胞对烷化剂较为敏感。在烷化剂中，环磷酰胺的毒性相对较小，应用最为广泛，分裂速度快的 B 细胞比 T 细胞对其更加敏感，因此使用适当剂量的环磷酰胺可明显抑制抗体的产生，达到抑制免疫应答的作用。

2. 激素　多种激素都可参与免疫应答的调节。糖皮质激素有明显的免疫抑制作用，对中性粒细胞、单核-巨噬细胞、T 细胞、B 细胞有较强的抑制作用，临床上广泛应用于抗炎和超敏反应疾病的治疗。

3. 真菌代谢产物　主要有环孢素 A 和 FK-506，它们在临床上的应用极大地推动了器官移植的发展。环孢素 A（Cyclosporine A，CsA）是从真菌培养液中分离出来的一种环形多肽。对 T 淋巴细胞活化和增殖的抑制作用有较高的选择性，主要抑制 T 辅助细胞合成分泌 IL-2，阻止 T 细胞激活、分化为细胞毒性 T 细胞。FK-506 也可选择性地作用于 T 细胞，且作用比环孢素 A 强数十甚至百倍。FK-506 与环孢素 A 联合使用具有明显的协同作用。

4. 中草药类免疫抑制剂　某些中药有不同程度的免疫抑制作用，如雷公藤和冬虫夏草。实验表明，雷公藤能明显抑制免疫功能，延长移植物的存活时间，且毒副作用小。其作用机制与干扰 T 细胞的转化、抑制 IL-2 的分泌和 IL-2R 的表达有一定关系。

项目十四　细胞因子及其受体检测技术

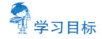

学习目标

1. 掌握细胞因子常用的检测方法及基本原理。
2. 熟悉 IL-1、IL-2、IL-3 常用的检测方法及原理。
3. 熟悉肿瘤坏死因子、造血生长因子、细胞黏附分子常用的检测方法及原理。

　　细胞因子和细胞黏附分子均在机体的免疫调节、炎症应答、肿瘤转移等生理和病理过程中起重要作用。检测这类因子不仅是基础免疫研究的有较手段，亦是临床上探索疾病发病机制、判断预后和考核疗效的指标。

任务 1　细胞因子检测概述

　　检测细胞因子的方法主要有生物学检测法、免疫学检测法和分子生物学检测法。

一、生物学检测法

　　生物学检测又称生物活性检测，是根据细胞因子特定的生物活性而设计的检测法。由于不同细胞因子具有不同的活性，例如 IL-2 促进淋巴细胞增殖、TNF 杀伤肿瘤细胞、CSF 刺激造血细胞集落形成、IFN 保护细胞免受病毒攻击等，因此选择某一细胞因子独特的生物活性，即可对其进行检测。生物活性检测法又可分为以下几类：

　　1. 细胞增殖法　许多细胞因子具有细胞生长因子活性，特别是白细胞介素，如 IL-2 刺激 T 细胞生长、IL-3 刺激肥大细胞生长、IL-6 刺激浆细胞生长等。利用这一特性，现已筛选出一些对特定细胞因子起反应的细胞，并建立了只依赖于某种因子的细胞系，即依赖细胞株（简称依赖株）。这些依赖株在通常情况下不能存活，只有在加入特定因子后才能增殖。例如 IL-2 依赖株 CTLL-2 在不含 IL-2 的培养基中会很快死亡，而加入 IL-2 后则可在体外长期培养。在一定浓度范围内，细胞增殖与 IL-2 量成正比，因此通过测定细胞增殖情况（如使用 ^{3}H-TdR 掺入法、MTT 法等）鉴定 IL-2 的含量。除依赖株外，还有一些短期培养的细胞，如胸腺细胞、骨髓细胞、促有丝分裂原刺激后的淋巴母细胞等，均可作为靶细胞来测定某种细胞因子活性。

　　2. 靶细胞杀伤法　是根据某些细胞因子（如 TNF）能在体外杀伤靶细胞而设计的检测方法。通常靶细胞多选择体外长期传代的肿瘤细胞株，利用同位素释放法或染料染色等方法判定细胞的杀伤率。

3. 细胞因子诱导的产物分析法　某些细胞因子可刺激特定细胞产生生物活性物质，如 IL-2 和 IL-3 诱导骨髓细胞合成胺、IL-6 诱导肝细胞合成 α_1 抗糜蛋白酶等。通过测定所诱生的相应产物，可反映细胞因子的活性。

4. 细胞病变抑制法　病毒可造成靶细胞的损伤，干扰素等则可抑制病毒所导致的细胞病变，因此可利用细胞病变抑制法检测这类因子。

二、免疫学检测法

细胞因子均为蛋白或多肽，具有较强的抗原性。随着重组细胞因子的出现，可较方便地获得细胞因子的特异性抗血清或单克隆抗体，因此可利用抗原抗体特异性反应的特性，用免疫学技术定量检测细胞因子。尽管细胞因子种类繁多，只要获得了针对某一因子的特异性抗体（包括多克隆抗体或单克隆抗体），均可采用相似的技术开展工作。常用的方法包括 ELISA、RIA 及免疫印迹法。目前，几乎所有常见细胞因子的检测试剂盒均有商品供应。此外还可利用酶标或荧光标记的抗细胞因子单克隆抗体，原位检测因子在细胞内的合成及分布情况。免疫学检测法可直接测定样品中特定细胞因子的含量（用 ng/mL 表示），为大规模检测临床患者血清中细胞因子的含量提供了方便。本法仅测定细胞因子的抗原性，与该因子活性不一定相平行，因此要了解细胞因子的生物学效应，必须结合生物学检测法。

三、分子生物学检测法

分子生物学检测法是一种利用细胞因子的基因探针检测特定细胞因子基因表达的技术。目前所有公认的细胞因子的基因均已克隆化，因此能较容易地得到某一细胞因子的 cDNA 探针或根据已知的核苷酸序列人工合成寡核苷酸探针。利用基因探针检测细胞因子 mRNA 表达的方法多种多样，常使用斑点杂交、Northern-blot、逆转录 PCR、细胞或组织原位杂交等。实验的关键在于制备高质量的核酸探针和获得合格的待测物（提取的 mRNA 样品或细胞/组织标本）。核酸探针是指一段用放射性同位素或其他标记物（如生物素、地高辛等）标记并与目的基因互补的 DNA 片段或单链 DNA、RNA，根据其来源可分为 cDNA 探针、寡核苷酸探针、基因组基因探针及 DNA 探针等。其中 cDNA 探针和人工合成寡核苷酸探针常用于斑点杂交及 Northern-blot，而 RNA 探针因穿透性好更适用于原位杂交。核酸探针技术的应用已经程序化，以 cDNA 探针为例，主要包括：①质粒 DNA 的提取；②靶 DNA 片段的分离；③靶 DNA 片段标记；④待测样品 mRNA 的提取；⑤标记 cDNA 探针对待检样品的杂交；⑥放射自显影或显色分析。近年来出现的 RT-PCR 检测特异性 mRNA 的方法也广泛用于细胞因子研究领域。该法具有灵敏、快速等优点，甚至从 1~10 个细胞中即可检出其中的特异 mRNA。

上述几种方法，各有优缺点，可互相弥补，在实际应用中，可根据不同的实验目的和实验室条件进行选择。生物学检测法比较敏感，又可直接测定生物学功能，是最可靠的方法，适用于各种实验目的，是科研部门最常用的技术，但需要长期培养依赖性细胞株，检测耗时长，步骤繁杂，影响因素多，不容易熟练掌握。免疫学检测法比较简单、迅速，重复性好，但所测定的结果只代表相应细胞因子的量而不代表活性，同时敏感度也低于生物学检测法（低 10～100 倍）。分子生物学检测法只能检测基因表达情况，不能直接提供有关因子的浓度及活性等资料，主要用于机制探讨。

任务 2　白细胞介素的检测

现已发现白细胞介素（IL）多达 10 余种，下面只介绍几种有代表性的 IL 检测法。

一、IL-1 检测

IL-1 有两种分子形式，即 IL-1α 和 IL-2β，它们的生物学活性基本相同，均可采用生物学检测法进行检测，若要区分 IL-1α 和 IL-2β 需用免疫学检测法。

（一）细胞增殖法

1. 淋巴细胞增殖法　IL-1 具有淋巴细胞活化因子的活性，可以协同促有丝分裂原刺激 T 细胞或胸腺细胞发生有丝分裂，同时 IL-1 可以刺激 T 细胞产生 IL-2 或其他 T 细胞生长因子，并使之表达相应的受体。细胞增殖法检测 IL-1 分为直接增殖法和间接增殖法两种。

（1）直接增殖法：IL-1 在促有丝分裂原存在的情况下，能够促使胸腺淋巴细胞和某些体外建株的 T 细胞克隆生长，因此测定这些细胞的增殖情况即可反映 IL-1 的活性。小鼠胸腺细胞测定法操作简单，比较常用，缺点是缺少特异性，因为 IL-2 亦可协同促有丝分裂原刺激胸腺细胞增殖。D10G4.1（一种小鼠 T_H 细胞克隆）测定法较胸腺细胞测定法的敏感性高，且 D10G4.1 对 IL-2 不敏感，因此特异性增强，缺点是需要长期饲养细胞株，该实验以 ^{3}H-TdR 掺入法或 MTT 法检测细胞增殖情况。通常 IL-1 浓度越高，细胞转化能力越强，IL-1 浓度低于 0.05 ng/mL 时，细胞转化能力接近促有丝分裂原单独刺激的程度。

（2）间接增殖法：某些品系如小鼠的 T 细胞系只有在 IL-1 存在的条件下才能产生 IL-2，并且 IL-2 的产生量与 IL-1 的浓度成直线关系。因此可以利用 IL-2 依赖细胞株（如 CTLL2）测定 IL-2，从而间接测定 IL-1 的含量。

2. 成纤维细胞增殖法　IL-1 能刺激成纤维细胞的增殖，故可利用来源于新生儿包皮或传代的人皮肤成纤维细胞（如 CRL1445）测定 IL-1。国内常用小鼠成纤维细胞瘤 L929 细胞株。检测原则是将生长成单层的 L929 细胞用胰酶消化后，配成适当浓度的细胞悬液，继而将不同稀释度的待测样本与 L929 细胞悬液分加入 96 孔培养液中。一式三份，并设置阴性对照，放入 37 ℃、5% CO_2 的温箱中温育 72 h，在第 16 h 时加入适量 ^{3}H-TdR，继续温育，结束后离心弃去培养上清，加入适量胰酶消化数分钟后，收集细胞测定 cpm 值或吸光度值。

（二）其他方法

1. 骨和软骨组织测定法　利用 IL-1 可诱导胶原酶释放，破坏软骨组织的特性，用分光光度计测定软骨硫酸盐释放量，即可间接推知 IL-1 量。又如 IL-1 能影响骨质吸收，应用放射性^{45}Ca 通过小鼠头顶骨系统吸收可测定 IL-1 活性，为骨质吸收释放法。

2. PGE$_2$ 测定法　IL-1 作用于下丘脑，诱导脑细胞合成前列腺素 E$_2$（PGE$_2$），发挥致热原作用；还能诱导原代培养或建株传代的成纤维细胞产生 PGE$_2$，故可用放射免疫技术测定 PGE$_2$ 以间接测定 IL-1。

3. 放射免疫测定法　本方法是利用受检 IL-1 样品与碘标记 IL-1 竞争性结合 Sepharose4B 中抗 IL-1 抗体结合位点的原理而设计。该法敏感性较高，且可排除样品中其他干扰因素的影响，其特点是可以区分 IL-1α 和 IL-1β。

4. 体内测定法　IL-1 在体内可诱导发热、引起急性期蛋白合成及影响血中铁和锌的水平。实验室多利用 IL-1 的致热原作用加以检测。在给动物静脉注射 IL-1 前后，以体温的升高幅度表示 IL-1 的活性，或定期测定血清中某些急性期蛋白的含量，如血清淀粉样蛋白 A、血清淀粉样蛋白 P 等。

总之，由于 IL-1 的生物学活性比较广泛，其检测方法亦多种多样，但每种方法均有其缺点，往往需要结合使用。T 细胞增殖法简便、易行且敏感，但样品中若混有 IL-2，则可协同促有丝分裂原刺激 T 细胞增殖，从而干扰 IL-1 的测定。血清中的 TNF 同样可以刺激成纤维细胞的增殖，也可用成纤维细胞测定法，但特异性较差。放射免疫测定法可排除其他因子的干扰，但此法仅测得 IL-1 的抗原性，不能完全代表其生物学活性。

二、IL-2 检测

IL-2 的检测方法主要分为两大类，一类是细胞增殖法，另一类是免疫学检测法。

（一）细胞增殖法

IL-2 可刺激某些淋巴细胞增殖，根据细胞增殖情况可反映 IL-2 的活性，结果以 U/mL 表示。目前所用的 IL-2 反应细胞主要有 CTLL、CTB6、F12、CTLL-2 等小鼠 IL-2 依赖细胞株以及 ConA 活化的小鼠淋巴母细胞和小鼠胸腺细胞。这类细胞的增殖情况均可通过显微镜下直接计数、^{3}H-TdR 掺入法以及 MTT 法加以测定。

1. 依赖性细胞株增殖法　IL-2 依赖细胞株在 IL-2 存在时才能生长，而对 PHA、ConA 等促有丝分裂原及 IL-2 以外的其他细胞因子均无反应。CTLL-2 对 IL-2 的依赖性最强，表现为在单独培养时 ^{3}H-TdR 的掺入值低，而在 IL-2 存在时掺入值高，故为首选的靶细胞株。

2. T 淋巴母细胞增殖法　T 细胞经植物血凝素激发转化为 T 淋巴母细胞，并表达丰富的 IL-2 受体，在体外 IL-2 存在时持续增殖，并与 IL-2 含量呈剂量依赖关系。

3. 胸腺细胞增殖法　IL-2 可以增强 ConA 的促有丝分裂原作用，从而引起 T 血细胞大量增殖。将一定数量的小鼠胸腺细胞与亚刺激量的 ConA 和不同稀释的待检标本共育，在一定时间后检测 IL-2 增殖情况即能代表 IL-2 的活性。胸腺细胞增殖试验是目前检测 IL-2 活性最简便的方法。但此法缺点是敏感性较差，如待测标本中存留有 ConA 会出现较强的非特异性反应等。

（二）免疫学检测法

根据抗原-抗体反应的原理，可利用抗 IL-2 的单克隆或多克隆抗体直接测定样品中的

IL-2 含量，结果用 ng/mL 表示。本法在 rIL-2 生产制备过程中可用以跟踪检测，在 rIL-2 基因克隆时亦可对阳性质粒进行初步筛选。

三、IL-3 检测

IL-3 又名多能集落刺激因子（multi-CSF），在刺激多能造血干细胞及造血前体细胞的分化及增殖方面具有重要作用。目前检测 IL-3 的方法多根据其对某些 IL-3 反应性细胞的促增殖及分化作用而设计。

IL-3 能刺激多种细胞增殖，因此测定 IL-3 反应细胞的增殖情况即可反映 IL-3 的活性。目前常用于细胞增殖法的 IL-3 反应细胞有骨髓干细胞、骨髓来源的 IL-3 依赖株及肥大细胞等。此外，也可取小鼠胫骨和股骨骨髓细胞加受检样品，制成琼脂平板，置 5%CO_2 37 ℃温育 1 周后，计数集落形成数，凡细胞数为 40～50 个或以上的细胞团块计为一个集落，根据形成集落数的多少判断 IL-3 的活性。

IL-3 除刺激骨髓细胞增殖外，也能活化骨髓细胞，使其释放组胺等生物活性物质。将小鼠骨髓细胞与不同稀释度的待检样品共温 48 h 后，用荧光法检测培养上清中组织胺含量也能反映 IL-3 的活性。

任务3 肿瘤坏死因子的检测

一、生物学检测法

TNF 的主要生物学活性之一就是对某些肿瘤细胞的细胞毒作用。根据这一特点，可利用 TNF 敏感的靶细胞测定 TNF 活性，根据细胞死亡得出 TNF 的相对活性。该方法的关键是选择敏感特异的靶细胞。靶细胞可以是长期传代培养的细胞系，也可以是新鲜分离的原代细胞（如瘤细胞）。现以贴壁生长的 L929 细胞为例，简述 TNF 活性的检测原则。

两种 TNF 均可损伤体外培养的 L929 细胞，细胞死亡率与 TNF 活性成正比。某些染料如中性红、结晶紫等能使活细胞染上相应颜色，再用脱色液将染料脱出，通过测定其吸光度值间接监测细胞存活状态。

试验原则是收集对数生长期的 L929 细胞，用培养液调细胞至适当浓度，加入培养板小孔中，置 37 ℃，5%CO_2 温箱中培养 16～24 h，换液后，在各孔中加入不同稀释度的待检样品，再加适当浓度的放线菌素 D 和适量培养液，继续温育 16～24 h，弃培养液，经 Hanks 液洗涤后，每孔加入适当浓度的结晶紫染色液，37 ℃培养 1 h，使活细胞充分着色。然后各孔加 1%SDS 短时温育使染色细胞溶解，再以酶标测定仪测各孔 $A_{570\ nm}$ 值。每次检测均设培养液（阴性）对照和不同浓度的 γTNF（阴性）对照。以使阴性对照 50%细胞溶解的标本最大稀释倍数为 TNF 活性单位，以 U/mL 表示。由于放线菌素 D 能抑制 DNA 的合成、降低靶细胞对损伤的修复机制，因而在检测中加入放线菌素 D 可使靶细胞对 TNF 的敏感性提高 10～200 倍。

二、免疫学检测法

通常采用 ELISA，该方法特异性高、敏感性强且快速便捷，而且能够区别 TNFα 和 TNFβ，是临床检测患者血清中 TNF 水平的有效方法，但不能反映 TNF 活性。

三、其他检测法

检测 TNF 还可用生物发光法及 NAG 微量酶反应比色法。这类方法是应用生化技术检测细胞内代谢的变化，从而推知靶细胞功能变化及死亡情况。其优点是不仅能反映细胞的死亡情况，而且能反映细胞的功能变化。此外，还具有快速、方便、微量的特点。

任务4 造血生长因子的检测

在造血生长因子的检测方法中，生物活性检测法最为基础，具体方法如下：

1. 集落刺激法 CSF 在体外可以刺激骨髓细胞增殖，形成造血细胞集落，集落的多少与 CSF 的生物学活性成正比。

2. 细胞增殖法 CSF 的依赖株很多，如 GN-CSF 的依赖细胞株是 DA3.15，M-CSF 依赖细胞株是 M14，G-CSF 依赖株是 NES60.4。待测样品与相应细胞株共同培养后，用 ^{3}H-TdR 掺入法或 MTT 法测定，根据依赖株细胞的增殖情况，检测不同 CSF 的生物活性。

此外，也可用免疫学检测法和分子生物学检测法，其检测原理与检测其他细胞因子的原理基本相同。

任务5 细胞黏附分子的检测

白细胞和血管内皮细胞、巨噬细胞和上皮细胞等以及血液中均存在细胞黏附分子，按其结构特点分为有钙离子依赖性家族、整合素家族、免疫球蛋白超家族和选择素家族四大类。在各种细胞因子、内毒素、凝血酶等作用下，细胞黏附分子由细胞内贮存池转移至细胞膜或合成增加，导致细胞表面的黏附分子数量增多。因此在某些疾病中，细胞黏附分子的数量有改变。此外，细胞黏附分子经磷酸化、糖基化等修饰作用可发生构象改变，导致其亲和力和扩散速率改变而影响其功能，因此定量检测细胞黏附分子的数量、亲和力及扩散速率，对探索某些疾病的发病机制，监视疾病的发生、发展过程和指导临床治疗具有重要意义。目前的检测方法，大多限于用免疫学技术检测其数量，而有关分子的亲和力及扩散速率的检测正在建立中。

一、细胞表面黏附分子的检测

1. 放射免疫测定法　通常用抗细胞黏附分子抗体包被载体，加受检样品后，继加相应单克隆抗体和同位素标记的二抗作非竞争性固相放射免疫测定法。

2. 免疫荧光测定法　除常规的间接免疫荧光法外，有条件的实验室可用不同激发波长的荧光素着染色受检细胞，在 FACS 仪上可同时检测有两种不同的细胞黏附分子。

3. 酶免疫测定法　主要为双抗体夹心 ELISA，本方法应用最广，但仅能检出一群细胞的表面黏附分子数量，而不能反映单个细胞黏附分子数量的变化。

二、可溶性黏附分子的检测

多采用双抗体夹心 ELISA，研究最多的是选择素家族和免疫球蛋白超家族。前者有 E、L、P 三型，均可见于血液中。溶血性尿毒症和血小板减少性紫癜患者血液中，P 选择素比正常人高 2～3 倍，而败血症、HIV 感染和艾滋病患者血液中，L 选择素明显增高。血液中存在可溶性 E 选择素是内皮细胞激活的证据，败血症、糖尿病等患者血液中 E 选择素水平增高，一般与疾病的活动性无关，而与器官受损程度相关。如败血症患者，可溶性 E 选择素可增高 20 倍以上，据称与疾病的严重性或预后有关。肝炎、肝硬化等患者血液中免疫球蛋白超家族中 ICAM-1 水平增高，与肝功能损害指标相关。总之，现已发现许多疾病可见细胞黏附分子数量异常，但这类工作尚处于探索阶段，有待深入研究和资料的积累才能判断其确切的临床意义。

项目十五　超敏反应性疾病的免疫检测

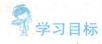学习目标

1. 掌握超敏反应的概念及类型。
2. 掌握Ⅰ型超敏反应发生机制，熟悉其他三型超敏反应发生机制。
3. 掌握各型超敏反应的临床常见疾病。
4. 掌握各型超敏反应性疾病的免疫检测。

任务1　认识超敏反应性疾病

超敏反应是机体在致敏状态下受同样抗原再次刺激后所发生的组织损伤或生理功能紊乱，是一种异常的或病理性的免疫反应。

超敏反应的发生与两方面因素有关：①抗原物质的刺激。引起超敏反应的抗原称为变应原，它可以是完全抗原（如异种动物血清、组织细胞、微生物、寄生虫、植物花粉、兽类皮毛等），也可以是半抗原（如青霉素、磺胺、非那西汀等药物，或生漆等低分子物质）；可以是外源性的，也可以是内源性的。②机体的反应性。同样接触某些抗原，只有少数人发生超敏反应，这一现象在Ⅰ型超敏反应中尤为显著。超敏反应的临床表现多种多样，可因变应原的性质、进入机体的途径、参与因素、发生机制的不同而不同。超敏反应根据其发生机制的不同可分为Ⅰ、Ⅱ、Ⅲ、Ⅳ型超敏反应。

一、Ⅰ型超敏反应

Ⅰ型超敏反应又称速发型超敏反应，是由结合于肥大细胞及嗜碱性粒细胞上的特异性IgE介导。它的主要特点是反应发生快，消退也快，在反应过程中出现功能紊乱性疾病，但一般不破坏组织、细胞，反应的发生具有明显的个体差异和遗传倾向。

（一）发生机制

1. 致敏阶段　花粉、尘螨和某些药物等变应原通过呼吸道、消化道等途径初次进入机体后，刺激机体产生特异性IgE抗体。此抗体可借助Fc片段与肥大细胞、嗜碱性粒细胞膜上的FcεRⅠ结合，使机体处于致敏状态。此阶段无任何临床症状，一般持续1~2周。青霉素等化学药物多属于半抗原，需与人体组织蛋白结合后形成完全抗原，才能致敏机体。

2. 发敏和效应阶段 ①相同变应原再次进入机体后，可与肥大细胞和嗜碱性粒细胞表面的 IgE Fab 段特异性结合，介导两个或两个以上相邻的 IgE 交联（桥联），使肥大细胞和嗜碱性粒细胞活化并释放储存的（如组胺、激肽原酶、嗜酸性粒细胞趋化因子等）及新合成的（如白三烯、前列腺素 D2、血小板活化因子等）生物活性介质，进而导致毛细血管扩张、通透性增加、平滑肌收缩和腺体分泌亢进等临床表现。②Ⅰ型超敏反应具有时相性，早期反应发生在再次接触同一抗原后几分钟内，大多属于功能性紊乱，经紧急治疗可完全恢复。由 IgE 与肥大细胞和嗜碱性粒细胞上的高亲和性 FcεRⅠ结合介导，释放的储存介质主要参与此反应过程，嗜酸性粒细胞对此反应有负反馈调节作用。晚期反应发生在再次接触抗原后的几小时或几天，伴有炎性病理改变。新合成的介质、细胞因子及嗜酸性粒细胞是主要的参与因素（图 15-1）。

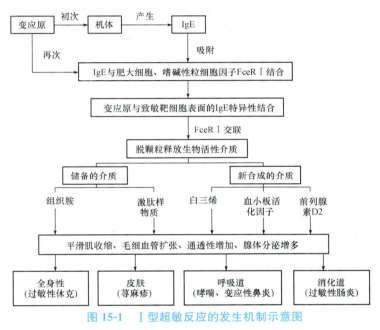

图 15-1　Ⅰ型超敏反应的发生机制示意图

（二）常见疾病

Ⅰ型超敏反应性疾病是一类常见病和多发病，临床发病率高，严重时会危及生命，如不及时抢救会导致死亡，应引起高度重视。临床上常见的疾病有以下几种。

1. 过敏性休克　过敏性休克是最严重的一种Ⅰ型超敏反应性疾病，主要由用药或注射异种血清引起。

（1）药物过敏性休克：变应原以青霉素最为常见。此外，还有头孢霉素、链霉素、普鲁卡因等。青霉素本身无免疫原性，但其降解产物青霉噻唑醛酸或青霉烯酸易与体内组织蛋白结合，形成青霉噻唑醛酸蛋白或青霉烯酸蛋白后，可刺激机体产生特异性 IgE 抗体，使肥大细胞和嗜碱性粒细胞致敏。当再次接触青霉素降解产物结合的蛋白时，即可结合靶细胞表面特异性 IgE 而触发过敏反应，重者可发生过敏性休克甚至死亡。青霉素制剂在弱碱性溶液中易形成青霉烯酸，因此使用青霉素时应临用前配制，不可放置后使用。

（2）血清过敏性休克：血清过敏性休克又称血清过敏症或再次血清病。常发生于既往曾用过动物免疫血清，机体已处于致敏状态，后来再次接受同种动物免疫血清的个体。临床上使用破伤风抗毒素或白喉抗毒素进行治疗或紧急预防时，可出现此种反应。近年来由于异种免疫血清的纯化，此类过敏反应在临床上已少见。

2. 呼吸道过敏反应

（1）支气管哮喘：常发病于儿童和青少年，有明显的家族史。多为吸入或食入变应原后发生的支气管平滑肌痉挛、气管变应性炎症，患者可出现胸闷、哮喘、呼吸困难等症状。

（2）变应性鼻炎：主要因吸入植物花粉致敏引起，患者表现有腺体分泌物增加，鼻黏膜苍白水肿、流涕、喷嚏等。具有明显的季节性和地区性特征。

3. 消化道过敏反应　少数人在食入鱼、虾、蛋、乳、蟹、贝等食物后可发生以恶心、呕吐、腹痛和腹泻等症状为主的过敏性胃肠炎，严重者可出现过敏性休克。

4. 皮肤过敏反应　可因药物、食物、花粉、肠道寄生虫及寒冷刺激等引起，主要表现为荨麻疹、湿疹和血管神经性水肿。原因是组胺、激肽等介质使皮肤真皮内小血管扩张、通透性增加，从而出现局限性水肿反应，有风团、红斑、搔痒等。

（三）防治原则

Ⅰ型超敏反应的防治原则是：询问病史，明确变应原，尽量避免与其接触；切断或干扰超敏反应发生过程中的某些环节，以终止后续反应的进行。

1. 寻找变应原　临床上可通过询问病史、皮肤试验寻找变应原。皮肤试验常用的有：①青霉素皮试：取 0.1 mL 含 10～50 单位的青霉素稀释液，在受试者前臂屈侧皮内注射，15～20 min 后观察结果，如局部出现红晕、水肿、直径≤1 cm 全身不适者均为阳性；②异种动物免疫血清皮试：将 1：100～1：1 000 抗毒素给患者作皮内注射，15～20 min 后观察结果，结果判定同青霉素皮试。

2. 脱敏疗法或减敏疗法　某些变应原虽能被检出，但难以避免再次接触，临床上常采用脱敏疗法或减敏疗法防治Ⅰ型超敏反应的发生。

（1）脱敏注射：在用抗毒素血清治疗某些主要由外毒素引起的疾病时，如遇皮肤试验呈阳性者，可采用小剂量、短间隔（20～30 min）、连续多次注射抗毒素的方法进行脱敏，然后再大量注射进行治疗，不致发生超敏反应。脱敏注射的原理可能是小剂量变应原进入机体，仅与少数致敏细胞上的 IgE 结合，脱颗粒后释放活性介质较少，不足以引起临床反应，而少量的介质可被体液中的介质灭活物质迅速破坏。短时间内，经多次注射变应原，体内致敏细胞逐渐脱敏，直至机体致敏状态被解除，此时再注射大量抗毒素不会发生过敏反应。但这种脱敏是暂时的，经一段时间后，机体又可重建致敏状态。

（2）减敏疗法：对某些已查明，但日常生活中又不可能完全避免再接触的变应原如花粉、尘螨等可采用小剂量、间隔较长时间（一周左右）、多次皮下注射相应变应原的方法进行减敏治疗。其作用机制是反复多次皮下注射变应原，诱导机体产生大量特异性 IgG 类抗体，该类抗体与再次进入机体的相应变应原结合，可阻止其与致敏细胞上的 IgE 结合，从而阻断超敏反应的进行，因此这种抗体又被称为封闭抗体（blocking antibody）。也有人认为减敏疗法的发生机制与诱导特异性 Ts 细胞产生、分泌 TGF-β 等细胞因子，抑制 IgE 的合成有关。

3. 药物治疗　使用某些药物干扰或切断超敏反应发生过程中的某些环节对防治Ⅰ型超

敏反应性疾病具有重要的应用价值。

（1）抑制活性介质合成和释放的药物：①阿司匹林：为环氧合酶抑制剂，可阻断花生四烯酸经环氧合酶作用生成 PGD2；②色甘酸二钠：可稳定细胞膜，抑制致敏细胞脱颗粒，减少或阻止活性介质的释放；③肾上腺素、异丙肾上腺素、麻黄碱及前列腺素 E 等：能激活腺苷酸环化酶，增加 CAMP 的生成，阻止 CAMP 的降解，此两类药物均能提高细胞内 CAMP 水平，抑制致敏细胞脱颗粒、释放活性介质。

（2）活性介质拮抗药：苯海拉明、扑尔敏、异丙嗪等组胺受体竞争剂，可通过与组胺竞争结合效应器官上的组胺 H1 受体，发挥抗组胺作用；乙酰水杨酸对缓激肽有拮抗作用；多根皮苷酊磷酸盐为白三烯的拮抗剂。

（3）改善效应器官反应性的药物：肾上腺素能使小动脉、毛细血管收缩，降低血管通透性，常用于抢救过敏性休克。此外，还具有使支气管舒张，解除支气管平滑肌痉挛的作用。葡萄糖酸钙、氯化钙、维生素 C 等，除具有解痉、降低血管通透性等作用外，也可减轻皮肤和黏膜的炎症反应。

二、Ⅱ型超敏反应

IgG 或 IgM 类抗体与靶细胞表面相应抗原结合，在补体、吞噬细胞及 NK 细胞等参与下，造成以细胞裂解为主要病理损伤的超敏反应。

（一）发生机制

1. 抗原　参与Ⅱ型超敏反应的抗原为存在于靶细胞表面上的抗原，靶细胞主要有血液细胞、白细胞、红细胞和血小板等。某些组织特别是肺基底膜和肾小球毛细血管基底膜也是该型反应中的攻击的目标。机体产生抗细胞表面抗原或组织抗原的原因可能有：①同种异型抗原如输入同种不同个体间血型不匹配的输血所引起的输血反应，以及母子因 Rh 或 ABO 血型不符所致的新生儿溶血症；②感染病原微生物特别是病毒感染可致自身细胞或组织抗原的免原性改变，以致机体将它们视为外来异物发生免疫应答；有些病原微生物与自身组织抗原有交叉反应性，如溶血性链球菌细胞壁与人肺泡基底膜及肾小球毛细胞血管基底膜具有共同抗原，因此抗链球菌的抗体也能与肺、肾组织中的共同抗原结合引起组织损伤；③多数药物可作为为半抗原可吸附在血细胞表面，成为新抗原被机体免疫系统识别；④免疫耐受机制的破坏因物理、化学、生物、外伤等使机体免疫耐受机制失灵，从而产生了抗自身抗原的抗体。

2. 抗体　介导Ⅱ型超敏反应抗体主要属 IgG 和 IgM 类，多为针对自身细胞或组织抗原的自身抗体。通过激活补体、介导吞噬和 ADCC 作用引起靶细胞损伤。

3. 抗体引起靶细胞或组织损伤的主要机制　①补体介导的细胞溶解 IgM 或 IgG 类自身抗体与靶细胞上的抗原特异性结合后，经过经典途径激活补体系统，最后形成膜攻击单位，直接引起膜损伤，靶细胞溶解死亡；②炎症细胞的募集和活化在抗体所在处由于局部补体活化产生的过敏毒素 C3a 和 C5a 对中性粒细胞和单核细胞具有趋化作用，因此常可见有这两类细胞的聚集。这两类细胞的表面均有 IgG Fc 受体，因此 IgG 抗体与靶细胞结合并被激活。活化的中性粒细胞和 MΦ 产生水解酶和细胞因子等而引起细胞或组织损伤；③覆盖有抗体的靶细胞被吞噬，如自身免疫性溶血性贫血时机体产生了抗体自身红细胞的抗体，被自身抗体结合和调理的红细胞易于被肝脾中的MΦ所吞噬，因而红细胞减少引起贫血；④依赖抗体的细胞介导的细胞毒作用（ADCC），覆盖有低浓度IgE抗体的靶细胞能通过细胞外非特异性杀伤机制，包括被非致敏淋巴网状细胞非特异性地杀伤。因淋巴网状细胞表面有能与IgG Fc的CH2和CH3功能区结合的特异性受体，这种杀伤作用称为ADCC。吞噬的和非吞噬的髓样细胞以及NK细胞均有ADCC活性。如人单核细胞和IFN-γ活化的中性细胞藉助其FcγRⅠ和FcγRⅡ杀伤覆盖有抗体的瘤细胞，而NK细胞通过FcγRⅢ杀伤靶细胞；⑤抗细胞表面受体、抗激素、抗交叉抗原等自身抗体也具有重要致病作用（图15-2）。

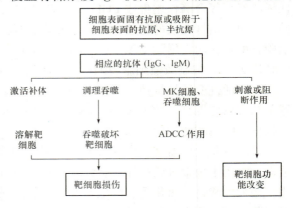

图15-2　Ⅱ型超敏反应的发生机制示意图

（二）常见疾病

1. 输血反应　输血反应是指因血型不合的输血而引起的血细胞破坏，有溶血性和非溶血性两类。如ABO血型不合的输血，可导致红细胞大量破坏，即溶血性输血反应。非溶血性输血反应是由于反复输入异型HLA的血液，在受者体内诱发抗白细胞、抗血小板抗体或抗血浆蛋白抗体，导致白细胞和血小板破坏。

2. 新生儿溶血症　多发生于孕妇和胎儿，尤其是再次妊娠的胎儿孕妇为Rh⁻，胎儿为Rh⁺。当第一胎分娩时，胎盘剥离出血，极少量胎儿Rh⁺的红细胞进入母体，刺激母体产生后天获得性Rh⁺抗体（IgG）。若该母亲怀第二胎，胎儿仍为Rh⁺时，母体的Rh⁺抗体可通过胎盘进入胎儿体内，并与Rh⁺红细胞结合，激活补体及相关细胞，导致红细胞破坏，引起新生儿溶血症。新生儿溶血症也可由母胎ABO血型不符合引起。多发生于母亲是O型血，胎儿是A型或B型者，其发生率高于Rh血型不符，但症状较轻。目前尚无有效的预防措施。

3. 药物超敏反应性血细胞减少症　药物半抗原（如异烟肼、对氨基水杨酸、甲基多巴、氯霉素、磺胺、苯海拉明等）与血细胞或血浆蛋白质结合成完全抗原后，刺激机体发生免疫应答，产生抗体，当药物再次进入时发生超敏反应，临床上可出现溶血性贫血，粒细胞减少症，血小板减少性紫癜等。

4. 甲状腺功能亢进（Graves病）　属于刺激型超敏反应。患者体内具有抗促甲状腺激素受体（TSH-R）的抗体，它与TSH-R结合模拟了TSH与TSH-R的作用，刺激甲状腺细胞分泌过量的甲状腺激素，从而导致靶细胞功能亢进。

5. 自身免疫性溶血性贫血　因药物、病毒、支原体等的作用使红细胞表面抗原发生变构，从而刺激机体产生针对自身红细胞的抗体，引起Ⅱ型超敏反应，表现为自身溶血性贫血。

三、Ⅲ型超敏反应

Ⅲ型超敏反应，又称免疫复合物型或血管炎型超敏反应。血清中的可溶性抗原与相应抗体（IgG、IgM 类）结合形成中等大小的免疫复合物（IC），在一定条件下，在局部或其他部位的毛细血管基底膜沉积，通过激活补体并在血小板、中性粒细胞等其他细胞的参与下，引起血管及其周围组织的炎症反应，造成组织损伤。

（一）发生机制

1. 影响免疫复合物形成和沉积的因素　①抗原成分在体内长期滞留是 IC 形成的先决条件；②中等大小体积的 IC 易于沉积；③毛细血管内压增高和局部血流缓慢促进 IC 沉积；④吞噬细胞和补体的功能异常或缺陷。

2. 组织损伤机制　在免疫应答过程中，抗原抗体复合物的形成是一种常见现象，但大多可被机体的免疫系统清除，不具有致病作用。但如复合物的数量、结构、清除情况或局部功能和解剖的特性等因素造成大量复合物沉积在组织中时，则可引起组织损伤和出现相关的免疫复合物病。

（1）抗原抗体复合物激活补体，释放过敏毒素 C3a 和 C5a。过敏毒素则引起肥大细胞脱颗粒，释放出组胺、趋化因子等生物活性介质。组胺可使血管通透性增加，趋化因子吸引多形核细胞流动和汇集，将免疫复合物吞噬。在吞噬过程中，中性蛋白水解酶和胶原酶等蛋白水解酶、激肽形成酶和阳离子从中性粒细胞中释放出，损伤局部组织，加重炎症反应。活化的 C567 附着在细胞表面，并结合 C8 和 C9，通过反应性溶解作用使损伤进一步加重。抗原抗体复合物激活补体系统是 Ⅲ 型超敏反应中引起炎症反应和组织损伤的最主要原因。

（2）免疫复合物引起血小板聚合，并释放出 5-羟色胺等血管活性胺及形成血栓，后者使血液滞流或血管完全被堵，导致局部组织缺血。

（3）可溶性免疫复合物被 MΦ 吞噬后不易被消化，而成为一个持续的活化刺激动因，MΦ 被激活释放出 IL-1 等细胞因子，加重了炎症反应（图 15-3）。

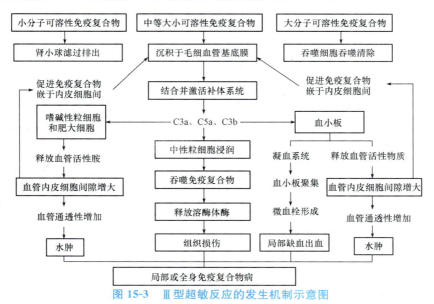

图 15-3　Ⅲ 型超敏反应的发生机制示意图

（二）常见疾病

1. 局部免疫复合物病

（1）Arthus 反应：Arthus 氏曾在家兔皮下多次注射无毒性的马血清，约 4 次后，局部出现细胞浸润；若再次注射，可发生水肿、出血、坏死等剧烈炎症反应。这是抗原在入侵局部与相应抗体结合形成免疫复合物所致。

（2）人类局部免疫复合物病：多见于胰岛素依赖型糖尿病患者。由于反复注射胰岛素后体内产生过多的抗胰岛素抗体，此时再注射胰岛素时，可在注射局部出现类似 Arthus 反应，数日后可逐渐恢复。

2. 全身免疫复合物病

（1）血清病：初次大量注射含抗毒素的马血清后，如果抗马血清的抗体已经产生，而注入的马血清（抗原）尚未全部从体内排除，这时，两者相互结合则能引起全身性免疫复合物病。另外，大量使用青霉素或磺胺类药物，也能发生类似血清病的反应（发热、皮疹、淋巴结肿大等），其机制与血清病相似。

（2）链球菌感染后肾小球肾炎：一般发生于链球菌感染后 2～3 周。葡萄球菌、肺炎球菌或某些病毒、寄生虫感染也可引起类似疾病。当病原生物感染后刺激机体产生相应抗体，抗原与抗体结合后所形成的免疫复合物随血流沉积于肾小球基底膜上，激活补体，引起肾小球基底膜损伤。

（3）系统性红斑狼疮和类风湿性关节炎：类风湿性关节炎患者体内有抗自身变性 IgG 的抗体（为 IgM 类抗体，称类风湿因子）；是统性红斑狼疮患者体内有抗自身细胞核等自身抗体。这些自身抗体与其相应抗原结合成免疫复合物后可沉积在肾小球、关节、皮肤和其他部位，引起 Ⅲ 型超敏反应。

四、Ⅳ型超敏反应

Ⅳ型超敏反应又称迟发型超敏反应（delayed type hypersensitivity，DTH），是致敏 T 细胞与相应致敏抗原作用所引起的以单核细胞（巨噬细胞和淋巴细胞）浸润和细胞变性坏死为主要特征的炎症反应。该型反应发生较迟缓，一般在接受相应抗原刺激后 24～72 h 发生，反应的发生与抗体和补体无关，为 T 细胞介导的组织损伤，因而又称细胞介导型，此型反应通常无明显的个体。

参与Ⅳ型超敏反应的 T 细胞主要有 $CD4^+$ Th1 或 TDTH（TD）细胞和 $CD8^+$ CTL（TC）。TD 细胞与相应抗原结合后通过释放细胞因子、活化巨噬细胞及中性粒细胞，产生免疫效应；TC 细胞则能直接杀伤具有相应致敏抗原的靶细胞，从而导致免疫损伤。

（一）发生机制

Ⅳ型超敏反应的发生可以分为以下两个阶段：

1. T 细胞的致敏阶段　进入体内的抗原经抗原递呈细胞加工处理后，以抗原肽 MHCⅡ类／Ⅰ类分子复合物的形式刺激具有相应抗原识别受体的 $CD4^+$ Th1 或 TD 细胞和 $CD8^+$ TC

细胞增殖、分化、成熟为效应 T 细胞，即致敏 TD 细胞和致敏 TC 细胞。此过程需 1～2 周。

2. 致敏 T 细胞的效应阶段

（1）致敏 TD 细胞的效应：致敏 TD 细胞当再次与抗原递呈细胞表面相应抗原接触时，大量分裂增殖，同时合成分泌多种细胞因子（如 IFN-γ、TNF-β、IL-2、MCF、MIF、MAF、SMAF、SRF、TF 等）。这些细胞因子分别导致血管通透性增加、渗出增多，或发挥趋化作用，使大量淋巴细胞、单核巨噬细胞聚集于炎症区，在局部形成以单核细胞为主的浸润，导致局部血小管栓塞、变性坏死。此外，淋巴毒素（LT）可直接破坏靶细胞。

（2）巨噬细胞的效应：由致敏 TD 细胞活化的巨噬细胞加速合成溶酶体酶，氧化代谢增强，它们在吞噬清除抗原的同时，释放溶酶体酶，导致邻近组织变性坏死。

（3）致敏 TC 细胞的效应：致敏 TC 细胞与具有相应致敏抗原的靶细胞特异性合并相互作用，可通过分泌穿孔素、丝氨酸酯酶等细胞毒性物质及迅速表达 FasL，使靶细胞溶解破坏或发生凋亡（图 15-4）。

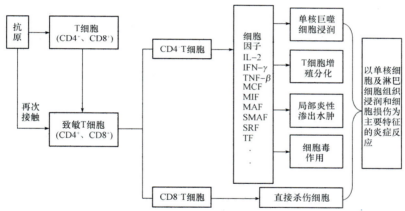

图 15-4　Ⅳ型超敏反应的发生机制示意图

（二）常见疾病

1. **传染性迟发型超敏反应**　胞内寄生菌、病毒和某些真菌感染可使机体发生Ⅳ型超敏反应。由于该超敏反应是在感染过程中发生的，故称传染性Ⅳ型超敏反应。结核患者肺空洞形成、干酪样坏死以及结核菌素皮试引起的局部组织损伤均与Ⅳ型超敏反应有关。基于超敏反应与细胞免疫的关系，临床上借助于结核菌素试验以判定机体是否对结核分枝杆菌有免疫保护力。该试验是将结核菌素（OT）注入受试者皮内，若为阳性反应，表明该个体对结核分枝杆菌具有免疫保护力，也表明该个体曾感染过结核分枝杆菌或接种过卡介苗；若为阴性反应则反之。

2. **接触性皮炎**　半抗原（如油漆、青霉素、染料、塑料、农药、化妆品等）接触皮肤时，皮肤与这些化学物质接触 24 h 后，发生皮炎，48～72 h 后达高峰，局部皮肤出现红肿、硬结、水泡等病变。重症者可出现剥脱性皮炎。其发生机制为：半抗原与皮肤角质蛋白结合形成完全抗原，刺激 T 细胞致敏，再次接触后，在局部诱发Ⅳ型超敏反应。病变局限于接触部位，除去病因后，一周左右恢复。

3. 急性移植排斥反应　进行同种异体器官或组织移植后，如果供受者双方组织相容性抗原（HLA）不完全相同，会发生排斥反应，最终导致移植物坏死脱落，称为移植排斥反应。为减轻或延缓移植排斥反应，通常在移植术后需大剂量、长期使用免疫抑制剂。

任务 2　学会超敏反应性疾病的免疫检测

一、I 型超敏反应性疾病的免疫检测

（一）过敏原皮肤试验

皮肤试验简称皮试，是在皮肤内进行的体内免疫学试验。当试验抗原进入致敏者皮肤时，皮肤中结合有 IgE 的肥大细胞或致敏 T 细胞就会与试验抗原结合，即刻引发皮肤的超敏反应。试验抗原也可从注射部位进入微血管，与循环中的相应抗体结合，形成的免疫复合物可在局部沉积，激活补体引起炎症。所以皮肤试验主要用于检测 I 型和 II 型变态反应，有时也用于检测 III 型变态反应。

1. 试验准备　首先应当制备试验用抗原，如有合格商品可直接购买。可以作为变应原的物质种类繁多，例如动物皮毛、家禽羽毛、鸽粪、昆虫、螨类、真菌、花粉、杂草、物理粉尘和各种食品等都可能成为变应原。

不同抗原的制备方法不同，但一般包括以下几个步骤：①收集原料；②粉碎与匀浆；③脱脂与提取；④过滤与分离；⑤分装保存。分装保存之前应对提取产物进行鉴定。首先必须经过无菌试验、急性毒性试验和热原检查，保证提取产物无明显的毒副作用；还要测定产物的蛋白含量，用凯氏定氮法或磷钨酸沉淀法标定出总氮单位或蛋白氮单位。

变应原的范围很广，难以做得完全，所以查找变应原需依靠患者的病史和医师的经验将可疑范围缩小，学样成功的机会就大得多。一般医院和卫生所都能做药物过敏试验，多在注射室完成；防疫部门在一些免疫接种之前有时也要做皮肤试敏；其余的均在变态反应科或检验科的专门实验室。实验室应有专人负责，除具备各种专用试验器材之外，还应备有意外抢救的药品及设施。

试验部位应清洗干净，严格消毒，以免因皮肤的不洁物引起非特异性反应或感染。当皮肤患湿疹、感染、皮炎或外伤时不宜进行皮肤试验。正在或近日服用免疫抑制剂或抗组胺药物者也不宜进行皮肤试验。

2. 试验类型及方法　皮肤试验的最常用部位是前臂曲侧，因此处皮肤较为光滑细腻，而且便于试验操作和结果观察。按正规作法，左右两臂一侧作试验，另一侧作对照。需要时也可选用上臂或背部皮肤。具体试验方法可分为皮内试验、挑刺试验和斑贴试验。

（1）皮内试验：将试验抗原与对照液各 0.02～0.03 mL 用皮试针头分别注入皮内（不是皮下），使局部产生一个圆形小丘。当同时试验多种抗原时，相互间至少间隔 4 cm，以免强烈反应时互相混淆结果。皮内试验的敏感性比其他皮肤试验高，所用抗原应适当稀释，以免出现严重反应；当高可疑性抗原呈现阴性结果时，应逐渐加大抗原浓度进行重复试验。

皮内试验是最常用的皮肤试验，应用范围很广，几乎各类抗原及各型反应都可用皮内试验进行测定，只是不同类型的反应观察结果的时间和判定结果的标准有所不同。

（2）挑刺试验：也称点刺试验或刺痕试验。将试验抗原与对照液分别滴于试验部位皮肤上，用针尖透过液滴或在皮肤上轻轻地挑刺一下，以刺破皮肤但以不出血为度；1 min 后拭（吸）去抗原溶液。同时试验多肿抗原时，千万注意不要将不同的抗原液交叉混合，以免呈现假阳性。挑刺试验主要用于Ⅰ型变态反应，该法虽比皮内试验法敏感性稍低，但假阳性较少，与临床及其他试验的相关性较强。划痕试验是挑刺试验的一个变型，用三棱针或注射器针头在皮肤划一条或多条约 1 cm 长的创痕。因为划痕的轻重与长短难于掌握一致，故不常用。

（3）斑贴试验：将试验抗原直接贴敷于皮肤表面的方法。试验抗原为软膏时可直接涂抹在皮肤上；如为固体物时可用蒸馏水混合或浸湿后涂敷于皮肤上；如为水溶液则浸湿纱布后敷贴于皮肤上。所用抗原浓度以不刺激皮肤为原则，涂敷范围以 0.5～1 cm 为宜。涂敷后盖以油纸或玻璃纸，用纱布或绷带固定；如有明显不适感可随时打开查看，并进行适当处理。

3. 结果判定及分析

（1）结果判断：Ⅰ型变态反应在抗原刺激后 20～30 min 内观察结果。挑刺试验的阳性反应以红晕为主，皮内试验的阳性反应则以风团为主，判定标准见表 15-1。

表 15-1 速发型皮肤试验的结果判定标准

反应程度	皮内试验	挑刺试验
－	无反应或小于对照	无反应或小于对照
＋	风团 3～5 min，红晕＜20 mm	红晕＞对照，≤20 mm
＋＋	风团 6～9 mm，伴红晕	红晕＞20 mm，无风团
＋＋＋	风团 10～15 mm，伴红晕	红晕伴有风团
＋＋＋＋	风团＞15 mm，红晕伴伪足	红晕伴伪足和风团

（2）结果分析

出现假阴性的常见原因有：①试验抗原的浓度过低，或者因各种原因失效；②试验时正服用免疫抑制剂或抗组胺药物（后者可通过设立组胺阳性对照而判断出来；③操作误差，例如皮内试验时注射过深进入皮下，注入抗原量过少等；④皮试季节选择不当，例如花粉季节过后，抗花粉抗体水平可下降。

出现假阳性的常见原因有：①试验抗原不纯，在提取、配制，甚至在试验过程中被其他抗原污染，引起交叉反应；②试验溶液配制不当，过酸或过碱都会对皮肤产生非特异性刺激；③皮肤反应性过强，例如被试者患有皮肤划痕症，或者有既往过敏的痕迹等；④操作不当，例如注入少量空气也可出现假阳性。

（3）应用与评价

皮肤试验属于活体试验，虽然影响因素众多，却能反映机体各种因素综合作用的实际免疫状态；并且简单易行，结果的可信度大；这些优点是其他方法难以替代的，所以在临床和防疫工作中都经常应用。①寻找变应原：变态反应防治的重要原则之一是回避变应原，而回避的前提是明确变应原，确定变应原的常用方法便是各种类型的皮肤试验。例如支气管哮喘和荨麻疹等均可用皮肤试验来检测。但食物过敏与皮肤试验的相关性较差，这可能是因为食物的抗原提取液与肠吸收的物质有所不同，或食物过敏并非 IgE 所介导；而且食物过敏的变应原容易发现，一般不必做皮肤试验；②预防药物或疫苗过敏：对患者首次注射某批号的青霉素、链霉素或其他易过敏药物之前，必须做过敏试验；如果患者呈阳性反应（即使是可疑阳性），就应更换其他抗生素。注射导种抗血清（例如抗破伤风血清和抗狂犬病血清）前也必须做过敏试验，如果呈阳性反应就需要换用精制抗体，或进行脱敏治疗（少量多次注射，使抗原逐渐中和血液中的抗体）；③评价宿主细胞免疫状态：在可疑免疫缺陷病、肿瘤或器官移植时，了解患者的细胞免疫状态对疾病诊断和预后判断都有重要意义。这种情况下可以使用共用抗原结核菌素（OT 或 PPD）或双链酶（SD-SK）进行皮肤试验；或使用人工合成的二硝基氯苯（DNCB）或二硝基氟苯（DNFB）等先进行致敏再作皮肤试验，这样可消除抗原接触史不同所致的误差；④传染病的诊断：对于某些可疑的传染病，用某种病原体的特异性抗原进行皮肤试验可以起到诊断或鉴别诊断的作用。例如对布氏菌病和软下疳等细菌感染、对某些病毒感染和真菌感染，以及某些寄生虫感染均有一定的意义。

另外，还有一些反应机制不同于变态反应的中和性皮肤试验，例如诊断猩红热的狄克（Dick）试验和诊断白喉的锡克（Schick）试验等。

（二）激发试验

激发试验是模拟自然发病条件、以少量致敏原引起一次较轻的变态反应发作、用以确定变应原的试验。主要用于 I 型变态反应，有时也用于 IV 型变态反应的检查，尤其在皮肤试验或其他试验不能获得肯定结果时，此法可排除皮肤试验中的假阳性反应和假阴性反应。

激发试验可分为特异性激试验和非特异性激发试验。非特异性激发是用组胺或甲基胆碱做雾吸入，以观察患者对 I 型变态反应的敏感性，从而进行病因分析或疗效判定；特异性激发是用抗原做试验，对明确变应原有一定价值。根据患者发病部位的不同，可以进行不同器官的激发试验，常做的是支气管激发试验（BPT）、鼻黏膜激发试验和结膜激发试验。

1. 支气管激发试验

（1）试验方法：先用肺量计测定 BPT 前的肺通气功能，常用指标为第一秒用力呼气量（FEV-1）和肺活量；然后用喷雾器将对照液和抗原液或者非特异性刺激剂输出，患者直接经口或用面罩吸入；吸入抗原后 $15 \sim 20$ min 复查 FEV-1。无反应者可加大抗原量继续试验。

（2）结果判定：阳性结果的判定标准如下：①明显自觉症状，如胸部紧迫感和喘息等；②肺部闻及哮鸣音；③FEV-1 下降 20% 以上。反应类型包括以下几种：①速发型，在十几分钟出现症状，为 I 型变态反应；②缓发型，在 $6 \sim 12$ h 出现症状，为 III 型变态反应；③迟发型，在 24 h 以后出现，为 IV 型变态反应；④多相反应，速发反应后又出现缓发及迟发反应。

（3）应用及评价：支气管激发试验较皮肤试验的特异性高，与患者的病史、症状和过敏原吸附试验的相关性较强。常用于确定支气管哮喘的过敏原、检验新制剂的抗原性、评价平喘药疗效以及观察脱敏治疗的结果等方面。本方法的缺点是每次只能测试一种抗原，要求有一定专门设备和技术，并需取得患者合作。

（4）注意事项：支气管激发试验偶可引起严重的反应，所用抗原浓度不宜过高，应由小到大递增；试验前必须做好系列抢救准备，对反应较重者，需及时吸入舒喘灵等气管解痉剂或皮下注射肾上腺素。

2. 其他激发试验

（1）结膜激发试验：球结膜背景明亮、毛细血管组织排列整齐，反应结果容易观察，是一个较为理想的变态反应试验场所。将适当浓度的变应原浸液滴入患者一侧眼结膜，另一侧滴入生理盐水作对照；15～20 min 观察结果。试验侧结膜充血、水肿、分泌增加、痒感，甚至出现眼睑红肿等现象者为阳性反应。该试验主要用于眼部变态反应病的过敏原检查。注意抗原液中任何刺激性物质均可导致假阳性；出现较重反应者应立即用生理盐水冲洗。

（2）鼻黏膜激发试验：可经抗原吸入法（粉剂）或滴入法（液体）进行，接触抗原15～20 min 后出现黏膜水肿和苍白，患者出现鼻痒、流涕、喷嚏等症状可即判为阳性反应，主要用于诊断花粉病和变应性鼻炎。如果出现较严重反应时可用稀释的去甲肾上腺液进行鼻腔冲洗，必要时按变态反应性鼻炎急性发病给药。

（3）口腔激发试验：将变应原直接与口腔黏膜接触，阳性反应为口腔黏膜肿胀和充血，主要用于食物、药物或其他变应原的检查。

（4）泌尿生殖系统试验：将抗原用适宜大小的子宫帽固定于子宫颈，放入阴道内；或通过导尿管导入尿道内。阳性反应表现为黏膜卡他性炎症，分泌物中可查见嗜酸性粒细胞。本试验多用于测试对避孕药、泌尿生殖道外用药和造影剂的敏感性。

（5）冰水试验：将装满冰水的试管倒扣于背部皮肤，1 min 后局部出现风团为阳性反应。本试验对寒冷性荨麻疹具有诊断意义。

（三）血清 IgE 的检测

IgE 和 IgG4（以下只用 IgE 代表）是介导 I 型变态反应的抗体，因此检测血清总 IgE 和特异性 IgE 对 I 型变态反应的诊断和过敏原的确定很有价值。

1. 总 IgE 的测定

（1）测定方法：正常情况下血清 IgE 仅在 ng/mL 水平，用常规测定 IgG 或 IgM 的凝胶扩散法检测不出 IgE，必须用高度敏感的放射免疫吸附剂试验法、酶联免疫测定法和化学发光法等进行检测。

①放射免疫吸附剂试验法（IRST）：将抗 IgE 吸附到固相载体上用以检测血清 IgE 的方法，故又称固相放射免疫测定（SPRIA）；临床常用双抗体夹心法，多以滤纸为载体。将抗 IgE 抗体偶联到经溴化氰活化的滤纸上，使其与待检血清及 IgE 参考标准进行反应；洗涤后加入 ^{125}I 标记的抗人 IgE，再经洗涤后测定滤纸片的放射活性，其测定值与标本中的 IgE 含量呈正相关。

②酶联免疫测定法：测定血清 IgE 时也常用双抗体夹心 ELISA 法，操作方便，敏感性也很高，在临床上经常应用。

③化学发光法：用化学发光物质标记抗 IgE，与血清中的 IgE 反应后，通过化学发光分析，计算出 IgE 含量。此法敏感性和特异性均较好。

（2）临床意义

血清总 IgE 水平一般用国际单位（IU）或 ng 表示，1 IU＝2.4 ng，相当于 WHO 标准冻干血清制剂 0.009 28 mg 内所含的 IgE 量。正常人群的 IgE 水平受环境、种族、遗传、年龄、检测方法及取样标准等因素的影响，以致各家报道的正常值相差甚远。婴儿脐带血 IgE 水平小于 0.5 IU/mL，出生后随年龄增长而逐渐升高，12 岁时达成人水平。成人血清 IgE 水平在 20～200 IU/mL 之间，一般认为大于 333 IU/mL（800 ng/mL）时为异常升高。

IgE 升高相关的常见疾病有：过敏性哮喘、季节性过敏性鼻炎、特应性皮炎、药物性间质性肺炎、支气管肺曲菌病、麻风、类天疱疮及某些寄生虫感染等。上述疾病时 IgE 升高的程度并不一致，在过敏性支气管肺曲菌病时最为显著，其值可达 5 000～20 000 ng/mL，除了此病和特应性皮炎以及在花粉季节之外，任何血清总 IgE 水平大于 5 000 ng/mL 的患者均应考虑寄生虫感染的可能性。

2. 特异性 IgE 的测定

（1）测定方法：特异性 IgE 是指能与某种过敏原特异性结合的 IgE，因此需要用纯化的过敏原代替相应的 IgE 抗体进行检测，是体外确定过敏原的试验。常用的测定方法仍是放射免疫技术和酶标免疫技术。

①放射变应原吸附剂试验（RAST）：将纯化的变应原与固相载体结合，加入待检血清及参考对照，再与同位素标记的抗 IgE 抗体反应，然后测定固相的放射活性，通过标准曲线求出待检血清中特异性 IgE 的含量，或在标本放射活性高于正常人均数 3.5 倍时判为阳性。

②酶联免疫测定法：试验原理及步骤基本同 RAST，仅是最后加入酶标记的抗 IgE，利用酶底物进行显色，测定结果的表示方法也与 RAST 相同。

③CAP 检测系统：CAP 是一个很小的塑料帽状物，其内置有多孔性、弹性和亲水性的纤维素粒，此粒多孔，吸附了变应原，加入血清，血清中的 sIgE 就会和变应原结合，再加入酶标抗人 IgE，再加入荧光显色系统，在荧光分光光度计上测定荧光强度，计算机提供相应软件，可自动计算出结果，报告 sIgE 含量。

（2）临床意义及评价

RAST 是目前公认的检测型变态反应的有效方法之一，具有特异性强、敏感性高、影响因素少、对患者绝对安全等优点；不但有助于过敏性哮喘的诊断，对寻找变应原也有重要价值。RAST 与皮肤试验和支气管激发试验的符合率在 80% 左右，但不能完全代替后两种试验，因为活体试验还能反映嗜碱性粒细胞和靶细胞的反应性。

但是 RAST 也有许多缺点：费用昂贵、花费时间长、放射性同位素易过期而且污染环境、不同来源试剂盒的参比血清不同而不易相互比较、待检血清含有相同特异性 IgG 时可干扰正常结果等。因此一般只在下列情况下才做 RAST：①皮试结果难以肯定、但需提供进一步的诊断证据者；②不适宜做皮试或激发试验者，例如老年人、幼儿、妊娠妇女、患有皮肤病、对变应原有严重过敏史或正服用抗过敏药物以及重病者；③需要观察脱敏治疗效果或研究变态反应机制。

ELISA 法与 RAST 有相似的优点，而且还有独特之处，如没有同位素污染、酶标抗体可长期保存，因此在国内应用较多。用 ELISA 测试屋尘和一些花粉的结果与 RAST 符合率较高，且与临床也较符合，但与皮肤试验的符合率可能不够理想。

（四）嗜酸性粒细胞和嗜碱性粒细胞的检测

1. 嗜酸性粒细胞计数　可用白细胞分类计数法，也可以用直接计数法，目前多采用后者。嗜酸性粒细胞是Ⅰ型超敏反应的重要炎症细胞，外周血嗜酸性粒细胞计数对Ⅰ型超敏反应性疾病的辅助诊断和疗效有一定价值。

2. 嗜碱性粒细胞计数　嗜碱性粒细胞参与Ⅰ型超敏反应，可作为Ⅰ型超敏反应的筛选试验，也可作为疗效考察的辅助诊断。

3. 嗜碱性粒细胞脱颗粒试验　正常嗜碱性粒细胞胞质内含有大量能被碱性颗粒甲苯胺蓝或阿利新蓝染色的颗粒，极易辨认和计数。当加入过敏原或抗 IgE 抗体后，与细胞表面的 IgE 结合而使细胞浆颗粒脱出，细胞不再着色；从染色细胞数的减少可以判断脱颗粒的情况。

二、Ⅱ型超敏反应性疾病的免疫检测

Ⅱ型超敏反应性疾病的检测，主要是血型、血细胞的数量、抗血细胞抗体、抗基底膜抗体以及抗甲状腺刺激素受体抗体的检测，具体方法和临床分析参见《血液学检验》和自身免疫病检查相关章节。

三、Ⅲ型超敏反应性疾病的免疫检测

Ⅲ型超敏反应的发生主要是由循环免疫复合物（CIC）引起，通过检测 CIC 可以证实某些疾病是否与Ⅲ型超敏反应有关，也可帮助分析判断疾病的进程及转归。

1. 抗原特异性 IC 的检测　抗原特异性 IC 的检测是通过检测 IC 中抗原特异性来检测 CIC。优点是特异性高，通过检测可以了解引起 IC 病的抗原。但在大多数情况下，IC 中的抗原性质不太清楚或非常复杂，所以抗原特异性方法并不常用。

2. 抗原非特异性 IC 的检测　抗原非特异性 IC 的检测仅是检测血清中 CIC，方法有很多。

3. 临床意义　判定 IC 为发病机制的证据有三个：①病变局部有 IC 沉积；②CIC 水平显著升高；③明确 IC 中的抗原性质。第三条证据有时很难查到，但至少要具备前两条，单独 CIC 的测定不足为凭。人体在健康状态下也存在少量的 CIC（10~20 μg/mL），其生理与病理的界限不易区分。另外，CIC 检测的方法有很多，其原理各不相同，用一种方法测定为阳性，另一种方法检测可能为阴性；但与免疫组化法一起检测，就能准确很多。

目前已经明确系统性红斑狼疮、类风湿性关节炎、部分肾小球肾炎和血管炎等疾病为 IC 病，CIC 检测对这些疾病仍是一种辅助诊断指标，对判断疾病活动和治疗效果也有一定意义。在发现紫癜、关节痛、蛋白尿、血管炎和浆膜炎等情况时，可考虑 IC 病的可能性，进行 CIC 和组织沉积 IC 的检测。另外，患有恶性肿瘤时 CIC 检出率也增高，但不出现Ⅲ型超敏反应的损伤症状，称为临床隐匿的 IC 病，然而这种状态常与肿瘤的病情和预后相关。

四、Ⅳ型超敏反应性疾病的免疫检测

Ⅳ型超敏反应性疾病的免疫学检验，主要是利用皮肤试验检测超敏原，常用的有皮内试验，如结核菌素试验和斑贴试验。皮内试验已在本章前面介绍。斑贴试验是将试验抗原直接贴敷于皮肤表面的方法，主要用于寻找接触性皮炎过敏原。试验抗原为软膏时，可直接涂抹在皮肤上；如为固体物时，可用蒸馏水混合或浸湿后涂敷于皮上；如为水溶液则浸湿纱布后敷贴于皮肤上。所用抗原浓度以不刺激皮肤为原则，涂敷范围以 0.5～1 cm 为宜。涂敷后盖以油纸或玻璃纸，用纱布或绷带固定；如有明显不适感，可随时打开查看，并进行适当处理。斑贴试验主要是检测Ⅳ型变态反应，敏感程度虽然不是很高，但假阳性较少，结果的可信度大。

Ⅳ型超敏反应的皮肤试验，在接触抗原后 48～72 h 内观察结果，皮内试验的阳性结果以红肿和硬结为主，斑贴试验阳性结果以红肿和水疱为主。其判定结果见表 15-2。

表 15-2　Ⅳ型超敏反应皮肤试验结果判定标准

分级	皮内试验	挑刺试验
−	无反应或小于对照	无反应或小于对照
＋	仅有红肿	轻度红肿、瘙痒
＋＋	红肿伴硬结	明显红肿、时有红斑
＋＋＋	红肿、硬结、小疱	红肿伴皮疹、水疱
＋＋＋＋	大疱或（和）溃疡	红肿、水疱伴溃疡

五、超敏反应临床免疫检测案例

（一）Ⅰ型超敏反应皮内试验

【要求】

（1）掌握青霉素皮内试验的原理和阳性结果的临床意义。

（2）学会皮内试验的方法，能正确判定结果。

【用途】

（1）在注射某些药物或生物制品前，检测受试者是否处于致敏状态，预防用药过敏。

（2）筛选过敏原（如某些青霉素、花粉等）。

【内容】

青霉素皮内试验。

【相关知识点】

（1）基本原理：本试验通过皮内注入微量青霉素半抗原来检测机体是否处于致敏状态（肥大细胞上吸附有 IgE 抗体）。如果机体处于致敏状态，此时肥大细胞就会被激活释放生物活性物质组胺等，引起局部红肿，出现阳性反应；反之为阴性反应。

（2）由于机体可以隐性接触抗原而致敏，故第一次皮试时或以前使用时无过敏反应者，第二次使用时仍有可能引起超敏反应。

【准备】

测试药品、肾上腺素、注射用水、1 mL 注射器、75％酒精等。

【操作步骤】

1. 试验液的配制

（1）80 万单位的青霉素，加用水 4 mL 溶解。

（2）取以上溶液 0.1 mL，加用水 0.9 mL 混合。

（3）再取以上溶液 0.1 mL，加用水 0.9 mL 混合。

（4）取其中 0.25 mL，加用水 0.75 mL 混合。

（5）套上针帽，做标记，放于无菌治疗盘内。

（6）备有 0.1％肾上腺素和 2 mL 注射器。

2. 操作步骤

（1）备药与医嘱核对，铅笔打钩，端盘至床前，再次核对床号、姓名、有无过敏史，交待注意事项、取得患者配合。

（2）试验部位（前臂屈侧下段），用 75％酒精消毒皮肤，待干、持针、排气、绷紧皮肤，呈 5°～10°角刺入皮内，放平注射器，注入药液 0.1 mL，局部可见有半球形隆起，皮肤变白，毛孔变大，拔针后勿按压。

（3）观察 20 min，判断和记录结果。

【结果分析与判断】

阴性：皮丘无改变，周围不红肿，无自觉症状。

阳性：局部皮丘隆起，并出现红晕硬块，直径＞1 cm，红晕周围有伪足、痒感，严重时可出现过敏性休克。

（1）在观察反应的同时，应询问有无胸闷、气短、发麻等过敏症状。阳性者不可用药，并在医嘱单或门诊病历上注明过敏。如出现过敏性休克，按过敏性休克进行抢救。

（2）试验时应注意皮试时进针的角度，防止操作为皮下注射，影响结果观察。

（3）不同生产批次药物或曾经使用过该药物，虽无过敏反应，但因停用后间隔时间较长，再次使用该药时仍应做皮试。

（4）为防止过敏性休克，应备有 0.1％肾上腺素。

（二）Ⅳ型超敏反应皮内试验

【要求】

（1）掌握Ⅳ型超敏反应皮内试验原理和阳性结果的临床意义。

（2）学会皮内试验的方法，能正确判定结果。

【用途】

（1）辅助诊断结合杆菌感染，能诊断婴幼儿活动性结核病灶。

（2）判断是否需要接种卡介苗和接种卡介苗是否成功。

（3）了解机体一般细胞免疫状态。

【内容】

结核菌素试验（OT 试验）。

【相关知识点】

（1）基本原理：结核菌素试验（OT 试验）是利用结核菌体蛋白来测定机体有无过敏反应，以确定是否受过结核菌感染，对诊断结核感染具有特异性，判断是否需要接种卡介苗或接种卡介苗是否成功。受过结核菌感染者，此试验呈阳性反应，但不表明有活动性结核病灶。未受感染或曾受感染但时间已久，反应消失者，试验呈阴性反应。

（2）OT 试验呈阳性反应的程度不同，代表的临床意义不同，故该试验可判断机体对结核菌体蛋白是处于免疫保护状态还是超敏反应状态。

【准备】

旧结核菌素原液、生理盐水、1 mL 注射器、75%酒精等。

【操作步骤】

1. 试验液的配制

用旧结核菌素原液（每毫升原液含 10 万结核菌素单位），以生理盐水稀释成 1∶100、1∶1 000、1∶10 000 三种不同浓度的溶液分别装于密封消毒瓶内保存在冰箱中备用。在冰箱内放置 6~8 周仍有效，但在常温下保存不超过一周。试验液浓度由医生根据病情、年龄决定稀释方法。

（1）取旧结核菌素 0.1 mL 加生理盐水至 10 mL，为 1∶100 稀释液。

（2）取 1∶100 稀释液 0.1 mL 加生理盐水至 1 mL，为 1∶1 000 稀释液。

（3）取 1∶1 000 稀释液 0.1 mL 加生理盐水至 1 mL，为 1∶10 000 稀释液。

2. 操作步骤

（1）将试验部位（如上臂三角肌处）皮肤用 75%酒精消毒，待干。先从低浓度皮试液开始，若第一次试验结果为阴性，则可提高浓度再做第二次或第三次试验。

（2）取旧结核菌素稀释液皮内注射 0.1 mL 试验液，注射后分别于 24、48、72 h 观察反应一次。以 72 h 的结果为准，如为阴性，则用高一级浓度再做试验，至 1∶100 溶液为止。如均呈阴性，方能确定为阴性。

【结果分析与判断】

阴性反应：局部无反应，或只发红而无硬结。

阳性反应：①局部稍红肿，硬结直径小于 0.5 cm 者，为可疑阳性；②局部红肿硬结直径在 0.5~2 cm 者，为阳性（＋~＋＋）；③局部红肿硬结直径在 2 cm 以上，甚至发生水泡或坏死者，为强阳性（＋＋＋~＋＋＋＋）。

（1）检测出＋~＋＋的阳性结果，说明机体细胞免疫状态良好（婴幼儿除外），某些重症患者若 OT 试验呈阳性反应，则说明预后良好。

（2）结核菌素试验可出现假阴性反应：如试验液失效或试验操作有误，以及以下情况使机体对结核的过敏性减弱或消失，均可造成假阴性反应。如重症结核病，如粟粒性结核、结核性脑膜炎等；结核伴有某种传染时，如麻疹、百日咳、猩红热、肝炎后 1~2 个月内；结核伴有其他长期慢性疾病与重度营养不良，以及结核患儿接种麻疹疫苗或牛痘短期内。

（3）局部出现强烈反应，有水泡或皮肤坏死时，可涂 1%甲紫溶液，并用无菌纱布包扎，避免感染。淋巴管发炎时，可予以局部热敷。注射后有发热时，应卧床休息，并进一步检查有无活动性结核病灶。

（4）注意辨别假阳性反应：假阳性反应大都于 36 h 出现，其特点为局部明显发红，但硬结甚软且薄，边缘不整，36 h 后逐渐消失。

（5）使用皮试液原则：先从低浓度皮试液开始，常用 1∶10 000 或 1∶2 000 溶液测试。若第一次试验结果呈阴性，则可提高浓度再做第二次或第三次试验。可疑结核者用 1∶10 000 溶液，以免反应过强。

（6）一般婴幼儿大都未曾受过结核菌感染者，多呈阴性反应。若呈阳性反应，则表示有活动性结核灶，应做进一步检查。

（7）受过结核菌感染者，此试验可呈＋～＋＋的阳性反应，但不表明有活动性结核病灶。当出现＋＋＋及以上强阳性反应时，应考虑感染或Ⅳ型超敏反应的发生。未受感染或曾受感染但时间已久，反应消失者，试验呈阴性反应。

项目十六 免疫缺陷性疾病的免疫检测

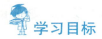

学习目标

1. 熟悉免疫缺陷病的概念和发病机制。
2. 掌握免疫缺陷病的分类和临床表现。
3. 掌握免疫缺陷病检测的常用方法。

由于遗传或其他原因造成的免疫系统先天发育不全或获得性损伤称为免疫缺陷；由此所致的各种临床疾病称为免疫缺陷病。免疫缺陷病的主要临床特征是患者有反复迁延性或机会性感染，易发生恶性肿瘤，常伴发过敏性疾病和自身免疫性疾病。

一、免疫缺陷病的发病机制

（一）免疫系统的个体发育

人体的免疫系统是在遗传控制下发育成熟的。胸腺发生于咽囊，胚胎时期干细胞发生于卵囊，以后逐渐分化为各系的祖细胞并分别沿各自的途径分化成熟。例如在胸腺内分化成熟的为 T 细胞，B 细胞则在骨髓中直接成熟。

人类的免疫球蛋白最早出现在胚胎第 10～20 周，最先出现的是 IgM，IgG 和 IgA 次之。至出生时 IgM 可达成人水平的 10％；IgA，可达 1.2％；IgG，可达 82％。后者包括从母体传输过来的一大部分。测定儿童免疫球蛋白水平是评价其免疫功能的一种重要方法。0～15 岁儿童血清免疫球蛋白平均水平见表 16-1。

表 16-1 各年龄组儿童的血清 Ig 相对水平

年龄组	IgG	IgM	IgA
新生儿（脐带血）	82	10	1.2
2～7 天	81	11	0.9
8～13 天	79	46	2.4
31～60 天	52	35	5.2
3～4 月	38	54	6.9
5～6 月	38	60	8.8
7～12 月	56	82	16

续表

年龄组	IgG	IgM	IgA
13～24 月	61	86	25
25～36 月	60	91	29
4～5 岁	69	82	40
6～8 岁	87	106	79
9～11 岁	90	96	78
12～15 岁	92	113	95

注：表中数字为占成人 Ig 水平的百分比。

细胞反应最早出现在胚胎第 12～15 周，但至出生时也远不成熟，迟发型反应较弱。新生儿的吞噬功能也不完备，吞噬细胞在数量和功能上均未达到成人水平。补体发育比较早一些，至出生时补体的血清水平可达成人的 50%，旁路途径也已成熟。

(二) 免疫缺陷病的发病机制

1. 免疫缺陷的发生阶段及环节　免疫系统在发生和发育过程中，由于某种原因导致某个环节受阻，就会发生免疫缺陷（图 16-1）。

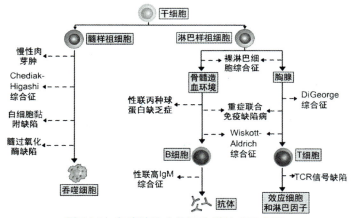

图 16-1　免疫缺陷病的细胞学基础示意图

（1）干细胞发育障碍，使淋巴细胞系、粒细胞系及巨核细胞系皆可发生缺陷。

（2）淋巴细胞系发育障碍，形成联合免疫缺陷病。

（3）粒细胞发育障碍，可发生慢性肉芽肿。

（4）第三、四咽囊形成障碍，使胸腺和甲状旁腺发育不良，常见的疾病有 DiGeorge 综合征等。

（5）胸腺形成不良，可导致 Nezelof 综合征。

（6）间叶细胞系发育障碍，骨髓血管系异常，可出现共济失调性毛细血管扩张症等。

（7）胸腺功能障碍，T 细胞异常，可导致共济失调性毛细血管扩张症等。

（8）类囊组织的障碍，影响 B 细胞形成，可出现性联无丙种球蛋白血症。

（9）致敏 T 细胞功能不全，可发生慢性皮肤黏膜真菌感染症等。

（10）B 细胞至浆细胞阶段发生障碍，可发生选择性免疫缺陷病，例如 IgA 选择性缺陷病等。

（11）T 细胞和 B 细胞协同作用障碍，也是一种联合免疫缺陷，但属于外周性的，例如 Wiskott-Aldrich 综合征等。

以上各种免疫缺陷的发生率相差很大，其中 B 细胞缺陷最多见（约50%），其次为联合免疫缺陷（20%）。

2. 免疫缺陷的发生原因

（1）遗传基因异常：一是 X 连锁隐性遗传，病态基因位于 X 染色体上，在女性可以不表现疾病，但在男性则别无选择，所以男性患病率比女性高得多，例如 Bruton 型丙种球蛋白缺乏症、X 连锁高 IgM 型 Ig 缺陷症和 X 连锁联合免疫缺陷病（Gitlin 型）等。另一类为常染色体隐性遗传，发病无性别差异，例如 Swiss 型联合免疫缺陷病等。

（2）中枢免疫器官发育障碍：可由遗传缺陷所致，也可由宫内感染某些病毒（例如巨细胞病毒、麻疹病毒等）导致胚胎发育受损，免疫系统发育异常。

（3）免疫细胞内在缺陷：多由先天性酶缺陷引起，例如腺苷脱氨酶（ADA）缺乏、核苷磷酸化酶（PNP）缺乏以及葡萄糖-6-磷酸脱氢酶（G-6-PD）缺乏皆可引起 T 细胞、B 细胞或吞噬细胞缺陷。

（4）免疫细胞间调控机制异常：机体的免疫调控是一个极为复杂的网络机制，在这个调节网中，无论是辅助不足还是抑制过盛，皆可导致免疫缺陷。许多继发性免疫缺陷则常因感染、药物和放射线等因素而发生。

二、免疫缺陷病的分类和临床表现

免疫缺陷病的分类方法很多，根据其发生原因和时间可分为原发性和继发性两类。

（一）原发性免疫缺陷病

原发性免疫缺陷病的种类很多，包括 B 细胞缺陷、T 细胞缺陷、联合免疫缺陷、吞噬细胞缺陷和补体缺陷等五个方面。

1. 原发性 B 细胞缺陷病　本组疾病的临床类型有三种：①全部 Ig 缺失或极度降低，如 Bruton 型丙种球蛋白缺乏症；②部分 Ig 缺失，如选择性 IgA 缺乏症；③Ig 正常，但在抗原刺激后无抗体应答。

常见原发性 B 细胞缺陷病的一些主要特征见表 16-2。

表 16-2　常见原发性 B 细胞缺陷病及其主要特征

疾病	发病年龄	性别	遗传方式	临床和免疫学特征
1. 性联丙种球蛋白缺乏症（Bruton 型）	6～10 月	男	性联隐性	反复细菌感染，血清 Ig 极低，淋巴组织发育不良
2. 婴儿暂时性丙种球蛋白缺乏症	婴儿期	男，女	?	同上，但较轻，预后较好，18～30 个月可恢复，偶可猝死
3. 性联低丙球血症伴 IgM 正常或过高	婴幼儿期	男	性联隐性	化脓菌易感，肝脾及淋巴结肿大；IgG 和 IgA 低；IgM 正常或高

疾病	发病年龄	性别	遗传方式	临床和免疫学特征
4. 选择性 IgA 缺乏症	任何时期	男，女	常染色体隐性遗传	发病率高，症状轻，呼吸道、肠道感染，血清和分泌型 IgA 低
5. 选择性 IgM 缺乏症	婴儿期	男，女	家族性	全身感染，IgM 低；IgG 和 IgA 正常，脾大，淋巴系肿瘤，预后差
6. 选择性 IgG 亚类缺乏症	任何时期	男，女	家族性	IgG 总量正常，IgG1，2，3 缺乏，反复细菌感染，抗体应答性差
7. 获得性丙种球蛋白缺乏症	5 岁～成人	男，女	可有家族性	化脓菌感染，常 3 种 Ig 降低
8. 遗传性转钴蛋白 Ⅱ 缺乏伴低丙球血症	幼儿期	男，女	常染色体隐性遗传	巨幼细胞性贫血，细胞易感染，各类 Ig 均低，VB$_2$ 治疗有效
9. Ig 含量正常性抗体缺陷症	婴幼儿期	男，女	可有家族性	细菌感染，Ig 正常，但对抗原刺激缺乏抗体应答

2. 原发性 T 细胞缺陷病　由于 T 细胞对抗体产生有调节作用，因此 T 细胞缺陷也可影响体液免疫效应。T 细胞缺陷共同的临床表现是对病毒和真菌易感，易发生 GVHR；淋巴组织发育不良，淋巴细胞缺乏，易合并自身免疫病和恶性肿瘤。几种常见的原发性 T 细胞缺陷病及其特征见表 16-3。

表 16-3　几种常见的原发性 T 细胞缺陷病及其主要特征

疾病	发病年龄	性别	遗传方式	临床和免疫学特征
1. 先天性胸腺发育不全（DiGeorge 型）	新生儿期	男，女	—	特殊面容，手足抽搐，血钙↓，易感染病毒和真菌，T 细胞成熟缺陷，外周血中极少 T 细胞
2. 先天性核苷磷酸化酶缺乏症	婴儿期	男，女	常染色体隐性遗传	对细菌、病毒和真菌均易感，迟发型反应（-），T 细胞少，血和尿中尿酸含量低
3. 慢性皮肤黏膜念珠菌病	任何时期	男，女		轻型不全性缺陷，慢性皮肤和黏膜念珠菌感染，易伴发内分泌障碍

3. 原发性联合免疫缺陷病　原发性 T 细胞和 B 细胞联合免疫缺陷病所占的比例较大，为 10％～25％，以重症联合免疫缺陷病（SCID）的预后最差。本组疾病的主要特征见表 16-4。

表 16-4　常见原发性联合免疫缺陷病及其主要特征

疾病	发病年龄	性别	遗传方式	临床和免疫学特征
1. 重症联合免疫缺陷病				
①Swiss 型	0～6 月	男，女	常染色体隐性遗传	对病原微生物易感，淋巴细胞发育不良，Ig 降低
②Gitlin 型	＜6 月	男＞女	性联隐性	与上相似，但稍轻
③腺苷脱氨酶缺乏	婴幼儿期	男，女	常染色体隐性遗传	易感染，骨改变，血细胞内酶下降，淋巴细胞受损
④网状组织发育不全	新生儿期	男，女	个别家族性	易感染，胸腺和骨髓发育不良，淋巴细胞和中性粒细胞下降

疾病	发病年龄	性别	遗传方式	临床和免疫学特征
2. 其他联合免疫缺陷病				
①Nezelof 综合征	婴幼儿期	男，女	常染色体隐性遗传	反复感染，胸腺和淋巴组织发育不良，淋巴细胞少
②共济失调性毛细血管扩张症	<1 岁	男，女	常染色体隐性遗传	胸腺发育不良，小脑共济失调，毛细血管扩张，选择性 IgA 缺乏，性发育异常
③Wiskott-Aldrich 综合征	<1 岁	男	性联隐性	胸腺发育不良，感染，湿疹，血小板减少性紫癜，IgM 降低
④软骨毛发育不全综合征	婴儿期	男，女	常染色体隐性遗传	四肢短小，毛发缺少，颈短身粗，T 细胞功能降低，血 Ig 均降低

4. 原发性吞噬细胞缺陷病　这组疾病主要指单核细胞和中性粒细胞的缺陷，包括其趋化作用、吞噬作用和杀伤作用各个方面。常见原发性吞噬细胞缺陷病及其特征见表 16-5。

表 16-5　常见原发性吞噬细胞缺陷病及其主要特征

疾病	受损细胞	功能缺陷	发生机制	遗传方式	其他特征
1. 慢性肉芽肿	中性粒细胞、单核细胞	杀菌力↓	过（超）氧化酶产生障碍	X 性联隐性	患儿母亲有 SLE 样红斑
2. 髓过氧化酶缺乏症	中性粒细胞	杀菌力↓	同上	常染色体隐性遗传	
3. G-6-PD 缺乏症	中性粒细胞	杀菌力↓	同上	性联隐性（？）	
4. Swachman 综合征	中性粒细胞	移动性↓	粒细胞减少	常染色体隐性遗传	胰腺功能↓，骨髓发育↓
5. 懒白细胞病	中性粒细胞	移动性↓	？	？	

5. 原发性补体缺陷病　在五类原发性免疫缺陷病中，补体缺陷的发病率最低。补体系统的各种成分均可发生缺陷，其中以 C1q 缺陷、C2 缺陷（常染色体隐性遗传）和 C1 抑制剂缺陷（常染色体隐性遗传）较为常见。大多数补体缺陷患者可出现反复感染，或伴发系统性红斑狼疮和慢性肾炎等，有的也可表现正常。C1 抑制剂缺陷患者表现为特有的遗传性血管神经性水肿。

上述五大类原发性免疫缺陷病的各种症状中，以感染最为多见，但各种免疫缺陷病出现的类型各有不同（表 16-6），对免疫缺陷病的临床诊断有参考意义。

表 16-6　各种免疫缺陷病的感染及特点

免疫缺陷病	感染类型	病原体类别
体液免疫缺陷（B 细胞系）	败血症、化脓性脑膜炎、肺炎、气管炎、中耳炎等	以化脓性球菌感染为主，例如葡萄球菌、链球菌和肺炎链球菌等
细胞免疫缺陷（T 细胞系）	重症病毒感染、真菌感染布氏菌病，结核，麻风病等	细胞内寄生虫病原体感染为主，如病毒、真菌、放线菌和布氏菌等
联合免疫缺陷（T、B 细胞系）	全身重症细菌及病毒感染，顽固性腹泻或脓皮病等	以化脓菌为主，有时合并胞内寄生虫病原体感染
吞噬细胞和补体缺陷	肺炎、化脓性淋巴结炎、脓皮病、全身性内肉芽肿	化脓菌为主，补体缺陷时也常见脑膜炎球菌和淋球菌感染

（二）继发性免疫缺陷病

继发性免疫缺陷病是出生后由物理（如射线）、化学（如药物）和生物（如病毒）等因素造成，亦可因营养、疾病（如肿瘤）和大型外科手术造成，发病不仅局限于儿童。疾病可涉及免疫系统的各个方面，其临床表现和免疫学特征与相应的原发性免疫缺陷病相似，多可找到明显的致病因素。

近年来发现了一种对人类生命和健康威胁很大的免疫缺陷病——获得性免疫缺陷综合征（acquired immune deficiency syndrome，AIDS），由人类免疫缺陷病毒（HIV）引起。HIV 是一类逆转录病毒，T 细胞表面的 CD4 分子是其天然受体，因此其主要侵犯辅助性 T 细胞；其他如 B 细胞和单核-巨噬细胞等也间接或直接地在一定程度上受累。因此受感染者免疫应答启动不力，表现为获得性免疫缺陷。

HIV 主要通过性接触、输注污染血制品、共用注射器或母-婴途径传播。感染几周后有些可出现类似传染性单核细胞增多病或流感的症状，持续 3～14 d，并伴有抗 HIV 抗体出现，之后进入潜伏期。艾滋病的潜伏期可长达 2～10 年甚至更长。患病初期为流感样症状，有发热、咽喉痛、肌肉痛和皮疹，血中可查出 HIV。艾滋病相关综合征主要表现为持续性体重减轻、间歇发热、慢性腹泻、全身淋巴结肿大和进行性脑病；多有呼吸道、消化道和神经系统感染或恶性肿瘤，最常见的是卡氏肺孢子菌肺炎（50％以上）和 Kaposi 肉瘤（30％以上）。

三、免疫缺陷病检测

免疫缺陷病涉及细胞免疫、体液免疫、吞噬功能和补体系统等多方面的原因，因此检测方法也具有多样性。主要检查方法有：①淋巴细胞计数和外周血象检查，是最简便而直接的免疫缺陷病检查；②活体组织检查，如骨髓检查，对分析各时期细胞的增生和发育状况有意义；③病原体检查，有助于免疫缺陷病类型的诊断；④免疫学检验项目，有利于各类型免疫缺陷病的最终诊断，为恢复或重建免疫功能提供重要依据。

（一）淋巴细胞计数和外周血象检查

淋巴细胞计数可采用直接计数或百分比法。成人外周血淋巴细胞的正常值为 $1.5\times10^9\sim3\times10^9/L$，小儿略高于成人。不论什么年龄，如低于 $1.2\times10^9/L$ 应考虑为细胞免疫缺陷病。

原发性免疫缺陷常同时伴有不同程度的贫血、中性粒细胞和血小板减少，这可能与出现自身抗体有关。在免疫缺陷病患者可查出抗红细胞抗体、抗粒细胞抗体和抗血小板抗体。T 细胞免疫缺陷病可合并嗜酸性粒细胞增高或单核细胞增多症，偶见血小板增多症。

（二）活体组织检查

1. 骨髓检查　骨髓检查对分析各期中性粒细胞、单核细胞、淋巴细胞、浆细胞的增生和发育状况有一定的意义。重症联合免疫缺陷病或网状组织发育不全患者，骨髓中的淋巴细胞及浆细胞均显著减少，后者伴有中性粒细胞减少。Bruton 综合征骨髓中，很难找到浆细胞（正常人浆细胞占有核细胞的 1‰～2‰，5 岁以下的婴幼儿也极少见到浆细胞）。

2. 淋巴结活检　淋巴结活检是免疫缺陷病的常规检查方法，属于病理学检查。根据淋巴细胞数量和分布情况，可获得诊断，并可用疫苗做淋巴结局部免疫接种，观察有无局部淋巴细胞的增殖反应，对 T 细胞和 B 细胞缺陷的诊断有帮助。

3. 直肠黏膜活检　正常情况下出生一个月后可见到直肠黏膜下固有层中有丰富的浆细胞，用荧光抗体检查则见到大量 IgA 类的抗体分泌细胞。在体液免疫缺陷及联合免疫缺陷病患者，该区浆细胞显著减少，甚至缺如。

（三）T 细胞免疫缺陷病的检测

1. 体内试验　皮肤试验如果显示有迟发型变态反应能力，就可以有力地证明受检者细胞介导免疫能力是完善的。皮肤试验常用的抗原是易于在自然环境中接触而致敏的抗原物质，包括白色念珠菌素、链激酶-链道酶、结核菌素、毛发癣菌素和腮腺炎病毒等五种抗原。由于存在个体的差异、接触某种抗原的有无或多少、试剂本身的质量和操作误差等差异，应该数种抗原同时试验（2～3 种），凡是三种以上抗原皮试阳性者为正常，如少于两种阳性或在 48 h 后应直径小于 10 mm，则提示免疫缺陷或反应性降低。

由于小儿天然致敏不充分，因此，用以上五种抗原评价小儿的免疫功能并不合适，必须人为地造成抗原致敏。常用的人工致敏抗原有二硝基氯苯、钥孔蝛血蓝素。90％以上的健康人为阳性反应。

2. T 细胞表面标志检查　E 受体为 T 细胞表面的特有标志，因此用 E 花环形成试验的结果可代表 T 细胞数量的变化，并可粗略地判定有无 T 细胞免疫缺陷或联合免疫缺陷病。花环形成试验由于受许多因素干扰，加之无标准品对照，因而对轻微的 T 细胞动态变化较难判定，现多改用 CD2 测定代替烦琐的 E 花环试验。胸腺发育不全（DiGeorge 综合征）、重症联合缺陷病、共济失调性毛细血管扩张症和 Wiskott-Aldrich 综合征等皆可出现外周血 E 受体阳性细胞减少，一般可减少正常值的 1/2～2/3。有的病例 T 细胞虽有其他标志，但不能形成 E 花环，这表明 T 细胞分化成熟不完善，例如 Wiskott-Aldrich 综合征患者。

3. T 细胞细胞及其亚群检查　应用 CD 系统单克隆抗体，使用荧光抗体技术或流式细胞仪进行测定，不但可以检查 T 细胞总数，而且可以检查其亚群；不但能用于细胞免疫缺陷病的诊断，还可研究其发病机制。最常检测的 CD 标志有 CD3、CD4、CD8、CD14、CD16、CD19、CD45、CD56 等。将其适当组合，可明确各类淋巴细胞及主要亚群的变化情况。

淋巴细胞及其亚群的检测对免疫缺陷病的诊断具有重要价值：T 细胞和 B 细胞都缺乏提示联合免疫缺陷；以 T 细胞减少为主者提示细胞免疫缺陷，伴有不同程度的体液免疫缺陷；以 B 细胞减少为主者提示体液免疫缺陷，一般对细胞介导免疫影响不大。根据以上情况可对大多数免疫缺陷病有一个大致的判断，个别情况下可进一步测定 CD4/CD8 比值或检查淋巴细胞表面的 TCR 等特殊标志。

4. T 细胞体外功能试验　一般使用 PHA 刺激淋巴细胞的增殖反应。绝对或相对缺乏正常 T 细胞的患者或带有干扰刺激作用的血清因子的患者，其刺激指数都降低。如 T 细胞总数无明显减少而刺激指数降低，则表明 T 细胞群体相对不够成熟。有些患者，如变异型免疫缺陷病患者，需要较大的 PHA 浓度才能刺激 T 细胞增殖。新生儿出生不久即表现出对 PHA 的反应性，因而，出生后一周若出现 PHA 刺激反应，即可排除严重细胞免疫缺陷的可能。

（四）B 细胞免疫缺陷病的检测

1. 血清免疫球蛋白测定　由于免疫球蛋白总量的生理范围较宽，各种检测方法测得的数值差异较大，因而判定体液免疫缺陷时应做反复检查。测定免疫球蛋白的方法很多，如单向免疫扩散、火箭电泳和免疫浊度法等。对于 IgD 和 IgE 则应用 RIA 或 ELISA 等技术。免疫球蛋白缺陷主要有两种：①所有免疫球蛋白都减少，例如 Swiss 型 SCID、Nezelof 综合征、Bruton 综合征等，IgA、IgM、IgE 含量均减少，IgD 可正常或稍有升高，IgG 水平通常低于 100 mg/dL；在变异型抗体缺陷症（B 细胞内在缺损或免疫失调导致的原发性免疫缺陷病）、婴儿暂时性丙种球蛋白缺乏症等，免疫球蛋白低下的程度略轻，一般 IgG 在 100～500 mg/dL 之间。②选择性免疫球蛋白缺陷，只有一类或几个亚类的免疫球蛋白缺陷，最常见的是选择性 IgA 缺陷，患者血清中 IgA<5 mg/dL，外分泌液中测不出 IgA，血清 IgG 和 IgM 则正常或偏高。

判断体液免疫缺陷病时要注意以下几个问题：①患者多为婴儿，应注意其生理水平及变化规律；②对成人的选择性免疫球蛋白缺乏症，应注意与恶性单克隆丙种球蛋白病相区别；③免疫球蛋白生理范围宽，测定误差大，对于免疫球蛋白水平低于正常值下限者，应在数周内经多次测定无大变化才能确定体液免疫缺陷的诊断。

2. 免疫球蛋白亚类测定　为了确定体液免疫缺陷的类型，有时需要做免疫球蛋白亚类的测定。目前多采用免疫电泳方法，用各亚类单克隆抗体进行测定，主要对选择性 IgG 亚类缺乏症的诊断有用。

3. 血型同族凝集素测定　ABO 血型抗体不是先天产生的，而是出生后对 A 物质和 B 物质抗体应答的结果，因此检测同族凝集素是判定体液应答能力的简单而有效的方法。正常 6 个月的婴儿，抗 A 抗体效价>1：8，抗 B 抗体>1：4；1 岁之后，抗 A 为 1：16，抗 B 为 1：8。这种所谓的天然抗体属于 IgM，对 Bruton 症、SCID 和选择性 IgM 缺陷症，皆可用此法进行判定。但是 AB 血型者正常情况下也不产生抗 A 和抗 B 抗体，因此，其体液免疫缺陷不能用同族凝集素检测进行判定。

4. 特异性抗体产生功能测定　正常人接种疫苗或菌苗后 5～7 d 可产生特异性抗体（IgM），如再次免疫会使抗体效价更高（IgG）。因此，在接种疫苗后检测抗体产生情况也是判断体液免疫缺陷的一种有效方法。常用的抗原为伤寒疫苗和白喉类毒素，前者可用直接凝集反应来测定抗体产生，后者可在接种后 4 周做锡克试验。

5. 抗 IgA 抗体测定　选择性 IgA 缺陷的患者体内存在一种抗 IgA 自身抗体（很可能是致病原因），检测这种抗体可以作为该病的诊断依据之一。测定方法是用间接血凝技术，患者效价可在 1：10 以上，而正常人无此抗体。

6. 吞噬体试验　观察人体清除噬菌体的能力被认为是目前检测抗体应答能力的最敏感技术之一。正常人甚至新生儿，均可在注入噬菌体后 4～5 d 内将其全部清除；而在抗体形成缺陷者，清除噬菌体的时间显著延迟。

7. B 细胞表面免疫球蛋白检测　检测 SmIg 不但可以测算 B 细胞的数量，还可根据

SmIg 的类别确定 B 细胞的成熟期。所有体液免疫缺陷病患者皆有一定程度的 B 细胞数量或成熟比例方面的异常。

8. CD 抗原检测 用 CD9、CD10 和 CD19 作为 B 细胞标志，也可检测 B 细胞免疫缺陷病。

（五）吞噬细胞免疫缺陷病的检测

吞噬细胞指单核巨噬细胞和中性粒细胞两大类，其缺陷表现为趋化性减弱或丧失，例如懒白细胞病的调理、吞噬和杀伤功能减弱或丧失，以及慢性肉芽肿等。检测吞噬细胞免疫缺陷有如下几种方法：

1. Rebuck 皮窗试验 这是一种体内试验，用手术刀擦破表皮，盖上盖玻片。2 h 出现大量的中性粒细胞为正常趋化性，如减慢或减弱说明趋化性的缺陷或损伤。该技术操作简便，对于估价吞噬细胞的趋化性是一种较好的方法，对于懒白细胞病、家族性白细胞趋化缺陷症等皆有诊断价值。

2. Boyden 趋化试验 利用微孔膜将趋化因子和白细胞隔开，一段时间后检查陷于膜中的细胞数。其意义与 Rebuck 皮窗试验相同。

3. 吞噬和杀伤试验 这是经典的免疫学试验，主要测定白细胞有无杀菌功能。慢性肉芽肿病患者由于吞噬细胞缺少过氧化酶而无法杀菌，而该病的变种则由于缺乏葡萄糖-6-磷酸脱氢酶而导致杀伤功能障碍。

4. NBT 还原试验 这是一种简便、敏感的定性方法，可用于检测儿童慢性肉芽肿病和严重的葡萄糖-6-磷酸脱氢酶缺乏症。NBT 还原试验的正常值在 10% 以下，超过 15% 可作为感染的指标；患慢性肉芽肿等病时，虽有各种感染发生，NBT 还原试验值仍显著降低，说明细胞的还原杀伤能力的减弱或丧失。

（六）补体系统免疫缺陷病的检查

补体缺陷的检查包括总补体活性和单个成分的测定。补体缺陷的分析极为困难，因为涉及两条激活途径近 20 种成分。不过一般认为 CH50、C1q、C4、C3 和 B 因子等几项检测即可大致判断补体缺陷的情况。原发性补体缺陷的发病率较低，且往往与一些自身免疫病相关，应注意鉴别。在遗传性血管神经性水肿患者，必须检测 C1 抑制剂才能最终确诊。

（七）获得性免疫缺陷病的检查

艾滋病的免疫学检查包括两个方面：抗 HIV 抗体检查和 T 细胞检查。T 细胞检测可见淋巴细胞总数减少（常 $< 1.5 \times 10^9$/L）、T 细胞减少、CD4/CD8 比值下降等；还有皮肤迟发型变态反应减弱或消失、淋巴细胞对各种丝裂原的增殖反应性降低等。此外，艾滋病也会出现血清免疫球蛋白升高，循环中出现免疫复合物、血清抑制因子和 β_2 微球蛋白升高等免疫调节失衡的伴随现象。

以上所述都是实验室检验，在进行免疫缺陷病诊断时，还应结合患者的年龄、性别、病史、感染类型和其他临床表现等进行全面分析，免疫学检验项目与免疫缺陷病诊断的相关性见表 16-7。

表 16-7　免疫学检验项目与免疫缺陷病诊断的相关性

	检验项目	免疫缺陷类型
1	血清 Ig 测定：Ig 总量、各类 Ig 量及 Ig 亚类测定	B 细胞缺陷
2	同种血细胞凝集素（IgM）效价的测定	
3	特异性抗体产生能力测定：伤寒菌苗或白喉类毒素	
4	免疫接种试验	
5	噬菌体试验	
6	B 细胞表面膜免疫球蛋白（SmIg）的检测	
7	CD19、CD20、CD22 细胞抗原检测	
8	抗 IgA 抗体测定	
9	外周血淋巴细胞计数及 CD3、CD4、CD8 细胞计数	T 细胞缺陷
10	混合淋巴细胞培养	
11	IL-2 测定	
12	淋巴细胞转化试验	
13	HIV 的 gp120、gp24 抗体的检测	
14	体内试验：迟发型超敏反应能力测试	
15	中性粒细胞计数	吞噬细胞缺陷
16	趋化试验、吞噬试验、NBT 还原试验等	
17	CH50 测定	补体缺陷
18	C3、C1、C4、B 因子、C1INH 测定	

项目十七　自身免疫性疾病的免疫检测

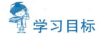学习目标

1. 掌握抗核抗体的类型、临床意义、测定方法及其评价。
2. 掌握类风湿因子测定的临床意义、测定方法及其评价。
3. 掌握自身免疫病的概念、共同特征及其类型。

任务 1　认识自身免疫性疾病

一、自身耐受与自身免疫

　　机体对某种抗原的刺激不表现出免疫应答的现象称为免疫无应答性。这种状态主要由两种原因引起：一为机体的免疫系统异常，例如免疫缺陷病；二是特异性免疫不反应，即免疫耐受性。免疫耐受产生的机制尚未完全明了，可能与抗原的性质和剂量、免疫刺激的途径和时相，以及机体的免疫状态等多方面的因素有关；所有不利于产生免疫应答的条件均可能诱导免疫耐受。免疫耐受是一种重要的生理现象，不论是在基础理论研究还是临床医学实践方面都具有重要的意义。例如可以用诱导免疫耐受的措施缓解变态反应、抑制器官排斥反应、治疗自身免疫病等。

　　正常情况下，免疫系统对宿主自身的组织和细胞不产生免疫应答，这种现象称为自身免疫耐受。自身耐受是维持机体免疫和谐的重要因素，其机制与胚胎期的免疫接触有关。根据 Burnet 的克隆选择学说，在胚胎期或新生儿期免疫系统尚未发育成熟时，抗原刺激不会引起免疫应答，而只会引起相应淋巴细胞克隆的永久性抑制，被抑制的细胞群称为禁忌克隆。一般情况下，在胚胎期免疫系统能够接触到的抗原都是自身物质；另一方面，几乎所有的可暴露性自身抗原都在胚胎期接触过免疫系统，所以出生后免疫系统对自身抗原表现为天然耐受状态。

　　当某种原因使自身免疫耐受性削弱或破坏时，免疫系统就会对自身成分产生免疫应答，这种现象称为自身免疫。微弱的自身免疫并不引起机体的病理性损伤，在许多正常人血清中可发现多处微量的自身抗体或致敏淋巴细胞。这种自身免疫现象随着年龄递增而愈加明显，在 70% 以上的正常老年人血清中可查出自身抗体。这些低度的自身抗体能促进体内衰老残疾细胞的清除，帮助吞噬细胞完成免疫自稳效应，以保持机体生命环境的稳定。

二、自身免疫病的概念及特征

健康个体的正常免疫调节功能会将自身耐受和自身免疫协调在一个相辅相成的合理水平上。当某种原因使自身免疫应答过分强烈时，也会导致相应的自身组织器官损伤或功能障碍，这种病理状态就称为自身免疫病（auto-immune disease，AID）。

自身免疫病有以下三个基本特征，也是确定自身免疫病的三个基本条件：

1. 患者血液中可以检出高滴度的自身抗体和（或）与自身免疫组织成分起反应的致敏淋巴细胞。

2. 患者组织器官的病理特征为免疫炎症，并且损伤的范围与自身抗体或致敏淋巴细胞所针对的抗原分布相对应。

3. 用相同抗原在某些实验动物中可复制出相似的疾病模型，并能通过自身抗体或相应致敏淋巴细胞使疾病在同系动物间转移。

除此之外，目前所认识的自身免疫病往往还具有以下特点：

1. 多数病因不明，常呈自发性或特发性，有些与病毒感染或服用某类药物有关。

2. 病程一般较长，多呈反复发作和慢性迁延的过程，病情的严重程度与自身免疫应答呈平行关系。

3. 有遗传倾向，但多非单一基因作用的结果；HLA 基因在某些自身免疫病中有肯定的作用。

4. 发病的性别和年龄倾向为女性多于男性，老年多于青少年。

5. 多数患者血清中可查到抗核抗体。

6. 易伴发于免疫缺陷病或恶性肿瘤。

三、自身免疫病的发病机制

许多自身免疫病的起始原因和发病机制尚不清楚。但不论何种原因使机体产生了针对自身抗原的抗体或致敏淋巴细胞时，就可以通过各种途径导致免疫炎症，使机体发生组织损伤或功能异常，表现相应的临床症状。

1. 隐蔽抗原释放　机体有些组织成分由于解剖位置的特殊性，正常情况下终生不与免疫系统接触，称为隐蔽抗原。例如眼晶状体、葡萄膜和精子等都是隐蔽抗原。机体不能建立对这些组织的免疫耐受性。出生后由于感染或外伤等原因，隐蔽抗原释放出来，与免疫系统接触便能诱导相应的自身免疫应答，导致自身免疫病发生。例如交感性眼炎等。

2. 自身组织改变　一些理化因素（例如 X 线照射或服用某些药物）或生物学因素（例如受病毒感染）可直接引起组织抗原变性或改变细胞代谢过程的基因表达，从而改变自身抗原的性质，诱导自身应答，导致自身免疫病。例如自身免疫性溶血性贫血和特发性血小板减少性过敏性紫癜等。

3. 共同抗原诱导　某些外源性抗原（例如微生物）与人体某些组织有类似的抗原结构，这些抗原进入人体后诱发的免疫应答可以针对相应的组织发生反应。例如 A 群 β 溶血性链球菌与人的心肌间质或肾小球基底膜有共同抗原，所以在链球菌感染后容易发生风湿性心脏病或肾小球肾炎。

但既然是共同抗原，为什么自身组织不引起免疫应答，而外源性抗原会引起免疫应答？这可用旁路激活途径来解释。在形成免疫耐受（例如自身耐受）时，T细胞形成耐受状态的速度快，持续时间久，但B细胞产生免疫耐受慢，持续时间短，所以免疫耐受实际上经常处于T细胞耐受而B细胞敏感的不同步状态。但对TD-Ag，单独B细胞敏感不足以引起免疫应答。由于T细胞识别抗原的载体，而B细胞识别半抗原决定簇，所以当共同的半抗原决定簇与另一载体（如病毒或药物）结合时，即可诱发B细胞活化，导致自身免疫耐受的破坏。

4. 先天易感性　遗传因素对自身免疫病的发生也起一定的作用。例如某些带有特殊HLA抗原的人群容易发生自身免疫病。

5. 多克隆B细胞活化　有许多外源性或内源性的B细胞活化剂（例如细菌脂多糖、淋巴因子、抗Ig抗体等）可以直接作用于B细胞，使多克隆B细胞活化，包括针对自身抗原的B细胞也活化，绕过了T细胞的控制而产生自身免疫应答。

6. 免疫调节失常　正常情况下，免疫功能处在一个调节网络的控制之下，当调节作用失控或抑制细胞缺陷时，可以使禁忌克隆的细胞复活，重新获得对自身抗原的应答能力，就有可能发生自身免疫性疾病。所以在免疫缺陷病或恶性肿瘤时易伴发自身免疫病。这种理论很容易解释，但是很难得到证实。

人类自身免疫病的研究得益于一些实验动物，最常用的是新西兰黑小鼠（NZB）及其与新西兰白小鼠（NZW）杂交的子代。NZB小鼠会自发地出现免疫调节失常和自身免疫病，疾病的表现与人类的系统性红斑狼疮非常相似。另外，还可在其他小鼠、大鼠、豚鼠及家兔等实验动物中人为地诱导制造出一些自身免疫病模型，例如实验性变态反应性脑脊膜炎和实验性自身免疫性甲状腺炎等。

四、自身免疫病的分类

目前自身免疫病尚无统一的分类标准，可以按照不同方法来进行分类。常用的方法有两种：①按发病部位的解剖系统进行分类，可分为结缔组织病、消化系统病和内分泌疾病等；②按病变组织的涉及范围进行分类，可分为器官特异性和非器官特异性两大类（表17-1）。

表17-1　常见自身免疫病分类

类别	病名	自身抗原
非器官特异性	系统性红斑狼疮	胞核成分（DNA，DNP，RNP，Sm）
	类风湿性关节炎	变性IgG，类风湿相关的核抗原
	干燥综合征	细胞核（SS-A，SS-B），唾液腺管，胞浆线粒体，微粒体，红细胞，血小板
	混合性结缔组织病	细胞核（RNP）

续表

类别	病名	自身抗原
	乔本甲状腺炎	甲状腺球蛋白，微粒体
	Graves 病	甲状腺细胞表面 THS 受体
	Addison 病	肾上腺皮质细胞
	幼年型糖尿病	胰岛细胞
	萎缩性胃炎	胃壁细胞
器官特异性	溃疡性结肠炎	结肠上皮细胞
	原发性胆汁性肝硬化	胆小管细胞，线粒体
	重症肌无力	乙酰胆碱受体
	自身免疫性溶血性贫血	红细胞
	特发性血小板减少性紫癜	血小板

一般，器官特异性自身免疫病预后较好，而非器官特异性自身免疫病病变广泛，预后不良。这种区分并不十分严格，因为在血清检查中常可出现两者之间有交叉重叠现象，如自身免疫性甲状腺炎是属于器官特异性自身免疫病，但患者血清中除可检出抗甲状腺球蛋白抗体外，还可检出抗胃黏膜抗体、抗核抗体和类风湿因子等。

1. 系统性红斑狼疮（systemic lupus erythematosus，SLE） 是一种累及多器官、多系统的炎症性结缔组织病，多发于青年女性。其临床症状比较复杂，可出现发热、皮疹、关节痛、肾损害、心血管病变（包括心包炎、心肌炎和脉管炎）、胸膜炎、精神症状、胃肠症状、贫血等；疾病常呈渐进性，较难缓解。免疫学检查可见 IgG、IgA 和 IgM 增高，尤以 IgG 显著；血清中出现多种自身抗体（主要是抗核抗体系列）和免疫复合物，活动期补体水平下降。

2. 类风湿性关节炎（rheumatoid arthritis，RA） 一种以关节病变为主的全身性结缔组织炎症，多发于青壮年，女性多于男性。本病的特征是关节及周围组织呈对称性、多发性损害，部分病例可有心、肺及血管受累。免疫学检查可见血清及滑膜液中出现类风湿因子（rheumatoid factor，RF），血清 IgG、IgA 和 IgM 水平升高。

任务2 学会自身免疫病的免疫检测

根据自身免疫病的免疫学变化和异常，其免疫学检验可做自身抗体、免疫细胞、免疫球蛋白及补体、免疫复合物等指标的检测。由于大多数自身免疫病患者体内均存在高效价的自身抗体，且自身抗体的检测较其他免疫学标志简便、易行，因此，临床自身免疫病检验主要为自身抗体的检测。测定自身抗体对自身免疫病的诊断、判断疾病等活动程度、观察治疗效果和指导临床用药等方面具有重要意义。临床上检测自身抗体的常用方法是免疫标记技术，如间接免疫荧光检测技术、ELISA、RIA。多数自身免疫病患者血清中都会出现自身抗体。虽然有些自身抗体在疾病中的确切意义尚未得到严格的证实，但其与疾病的相关性已得到认可，所以这些自身抗体在自身免疫病的诊断和疗效评价方面都具有重要的意义。

一、抗核抗体测定

抗核抗体（antinuclear antibodies，ANA）泛指抗各种核成分的抗体，是一种广泛存在的自身抗体。ANA 的性质主要是 IgG，也有 IgM 和 IgA，甚至有 IgD 和 IgE。ANA 可以与不同来源的细胞核起反应，无器官特异性和种属特异性。ANA 主要存在于血清中，也可存在于其他体液如滑膜液、胸水和尿液中。

ANA 在 SLE 患者的滴度较高，但也出现在其他许多自身免疫病中，在许多研究报告中，都将检出 ANA 作为自身免疫甚至自身免疫病存在的依据。这种现象的机制尚未明了，有待于进一步研究。

（一）ANA 的类型及临床意义

由于细胞核成分的复杂性，不同成分的抗原性也不同，因此就会有多种不同的 ANA。

1. 抗核蛋白抗体　核蛋白抗原（DNP）由 DNA 和组蛋白组成。DNP 抗原存在不溶性和可溶性 DNP 两个部分，可分别产生相应的抗体。不溶性 DNP 抗原通常不完全被 DNA 和组蛋白所吸收，它是形成狼疮细胞的因子；可溶性 DNP 抗原存在于各种关节炎患者的滑膜液中，其相应抗体也出现于 RA 患者的滑膜液中。

2. 抗 DNA 抗体　可以分为两大类：①抗天然 DNA（nDNA）抗体，或称抗双链 DNA（dsDNA）抗体；②抗变性 DNA 抗体，或称抗单链 DNA（ssDNA）抗体。抗 dsDNA 抗体对 SLE 有较高的特异性，70%～90% 的活动期 SLE 患者该抗体阳性，效价较高，并与病情有关。抗 ssDNA 抗体可见于多种疾病中，特异性较差。

3. 抗 ENA 抗体　可提取性核抗原（ENA）多从动物的胸腺中提取。先将胸腺匀浆并破碎细胞，分离出细胞核；再经盐水或磷酸盐缓冲液处理后，很容易从胞核中提取出来。ENA 不含 DNA，对核糖核酸酶敏感。近年来的研究表明，ENA 可分为十几种，现仅介绍几种主要的 ENA 及其相应抗体。

（1）抗 RNP 抗体：RNP 即核糖核蛋白，对核糖核酸酶和胰蛋白酶敏感，加热 56 ℃1 h 变性。抗 RNP 抗体多见于混合性结缔组织病。高效价的抗 RNP 抗体对混合性结缔组织病有诊断意义，而低效价的抗 RNP 抗体可在 SLE 患者中发现。

（2）抗 Sm 抗体：该抗体在一名姓 Smith 的患者血中首次发现，便以其名字的前两个字母命名。Sm 抗原系非核酸性糖蛋白，对 DNase 及 RNase 均不敏感，但经碘酸盐及胰蛋白酶处理后可被水解。抗 Sm 抗体是 SLE 的特异性标志之一，但阳性率偏低，为 30%～40%；可能是 SLE 的一种回忆性抗体，故在非活动期亦可检出。若将抗 dsDNA 抗体和抗 Sm 抗体同时检测，可提高 SLE 的诊断率。

（3）抗 SS-A 抗体：SS-A 为干燥综合征（SS）的 A 抗原，可从动物胸腺的胞浆中提取。抗 SS-A 抗体主要见于 SS，但也可见于其他自身免疫病如 SLE 中。

（4）抗 SS-B 抗体：SS-B 为 SS 的 B 抗原，亦可从动物胸腺或小鼠肝细胞浆中提取，可被胰蛋白酶、轻度加热或改变溶液 pH 而破坏。13% 的 SLE 及 30% 的 SS 患者有抗 SS-B 抗体。

（5）抗组蛋白抗体（AHA）：组蛋白是一种碱性蛋白质，含有大量的赖氨酸及精氨酸。目前已经发现组蛋白抗原可分为5个亚单位：H-1、H-2A、H-2B、H-3、H-4。抗组蛋白抗体及其抗亚单位抗体见于SLE及药物诱发的LE。SLE患者血清中的抗组蛋白亚单位抗体检出率顺序为：抗 H-2B、抗 H-1、抗 H-3、抗 H-2A 及抗 H-4，以抗 H-2B 和抗 H-1 为主，并与 SLE 的活动性有关。

（二）ANA 的检测方法

由于 ANA 的复杂性及多样性，故测定方法繁多。目前测定 ANA 常用的方法有免疫荧光法、放射免疫法、ELISA 及免疫印迹技术等。

1. 免疫荧光法　检测血清总 ANA 最常用的方法是荧光免疫组化法。多用小鼠肝切片或印片作为细胞核基质，结果比较稳定可靠，在荧光显微镜下见到的细胞核有荧光着色为阳性反应。如将患者血清先进行不同比例的稀释，可以做大致的定量试验，在 1∶80 稀释仍然呈阳性时，对 SLE 的诊断有较大的参考价值。在油镜下观察结果，可以将 ANA 阳性的荧光现象分成 4 种主要的荧光核型，核型的确定对临床诊断有进一步的参考价值。①周边型表示抗 DNA 抗体存在；②均质型表示有抗 DNP 抗体；③斑点（颗粒）型多为抗 ENA 抗体；④核仁型多为抗核小体抗体。SLE 患者常出现周边型、均质型或混合型，斑点型多见于混合结缔组织病，而硬皮病多为核仁型；周边型对 SLE 有较高的特异性。

近年有人用锥虫或血鞭毛虫（例如绿蝇短膜虫试验）作基质测定抗 dsDNA 抗体，因为这些血寄生虫的动基体内含大量的纯 dsNDA，无其他抗原干扰；在阳性结果时，可见鞭毛一端的动基体显示清晰的荧光。因此该试验用于测定抗 dsDNA 抗体具有特异性强和敏感性高的优点。另外，短膜虫对人畜无害，可以人工养殖，来源方便，值得推广。

2. 放射免疫法　常用于检测抗 DNA 抗体，有 Farr 法及过滤法。①Farr 法的原理为用同位素标记 DNA，被标记的 DNA 和被检血清的抗 DNA 抗体结合，经 50％硫酸铵饱和液沉淀，然后比较沉淀物和上清液中的放射活性，从而得出 DNA 结合活性，一般结合率大于20％为阳性；②过滤法是在分离结合物时用纤维素酯薄膜滤器（孔径为 0.45 μm）进行过滤，游离的 DNA 被滤去而与抗体结合的复合物被阻留在滤膜上。

3. ELISA　临床上主要是应用间接 ELISA 检测抗 dsDNA 抗体，其重复性及敏感性均较对流免疫电泳及双扩散为高。目前已有试剂盒供应。

4. 免疫印迹技术　先将混合抗原做凝胶电泳，分离开不同的区带，然后将这些带转印到硝酸纤维素膜上，最后用酸标抗体或放射性同位素标记抗体进行检测和分析。由于该试验不需纯化的单个抗原，可在同一固相上做多项分析检测，灵敏度高，特异性强，故目前已广泛用于自身免疫病患者血清中多种自身抗体的检测，如检测抗 Sm 抗体、抗 RNP 抗体、抗 SS-A 抗体及抗 SS-B 抗体等。

另外，还可用传统的琼脂双向扩散法、对流免疫电泳法、间接血凝法和补体结合试验等。这些实验要求的实验条件比较低，但敏感性也比较低。

二、类风湿因子

类风湿因子（RF）是抗变性 IgG 的自身抗体，主要为 19S 的 IgM，也可见 7S 的 IgG

及 IgA。它能与人或动物的变性 IgG 结合，而不与正常 IgG 发生凝集反应。RF 主要出现在类风湿性关节炎患者，70%～90% 的血清中和约 60% 的滑漠液中可检出 IgG 类 RF，这很可能是自身 IgG 变性所引起的一种自身免疫应答的表现。

IgG 是感染等原因诱导的免疫应答中的主干抗体，这些抗体与相应抗原结合时会发生变性；此外，在炎症等病理条件下滑膜或其他部位可能产生不正常的 IgG；这些变性 IgG 就构成自身抗原，刺激免疫系统产生各种抗 IgG 抗体。滑膜液中的 IgG 类 RF 与变性 IgG 结合而形成中等大小的免疫复合物，比血清中的 IgM 类 RF 更具有致病意义，因为这一类免疫复合物易于沉积在关节滑膜等部位，可激活补体，形成慢性渐进性免疫炎症性损伤。

RF 的检测最初是用致敏绵羊红细胞凝集试验（Rose-Waaler 法）进行检测，目前最常采用 IgG 吸附的胶乳颗粒凝集试验，但此法的灵敏度和特异性均不高，而且只能检出血清中的 IgM 类 RF。IgG 类和 IgA 类 RF 则需要用 RIA 或 ELISA 等方法检测。

RF 在类风湿性关节炎患者中的检出率很高，RF 阳性支持早期 RA 的倾向性诊断，如对年轻女性应进行 RA 和风湿热间的鉴别；而对非活动期 RA 的诊断，需参考病史。但 RF 也像 ANA 一样，并不是 RA 独有的特异性抗体。在 SLE 患者均有 50%RF 阳性，在其他结缔组织病如 SS、硬皮病、慢性活动性肝炎及老年人中均可有不同程度的阳性率。

三、其他自身抗体

（一）抗甲状腺球蛋白及微粒体抗体

抗甲状腺球蛋白及微粒体抗体可以针对甲状腺的多种成分，以甲状腺球蛋白和微粒体为代表。抗体主要是 IgG，可以介导 ADCC 活性，引起慢性淋巴细胞性甲状腺炎，又称乔本（Hashimoto）甲状腺炎。

检测方法多用免疫荧光技术，以甲状腺组织的冰冻切片作为基质。也可用 RIA、ELISA 等方法进行检查。强阳性反应或高滴度抗体对乔本甲状腺炎和原发性甲状腺功能减退症有诊断意义，抗体变化对于疾病治疗转归的评价甚为重要，对乔本甲状腺炎与甲状腺功能亢进的鉴别诊断也有较大价值。正常人血清中很少检出甲状腺抗体，或仅有 5%～10% 无疾病症状人群有低度反应；女性和年龄较大的人群检出率较高。检出该抗体可提示既往患过自身病，也可能是自身免疫病的早期指标。

在甲状腺功能亢进（Graves 病）患者的血清中存在甲状腺刺激抗体（TSAb），包括长效甲状腺刺激素（LATS）和 LATS 者（LATS-P）。这些抗体作用于甲状腺细胞表面的 TSH 受体，使受体活化并促进甲状腺素的释放；过多的甲状腺素引起机体的代谢亢进。

（二）抗乙酰胆碱受体抗体

抗乙酰胆碱受体（AchR）抗体可结合到横纹肌细胞的乙酰胆碱受体上，引起运动终板的破坏，使神经-肌肉之间的信号传导发生障碍，导致骨髓肌运动无力，称为重症肌无力（MG）。疾病可发于任何年龄，最先出现的症状常是眼肌无力，进而累及其他部位，常呈进行性加重。

抗 AchR 抗体多用较敏感的方法进行检测。①ELISA 法：以 α-银环蛇毒素包被酶标板，并与骨骼肌匀浆（含 AchR）作用，再加入待测血清和对照血清，最后加酶标抗体。试验的正常结果为阴性或≤0.03 mmol/L。②放免法：将放射性同位素标记的 α-银环蛇毒素与骨骼匀浆结合，再加入患者血清和抗人 IgG 使之沉淀，检测沉淀物的放射性。

抗 AchR 抗体的检测对 MG 具有诊断意义，且特异性和敏感性较高，大约 90％的 MG 患者阳性；伴有眼肌症状的患者，抗体效价低于普通症状的患者；同时还用来监测对该疾病免疫抑制治疗的效果。肌萎缩侧索硬化症患者用蛇毒治疗后可出现假阳性。

（三）抗平滑肌抗体

抗平滑肌抗体（ASMA）产生机制不明，但与肝和胆管的自身免疫疾病有关，尤其是慢性活动性肝炎（狼疮性肝炎）和原发性胆汁性肝硬化（PBC）。该类疾病的发生与自身免疫性密切相关，试验结果有助于诊断以及与其他肝病的鉴别诊断。

ASMA 的检测用间接免疫荧光法，用大鼠胃大弯或小弯的冰冻切片作基质；正常结果为阴性或≤1∶20。检出阳性率较高的疾病有慢性活动性肝炎和 PBC；而在肝外性胆汁阻塞、药物诱发性肝病、急性病毒性肝炎及肝细胞癌等时 ASMA 的检出率极低。

（四）抗心肌抗体

在心肌受损（例如手术、感染或梗塞等）时，心肌细胞内的物质释出，作为隐蔽抗原刺激机体产生抗体。这些抗体与心脏结合可导致新的免疫性损伤，例如心包切开综合征、风湿性心脏病等。

抗心肌抗体的检测用胎儿或大鼠心肌的冰冻切片作抗原基质，进行免疫荧光检测，正常值为阴性。阳性结果相关的疾病有：心脏术后综合征、心肌梗死后综合征和风湿性心脏病等。

（五）抗线粒体抗体

抗线粒体抗体（AMA）所针对的抗原是内层线粒体膜，无器官特异性和种属特异性。该抗体主要是 IgG，与 PBC 相关，但对肝细胞或胆管没有直接的损伤效应，在疾病中的作用尚不明确。

AMA 用免疫荧光法进行检测，用大鼠肾的冰冻切片作基质；也可用补体结合试验来检测。正常结果为阴性或效价在 1∶5 以下。PBC 患者可有 79％～94％为阳性反应或效价≥1∶160；长期持续性肝阻塞、慢性活动性肝炎、原因不明性肝硬化等也可呈阳性反应。但是肝外阻塞性黄疸为阴性。

（六）抗胃壁细胞抗体

抗胃壁细胞抗体（APA）可以破坏胃黏膜的壁细胞，使内因子产生障碍，有时也可发现抗内因子抗体而使其功能受阻，从而导致恶性贫血的发生。患者可无前驱症状或患有胃炎。

APA 常以间接免疫荧光法检测，用人或家兔的胃冰冻切片作抗原基质，正常成人为阴性反应，正常儿童可有 2％～20％的检出率。恶性贫血患者能检出抗胃壁细胞或抗内因子抗体。而其他各种贫血患者不能检出其中任何一种抗体。胃溃疡或胃癌等极少检出该抗体阳性。

（七）抗胰岛素抗体

抗胰岛素抗体在体内可与胰岛素结合形成抗原抗体复合物，使胰岛素的活性明显降低甚至无效；从而导致胰岛素依赖性糖尿病，必须注入大量胰岛素才能有疗效。该抗体主要为 IgG，其他四类 Ig 也存在；其中 IgE 类抗体可引起患者的变应性反应，IgM 类可能引起胰岛素耐受。

检测抗胰岛素抗体及其免疫球蛋白类别可用各种琼脂扩散试验、间接血凝和 ELISA 等方法，试验结果会有助于糖尿病的分型诊断及适当治疗。此外，还可用于监测患者的胰岛素耐量。

（八）抗肾小球基底膜抗体

抗肾小球基底膜（GBM）抗体多产生在链球菌感染后，为共同抗原交叉诱导产生。抗 GBM 抗体可引起 GBM 损伤，导致肾小球肾炎的发生。

抗 GBM 抗体的检测也是用荧光或酶免疫组化法，用动物或人的肾组织冰冻切片作抗原基质。阳性反应可见与肾小球血管走行相一致的荧光染色或酶底物染色，这与免疫复合物时斑块状分布的染色现象完全不同。试验正常值为阴性。该试验主要用于肾小球肾炎的分型诊断与鉴别诊断。约 5% 的肾小球肾炎由抗 GBM 抗体引发，为自身免疫性。

（九）抗精子抗体

正常情况下精细胞是隐蔽抗原，但当外伤、手术或感染时，精子可与免疫系统接触，诱导机体产生抗精子抗体。高滴度的抗精子抗体可使精细胞的活力下降甚至数量减少，是导致男子不育症的原因之一。在部分女性也可检出抗精子抗体，可能与不孕症相关。

抗精子抗体的检测方法很多，例如精子制动试验、精子凝集试验、免疫荧光法、ELISA 法和免疫珠结合法等。抗精子抗体阳性相关的疾病有实验性输精管阻塞和输精管切断等，一部分妇女和孕妇也可检出抗精子抗体。

（十）抗血细胞抗体

抗红细胞抗体主要涉及 ABO 的 Rh 血型抗体及自身免疫性抗体，与输血、新生儿溶血症和自身免疫性溶血性贫血等相关。抗血小板和抗白细胞抗体等均与自身免疫性血液病相关。

项目十八　肿瘤的免疫检测

学习目标

1. 掌握肿瘤抗原、肿瘤标志物的定义和分类。
2. 掌握常见肿瘤标志物的临床意义和评价。
3. 熟悉肿瘤标志物检测的影响因素。

任务 1　认识肿瘤抗原与肿瘤标志物

众所周知，恶性肿瘤是目前人类健康最大的敌人之一。近 30 年以来，恶性肿瘤发病率每年以 3%～5% 的速度增长，其中 3/4 的新发恶性肿瘤在中国、印度、巴西等发展中国家，在世界范围内恶性肿瘤已经成为第一死亡原因。全世界每年因恶性肿瘤死亡人数约为 760 万人，WHO 提出的"1/3 肿瘤患者可以预防、1/3 肿瘤患者可以治愈、1/3 肿瘤患者可以延长生命提高生存质量"是对肿瘤预防与控制工作的高度概括，也是肿瘤防治工作为之努力的目标。

一、肿瘤抗原和肿瘤标志物

实验室检查是肿瘤诊断中必不可少的手段之一。自 1978 年 Herberman 提出肿瘤标志物概念以来，随着肿瘤基础理论和技术的发展，各种肿瘤标志物检测项目被广泛应用于临床，对肿瘤的辅助诊断、鉴别诊断、疗效观测、复发判断及预后评价具有一定的价值。

（一）肿瘤抗原

肿瘤抗原（tumor antigen）是在肿瘤发生、发展过程中新出现的或过度表达的抗原物质的总称。肿瘤抗原产生的可能机制有：①基因突变；②细胞癌变过程中使原本不表达的基因被激活；③抗原合成过程的某些环节发生异常（如糖基化异常导致蛋白质特殊降解产物的产生）；④胚胎时期抗原或分化抗原的异常、异位表达；⑤某些基因产物尤其是信号转导分子的过度表达；⑥外源性基因（如病毒基因）的表达。

肿瘤抗原的分类方法有多种，目前主要是按肿瘤抗原的特异性和肿瘤抗原的产生机制进行分类。

1. 根据肿瘤抗原的特异性分类　依据肿瘤抗原的特异性，肿瘤抗原可分为肿瘤特异性抗原和肿瘤相关抗原。

（1）肿瘤特异性抗原。肿瘤特异性抗原（tumor specific antigen，TSA）是肿瘤细胞特有的或只存在于某种肿瘤细胞而不存在于正常细胞的新抗原。如黑色素瘤相关排斥抗原可见于不同个体的黑色素瘤细胞，但正常黑色素细胞不表达此类抗原。

（2）肿瘤相关抗原。肿瘤相关抗原（tumor-associated antigen，TAA）是指非肿瘤细胞所特有的抗原，它也存在于相应的正常细胞中，只是其含量在细胞癌变时明显增高。如胚胎抗原、分化抗原和糖链抗原、组织多肽抗原、免疫抑制酸性蛋白、铁蛋白、唾液酸、β_2-微球蛋白等其他 TAA。此类抗原只表现出量的变化，而无严格肿瘤特异性。

2. 根据肿瘤抗原的产生机制分类　根据肿瘤抗原的产生机制分类，肿瘤抗原包括理化因素诱发的肿瘤抗原、病毒诱发的肿瘤抗原、自发性肿瘤抗原、胚胎抗原、分化抗原和过度表达的抗原等。

（1）理化因素诱发的肿瘤抗原：机体受到化学致癌物（如甲基胆蒽、氨基偶氮染料、二乙基亚硝胺）或物理因素（如紫外线、X 射线、放射性粉尘等）作用，诱发肿瘤产生，表达肿瘤抗原。此类肿瘤抗原的特点是特异性高而免疫原性弱，表现出明显的个体特异性，即用同一化学致癌物或同一物理方法诱发的肿瘤，在不同的宿主体内，甚至在同一宿主不同部位发生的肿瘤，表现出互不相同的免疫原性。所以应用免疫学技术难以诊断此类肿瘤，但大多数的人类肿瘤抗原不属于这类抗原。

（2）病毒诱发的肿瘤抗原：人类某些肿瘤是由病毒引起的。如 EB 病毒感染与 Burkitt 淋巴瘤和鼻咽癌的发生有关，人乳头状瘤病毒与人类宫颈癌的发生有关，乙型肝炎病毒（HBV）和丙型肝炎病毒（HCV）与原发性肝癌的发生有关，人类嗜 T 细胞白血病病毒与人 T 细胞白血病的发生有关。此类肿瘤抗原的特点是无种系、个体和器官特异性，但具有病毒特异性，由同一病毒诱发的肿瘤均表达相同的肿瘤抗原，且具有较强的免疫原性。因此称为病毒诱发的肿瘤抗原。

（3）自发性肿瘤抗原：自发性肿瘤是指一些无明确诱因的肿瘤，大多数人类肿瘤属于这一类。自发性肿瘤细胞表面具有肿瘤特异性抗原。其特点是某些自发性肿瘤类似于化学诱发的肿瘤，具有各自独特的抗原性，很少或几乎完全没有交叉反应；另一些自发的肿瘤则类似于病毒诱发的肿瘤，具有共同的抗原性和免疫原性。

（4）胚胎抗原：胚胎抗原是胚胎发育阶段由胚胎组织产生的正常成分，在胚胎后期减少，出生后逐渐消失，或仅存留极微量，但当细胞癌变时，此类抗原可重新合成。常见的胚胎抗原有甲胎蛋白（AFP）和癌胚抗原（CEA）。由于胚胎抗原曾在胚胎期出现过，机体对此类抗原已形成免疫耐受，故不能引起宿主免疫系统对肿瘤细胞的杀伤效应。

（5）分化抗原：分化抗原是组织细胞在分化、发育的不同阶段表达或消失的正常分子。恶性肿瘤细胞通常停留在细胞发育的某个幼稚阶段，其形态和功能均类似于未分化的胚胎细胞，所以肿瘤细胞可表达其他正常组织的分化抗原，如胃癌细胞可表达 ABO 血型抗原。

（6）过度表达的抗原：组织细胞发生癌变后，多种信号转导分子的表达量远高于正常细胞。这些信号分子可以是正常蛋白，也可以是突变蛋白，其过度表达还具有抗凋亡作用，可使瘤细胞长期存活。这类抗原包括 ras、c-myc 等基因产物。

（二）肿瘤标志物

1. 肿瘤标志物的定义　肿瘤标志物（tumor markers，TM）是指在恶性肿瘤发生和增殖过程中，由肿瘤细胞本身所产生或由宿主细胞针对肿瘤反应而异常产生和（或）升高的反映肿瘤存在和生长的一类物质。肿瘤抗原可以是肿瘤标志物，但肿瘤标志物不一定是肿瘤抗原。它们的存在或量变可以提示肿瘤的性质，对了解肿瘤组织的发生发展、细胞分化、细胞功能，及肿瘤的分类、早期诊断、疗效观察、预后评价以及高危人群随访观察等具有较大的实用价值。

理想的肿瘤标志物应具有以下特征：①有器官特异性，方便对肿瘤进行准确定位；②特异性好，能准确鉴别肿瘤/非肿瘤患者，仅肿瘤患者为阳性，非肿瘤患者为阴性，能对良性和恶性肿瘤进行鉴别诊断；③敏感性高，能早期诊断和早期发现肿瘤；④半衰期短，可反映肿瘤的动态变化，能监测肿瘤的治疗效果、肿瘤的复发和转移；⑤血清中水平与病情的严重程度、肿瘤体积的大小、临床分期相关，可用于肿瘤的预后判断；⑥测定方法精密度、准确性高，操作简单方便，检测成本经济合理。

2. 肿瘤标志物的分布　可存在于细胞表面、细胞质、细胞核和细胞外（血液或体液中）。目前尚无统一的分类和命名，临床常用的肿瘤标志物大多是根据其生物化学和免疫学特性分为：肿瘤抗原类、糖链抗原类、激素类、酶类、蛋白质类和基因及其产物类标志物等。

3. 肿瘤标志物的检测　测定肿瘤标志物的技术较多，血清肿瘤标志物常采用化学发光免疫测定、放射免疫测定法、酶联免疫吸附试验等免疫学测定技术以及生化比色法、电泳法等生物化学测定技术。位于细胞中的肿瘤标志物则采用免疫组织化学、流式细胞术测定，如淋巴瘤和白血病表面 CD 分子的检测。对于癌基因、抑癌基因、端粒酶及细胞因子基因等测定，则使用生物芯片、原位杂交、PCR 等分子生物学测定技术。

4. 肿瘤标志物检测的临床意义　肿瘤标志物的定性或定量检测可以作为肿瘤筛查、鉴别诊断、治疗后病情监测及预后判断的标志与依据。检测肿瘤标志物的临床意义有：

（1）高危人群的筛查：肿瘤的早期诊断、早期治疗是防治肿瘤最有效的办法。肿瘤标志物检查可提供无症状患者重要线索。如 AFP 检测在我国是筛选无临床症状小肝癌的最主要方法；对 50 岁以上有下尿路症状的男性可以进行 PSA 检测，对于有前列腺癌家族史的男性人群，可从 45 岁开始定期检查、随访。

（2）肿瘤的辅助诊断：肿瘤标志物在许多肿瘤的辅助诊断上有广泛的应用。特别是 AFP 与原发性肝细胞癌、PSA 与前列腺癌、HCG 与绒毛膜细胞癌、本-周蛋白与多发性骨髓瘤的诊断有重要参考价值。

（3）提示肿瘤的发生部位和严重程度，为选择治疗方案提供依据。

（4）监测抗肿瘤治疗效果：这是肿瘤标志物最重要的应用，能判断手术治疗、放射治疗或药物治疗是否有效。若治疗后肿瘤标志物浓度下降到正常水平，提示肿瘤全部去除或病情缓解。

（5）监测肿瘤的复发：肿瘤标志物的动态监测有助于了解肿瘤是否复发。故手术后患者应每隔 2～3 个月测定一次，待肿瘤标志物浓度下降后，每半年测定 1 次，连续 2 年；第 3～5 年，应每年测定 1～2 次；第 6 年起，每年 1 次。

目前，任何单一肿瘤标志物的检测均不能满足上述要求，因此常应用数种肿瘤标志物联合分析，以提高诊断的阳性率和准确性。例如，联合检测 CA19-9、CA50 和 CEA，用于诊断胰腺癌；联合检测 HCG 和 AFP 用于诊断生殖系统恶性肿瘤。

任务 2　肿瘤标志物的检测

一、肿瘤标志物检测常用的方法

肿瘤标志物的检测和应用已有 150 多年的历史，回顾其发展历程大致可分为：①放射性核素标记探针的放射免疫分析（RIA）、放射免疫显像（RAID）、核糖核酸印迹（Northern blot）、脱氧核糖核酸印迹（Southern blot）、原位杂交（ISH）；②荧光标记探针的免疫荧光测定（IFA）、荧光原位杂交（FISH）；③酶促化学反应呈色的免疫细胞化学（ICC）、免疫组织化学（IHC）、酶联免疫吸附试验（ELISA）、蛋白免疫印迹（Western blot）；④化学发光免疫分析（CLIA）、电化学发光免疫分析（ECLIA）；⑤微粒子酶免疫分析（ME-IA）；⑥时间分辨免疫荧光分析（TRFIA）；⑦聚合酶链反应（PCR）；⑧围绕蛋白质组学研究的双向电泳、生物芯片、质谱等。

二、常见肿瘤标志物的检测

（一）甲胎蛋白

1. 来源与性质　甲胎蛋白（alpha-fetoprotein，AFP）主要由胎儿肝细胞合成，其次是卵黄囊和胃肠黏膜上皮细胞，为胎儿重要血清成分。成人的 AFP 由肝脏产生。AFP 是由 590 个氨基酸组成的单链多肽糖蛋白，分子量为 70 000。正常成人血清中仅有极微量的 AFP。

2. 测定方法与参考值　检测 AFP 的常用方法有化学发光法（CLIA）、酶联免疫吸附法（ELISA）、放射免疫法（RIA）、电化学发光法（ECLIA）和金标记免疫渗滤法等，以 ELISA 法最为常用。血清 AFP 参考值：成人 $<20\ \mu g/L$，出生时 60 000～120 000 $\mu g/L$，0～2 个月 25～1 000 $\mu g/L$，2～6 个月 25～100 $\mu g/L$，6 个月 20 $\mu g/L$，妊娠 3 个月 18～113 $\mu g/L$，妊娠 4～6 个月 160～550 $\mu g/L$，妊娠 7～9 个月 100～400 $\mu g/L$。

3. 临床意义

（1）肝细胞癌：血清 AFP 升高是原发性肝细胞癌的重要指标之一，400 $\mu g/L$ 是诊断阈值。超过 400 $\mu g/L$ 持续 1 个月或 200～400 $\mu g/L$ 持续 2 个月，在排除其他因素后，结合影像学检查，高度提示为肝细胞癌。20%～30%肝细胞癌 AFP 正常。AFP 是监测治疗效果或患者临床变化的一个良好指标。术后血清 AFP 水平升高，提示肿瘤未完全切除或存在转移病灶，治疗后 AFP 水平的下降或升高，可确定治疗的成功或失败。

（2）其他恶性肿瘤：胚胎细胞癌、胃癌、胆管癌、胰腺癌和肺癌 AFP 也增高，但大多 $<200\ \mu g/L$。

（3）肝良性病变：酒精性肝炎、肝硬化、急性病毒性肝炎、慢性活动性肝炎等 AFP 也呈中、低水平和暂时性升高。

（4）高危人群筛查：在慢性乙型病毒性肝炎和慢性丙型病毒性肝炎等原发性肝细胞癌高危人群可定期测定 AFP 进行筛查。

（5）孕妇血清 AFP 可反映胎儿状态：当胎儿有低氧症、宫内死亡、遗传缺陷、先天性神经管畸形、无脑儿、脊柱裂等现象时，母体血清异常增高。

（二）癌胚抗原

1. 来源与性质　癌胚抗原（carcinoembryonic antigen，CEA）由胎儿胃肠管、胰腺和肝脏等器官合成，并分泌到体液中。出生后组织内含量很低，成人 CEA 的合成未完全停止。CEA 是由糖和蛋白质组成的可溶性瘤胎糖蛋白，分子量为 180 000，有 9 个抗原决定簇。

2. 测定方法与参考值　检测 CEA 的常用方法有 RIA、CLIA、电化学发光法、ELISA 法和金标记免疫渗滤法等，其中以 ELISA 法最为常用。血清 CEA 参考值：$< 5\ \mu g/L$（CLIA）。

3. 临床意义　CEA 是目前国际上公认的一种肿瘤标志物，属于一种组织抗原，由细胞膜脱落进入血液。CEA 不适用于一般人群中的肿瘤筛查。

（1）结/直肠癌：血清 CEA 浓度 $> 20\ \mu g/L$，常提示结/直肠有恶性肿瘤，70%～90% 结/直肠癌显示 CEA 阳性。CEA 检测可用于疗效监测，当恶性肿瘤首次治疗成功后，CEA 水平下降至正常水平并持续稳定，CEA 水平再次缓升提示癌症复发。

（2）其他恶性肿瘤：如胰腺癌、肺癌、胃癌、乳腺癌、子宫癌等都 CEA 浓度升高率为 25%～70% 不等。

（3）非癌症良性疾病：如肝硬化、肺气肿、直肠息肉、肠胃道炎症等患者，血清 CEA 浓度也可升高，一般 $< 10\ \mu g/L$。

（三）前列腺特异抗原

1. 来源与性质　前列腺特异抗原（prostate specific antigen，PSA）是一种与前列腺癌相关的抗原。PSA 主要由前列腺导管上皮细胞合成，分泌入精浆，微量进入血循环。此外，甲状腺也可分泌 PSA。PSA 为单链糖蛋白，分子量为 32 000，由 237 个氨基酸残基组成，是一种丝氨酸蛋白酶，具有生理性液化精液作用。PSA 在血液中以两种形式存在，即游离态的 PSA（free PSA，f-PSA）和结合型 PSA（complex PSA，c-PSA）。f-PSA 占 10%～20%；c-PSA 包括与 α_1 抗糜蛋白酶（ACT）、α_2 巨球蛋白酶（AMG）、α_1 抗胰蛋白酶（AAT）形成的三种复合物，约占 80%，其中以 PSA-ACT 为主。

2. 测定方法与参考值　临床检测 PSA 的常用方法有 CLIA、ECLIA、RIA、免疫放射分析（IRMA）、ELISA 等，以 ELISA 和 CLIA 最为常用。参考值：正常男性血清 t-PSA $\leqslant 4\ \mu g/L$，f-PSA $< 0.8\ \mu g/L$，f-PSA/t-PSA $> 25\%$。

3. 临床意义

（1）前列腺癌：PSA 是诊断前列腺癌的肿瘤标志物。但约 25% 的前列腺癌患者血清 PSA 水平正常；而大约 50% 的良性前列腺疾病患者 PSA 水平增高。采用 f-PSA/t-PSA 和 t-PSA 两项指标联合检测可显著提高诊断的特异性。若将 PSA 检测与直肠指检或直肠超声等方法合用，可进一步提高前列腺癌诊断的特异性。测定血清 PSA 的最大价值是监测前列腺癌疗效和判断预后。前列腺根治术后 PSA 应降至正常。若不下降或下降后再次升高，应考虑肿瘤转移或复发。若经内分泌治疗后 PSA 降至正常，则预后良好，如呈高水平则预后不良。

（2）非癌症良性疾病：前列腺肥大、前列腺炎和泌尿生殖道系统疾病，也可见 PSA 水平升高。当血清 t-PSA 水平在 $4\sim10\ \mu g/L$ 的灰区范围内时，对 c-PSA 的测定及 c-PSA/t-PSA 比值综合分析有助于对前列腺癌的筛查和鉴别。

（3）正常女性血循环中有低水平的 PSA：当乳腺发生良性或恶性肿瘤时，PSA 水平可能升高。

（四）CA125

糖链抗原（carbohydrate antigen，CA）是由于细胞膜糖蛋白中糖基异常而形成的抗原。"CA" 也意味着肿瘤。正常细胞膜表面都有丰富的糖蛋白，当细胞转化为恶性细胞时，细胞表面的糖蛋白发生变异，形成一种和正常细胞不同的特殊抗原，常存在于肿瘤细胞表面或由肿瘤细胞分泌。

1. 来源与性质　CA125 起源于胎儿体腔上皮组织，普遍分布于胸膜、心包、腹膜、子宫内膜、生殖道和羊膜等间皮组织细胞表面。当这些部位发生恶性病变或受到炎症刺激时，血清中 CA125 的水平将显著升高。CA125 是一种大分子黏蛋白型糖蛋白，分子量为 200 000。

2. 测定方法与参考值　检测 CA125 最经济适用的为 ELISA 法，也可用 CLIA 法、ECLIA 或 IRMA 法。参考值：正常妇女血清 CA125<35 U/mL（或 $P_{2.5}\sim P_{97.5}$ 为 5～39 U/mL）。

3. 临床意义

（1）卵巢癌：目前认为，CA125 是妇女卵巢浆液性囊腺癌的首选标志物。卵巢癌时 CA125 的检出率可达 70%～90%。手术和化疗有效者 CA125 水平很快下降，若复发或转移，CA125 可在临床症状出现之前升高。因此，CA125 是疗效观察、判断有无复发的良好指标。

（2）其他非卵巢恶性肿瘤：如乳腺癌 40%、胰腺癌 50%、胃癌 47%、肺癌 41.4%、结肠直肠癌 34.2%等。

（3）非癌症良性疾病：子宫内膜异位症、卵巢囊肿、盆腔炎、胰腺炎、肝炎、肝硬化、浆膜腔结核、肺结核、血液透析患者等。

（4）妊娠早期：CA125 也有增高。

（5）其他肿瘤标志物见表 18-1。

表 18-1　其他常用肿瘤免疫学标志物及其检测意义

肿瘤标志物	检测方法	相关肿瘤	诊断意义*	监测意义**
前列腺酸性磷酸酶（PAP）	CLIA	前列腺癌	+	++
CA19-9	CLIA	胰腺癌、胆管癌、结直肠腺癌、胆管壶腹癌、胃癌、肝癌	+	+++
CA50	CLIA	胰腺癌、结肠直肠癌、胃癌	+	++
CA15-3	CLIA	乳腺癌、卵巢癌、肺腺癌	+	+++

续表

肿瘤标志物	检测方法	相关肿瘤	诊断意义*	监测意义**
CA72-4	CLIA	胃癌、黏液型卵巢癌、肺癌、结直肠癌	++	++
CA242	CLIA	胰腺癌、结直肠癌、胃癌	+	++
β-人绒毛膜促性腺激素（β-HCG）	CLIA	恶性葡萄胎、绒毛膜上皮癌、睾丸肿瘤	++	+++
降钙素（CT）	CLIA	甲状腺髓样癌、肺癌、乳腺癌、胰腺癌	+	+
铁蛋白（FE）	ECLIA	肝癌、胰腺癌、肺癌、乳腺癌、白血病		
细胞角蛋白19（cyfra 21-1）	ELISA	非小细胞肺癌、膀胱癌	+++	+++
α-L-岩藻糖苷酶（AFU）	比色法	原发性肝癌、肺癌、结肠癌、卵巢癌	++	++
神经元特异性烯醇化酶（NSE）	CLIA	小细胞肺癌、神经母细胞瘤	+++	+++
鳞状细胞癌抗原（SCC）	CLIA	子宫颈癌、肺及头颈部的鳞癌	-	+++
组织多肽抗原（TPA）	CLIA	膀胱癌、胆管瘤、乳腺癌		
β₂微球蛋白（β₂GM）	CLIA	恶性淋巴瘤、慢性淋巴细胞性白血病、非霍奇金淋巴瘤、多发性骨髓瘤等	++	++
本-周蛋白（B-J蛋白）	免疫固定电泳	多发性骨髓瘤、巨球蛋白血症	+++	

诊断意义*：+++：可作为确定诊断的指标；++：可作为初步诊断的指标；+：可作为辅助诊断的指标；-：不宜作为诊断指标。

监测意义**：+++：该指标定量与病情消长明显相关；++：该指标定量与病情消长有关，但变化不敏感；+：该指标定量与病情消长相关不明显。

三、肿瘤标志物检测的影响因素

肿瘤的免疫学检验主要涉及肿瘤的免疫学诊断和肿瘤患者免疫功能状态的评估。肿瘤的免疫学诊断除血清肿瘤标志物的检测外还包括细胞表面、细胞质和细胞核肿瘤标志物的检测。近年来，随着许多较特异性的肿瘤单克隆抗体的问世，细胞表面肿瘤标志物的检测越来越受到重视。借助于免疫组织化学技术和流式细胞术检测细胞表面某些TAA，可用于肿瘤的辅助诊断。例如，对淋巴瘤和白血病细胞表面CD分子的检测已用于淋巴瘤和白血病的诊断和组织分型，为其治疗提供有价值的线索；检测细胞核抗原可用于评估人类恶性黑色素瘤、乳腺癌和霍奇金淋巴瘤等癌细胞的增生情况及其辅助诊断和预后判断；检测上皮膜抗原可辅助诊断各种上皮性肿瘤和淋巴瘤。

肿瘤患者免疫功能状态的评估对于判断病情发展、评价手术和化疗的效果及判断肿瘤预后具有重要价值。一般情况下，免疫功能正常者预后较好，反之较差；晚期肿瘤或已有广泛转移者，其免疫功能常明显低下；在白血病缓解期，如免疫功能骤然下降，预示该病可能复发。因此，除动态检测如AFP、CEA等某些有预后意义的肿瘤抗原标志以外，对肿瘤患者做系统的免疫学分析，特别是细胞免疫功能的测定有一定的意义。肿瘤患者免疫功能状态评估指标包括T细胞及其亚群、NK细胞和吞噬细胞等的功能以及血清中抗体、补体和某些细胞因子的水平等。

（一）标本的采集

血液标本的正确采集和保存是肿瘤标志物测定结果准确的重要保证。如前列腺按摩、前列腺穿刺、射精、导尿和直肠镜检查后，血液 PSA 和 PAP 值可升高；由于红细胞和血小板中也存在神经元特异性烯醇化酶（NSE），因此，样本溶血可使血液中 NSE 浓度增高；唾液和汗液污染标本可使 SCC 升高。试管内的促凝剂，对某些项目的测定有干扰。肝、肾功能异常和胆道排泄不畅、胆汁淤滞等均可造成肿瘤标志物如 CEA、ALP、GGT、细胞因子等浓度增高；某些药物会影响肿瘤标志物的浓度，如抗雄激素治疗前列腺癌时可抑制 PSA 产生，导致 PSA 假阴性结果。

（二）标本的保存

血液标本采集后应及时离心，保存于 4 ℃冰箱中，24 h 内测定；如在短期内测定，则应－20 ℃保存，长期保存应置－70 ℃冰箱，标本应防止反复冻融。酶类和激素类肿瘤标志物不稳定，易降解，应及时测定或低温保存。

（三）测定方法和试剂对检测结果的影响

从方法学来看，肿瘤标志物测定方法很多，有放射免疫测定法、酶联免疫测定法、化学发光免疫测定法等，每种测定方法有自己的精密度和重复性。用自动化仪器进行测定，重复性好，误差小；而手工操作的方法重复性较差，误差比较大，操作时要特别认真。

不同的试剂盒测定由于使用的单克隆抗体针对肿瘤标志物的位点不同，导致测定结果差异。有时即使使用同一抗体，也可能因抗原异质性（如原发肿瘤转移后，失去了原有的抗原性而停止分泌原有的肿瘤抗原）或基质的影响而得到不同的结果。因此，在工作中要尽量使用同一种方法、同一种仪器和同一厂家的试剂盒进行测定。

（四）肿瘤标志物检测的干扰因素

1. "钩状效应"对检测结果的影响　肿瘤标志物的范围常涵盖几个数量级，"钩状效应"可将高浓度结果错误报告为低浓度。酶联免疫测定或免疫放射测定时，若待测样本中抗原浓度过高，会出现高浓度后带现象，即"钩状效应"，此时免疫反应被明显抑制，出现错误的低值，要消除这种干扰，只有对样本进行适当稀释后重新测定。

2. 交叉污染对检测结果的影响　当测定很高浓度的标本时，交叉污染成为一个导致假阳性的潜在问题，所以应不时地复查有无标本被交叉污染。

3. 嗜异性抗体对检测结果的影响　大多数肿瘤标志物的测定中常使用一对鼠单克隆抗体来与肿瘤抗原反应，如果患者血清中存在嗜异性抗体（特别是人抗鼠抗体），它可能在两种鼠单克隆抗体间起"桥梁"作用，导致在无抗原的情况下，出现肿瘤标志物浓度增高的假象。避免的办法是在样本中先加入提纯的鼠 IgG，经温育后，再用 PEG 沉淀鼠 IgG 和人抗鼠 IgG 复合物，然后再进行测定。嗜异性抗体可出现在曾被鼠或宠物咬过的人，以及使用动物免疫剂（如单克隆抗体）治疗过的人。

（五）肿瘤标志物的联合应用

肿瘤标志物检测的目的是要达到肿瘤的早期诊断、早期治疗，因此，希望找到一种特异性强、敏感性高的肿瘤标志物。然而敏感性和特异性常常是一对矛盾，提高了敏感性，降低了特异性，也就是说提高了肿瘤的检出率，同时增加了肿瘤的假阳性率，导致患者不必要的恐慌；反之，提高了特异性，降低了敏感性，即提高了肿瘤诊断的准确性，降低了肿瘤的检出率，也就是说漏诊。

另外，一种肿瘤可分泌多种肿瘤标志物，而不同的肿瘤或同种肿瘤的不同组织类型可有相同的肿瘤标志物，而且在不同的肿瘤患者体内，肿瘤标志物的质和量变化也较大。因此，单独检测一种肿瘤标志物，可能会因为测定方法的灵敏度不够而出现假阴性，联合检测多种肿瘤标志物有利于提高检出的阳性率。为此，选择一些特异性较高、可以互补的肿瘤标志物联合测定，对提高肿瘤的检出率是有价值的，如胰腺癌的诊断可用 CA19-9、CA50 和 CEA 联合测定；生殖细胞系恶性肿瘤用 HCG 和 AFP 一起测定来提高检出的灵敏度。常用肿瘤标志物的合理使用见表 18-2。

表 18-2 常用肿瘤标志物联合检测的临床应用

肿瘤类型	首选标志物	其他标志物
肺癌	CYFRA21-1、NSE	CEA、CA125、CA19-9、CT
肝癌	AFP	AFU、GGT、CEA、ALP
乳腺癌	CA15-3	CEA、CA549、HCG、CT、FE
胃癌	CA72-4	CEA、CA19-9、CA242
前列腺癌	PSA、f-PSA	PAP、ALP、CEA
结直肠癌	CEA	CA19-9、CA50
胰腺癌	CA19-9	CA50、CEA、CA125
卵巢癌	CA125	CEA、HCG、CA19-9
睾丸肿瘤	AFP、HCG	CA125、CEA
子宫颈癌	SCC	CA125、CEA、TPA
膀胱癌	无	TPA、CEA
骨髓瘤	本-周蛋白、β_2-M	

项目十九　临床免疫检验的质量控制

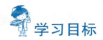

学习目标

1. 掌握免疫检验的质量控制原则。
2. 掌握与质量保证相关的定义。
3. 熟悉常用免疫检验的质量控制方法。
4. 理解质量保证、室内质量控制和室间质量评价之间的关系。
5. 了解分析前、分析中质量控制的主要内容。

任务1　质量控制的概念及原则

　　免疫学检验在临床实验室检验中承担一大类重要项目的检查。临床实验室是为患者疾病的诊断、治疗或临床实验研究服务的，而医学检验的质量保证（quality assurance，QA）或质量控制（quality control，QC）的目的就是保证患者临床诊疗或临床实验研究的有效性。其内容涵盖了临床实验室所进行的所有活动，通过分析检验全过程中影响结果的各方面或环节，以保证其工作满足所确定的质量要求。

一、实验室质量保证相关的定义

　　1. 质量保证（QA）　为了提供足够的信任，表明实体能够满足质量要求，而在质量体系中实施并根据需要进行证实的全部有计划和系统的活动。

　　2. 室内质量控制（internal quality control，IQC）　由实验室工作人员采取一定的方法和步骤，连续评价本实验室工作的可靠程度，目的是监测和控制本室常规工作的精密度，提高本室常规工作中批内、批间样本检验的一致性，以确定测定结果是否可靠、可否发出报告的一项工作。

　　3. 室间质量评价（external quality assessment，EQA）　是指多家实验室分析同一标本并由外部独立机构收集和反馈实验室上报的结果依此评价实验室操作的过程。按照预先规定的条件，由两个或多个实验室对相同或类似被测物品进行检测的组织、实施和评价的活动称为实验室间比对。EQA 是对实验室操作和实验方法的回顾性评价，而不是用来决定实时的测定结果的可接受性，是为了确定实验室能力而进行的活动。通过参与 EQA，实验室可对自己的测定操作进行纠正，从而起自我教育的作用。

4. 能力验证（proficiency testing，PT）　当 EQA 用来为实验室执业许可或实验室认证的目的而评价实验室操作时，常描述为实验室能力验证（PT）。被定义为通过实验室间的比对判定实验室的校准、检测能力的活动。目的是利用实验室间比对检验结果，检查实验室整体检验能力，评审参与实验室的技术能力。

5. 质控物（quality testing matirials）　一般包括室内质控物和室间质评物两类。

（1）室内质控物：用于检测过程的控制，其目的是监测和控制实验室常规操作的精密度。室内质控物一般成分单一，适用于一种检测方法，易于大量获得，成本较低。

（2）室间质评物：用于室间质量评价活动，目的是评价实验室常规测定的准确度，使各实验室的测定结果具有可比性。室间质评物一般是血清盘，而不是单个的血清样本。血清盘的血清数量由组织室间质量评价的机构来确定。室间质评物一般可适用于不同的测定方法。

二、免疫检验的质量控制原则

（一）确定分析方法

1. 可靠性　方法具有良好的特异性、灵敏性、稳定性。
2. 实用性　检测快速、微量，技术要求不高，影响因素易控制。

（二）建立标准化操作及流程

在免疫测定中，试剂准备、加样、温育、洗板、显色和测定等每一步骤对测定结果都可能产生影响。因此，需要有一套完整的标准操作规程文件做保障。包括仪器使用、维护操作规程，分析项目的标准操作手册，质控品、标准品等使用操作规程等。目的是使实验室工作流程标准化、规范化。

（三）标准品和质控品的使用

标准品和质控品是保证质控工作的重要物质基础。使用质控品，建立质控标准，在常规工作基础上评价检测结果的精密度和准确性。

标准品即含量确定的处于一定基质中的特性明确的物质。标准品分级：一级标准品为国际标准品；二级标准品为国家标准品；三级标准品为商品校准品。质控品则是含量已知的处于与实际标本相同的基质中的特性明确的物质。根据质控品的物理性状可分为冻干质控品和液体质控品；根据测定方法可分为定性测定用质控品和定量测定用质控品。

1. 标准品和质控品的基本条件　临床免疫较理想的标准品和质控品至少具备以下条件：①基质对测定结果无明显影响；②浓度在方法的测定范围内；③室内质控品要求其所含的待测物的浓度接近试验或临床决定水平；④良好的稳定性；⑤无已知的传染危险性。

2. 标准品和质控品的使用　①灵敏度控制：将临界值血清插入常规检测工作中，检测试剂盒灵敏度是否达到规定要求；②精密度控制：使用临界值血清插入常规检测工作中，作质控图。

（四）保证试剂质量

不同检测项目的试剂应严格按要求使用国家食品药品监督管理总局正式批准生产文号

及国家卫生和计划生育委员会"批批检"合格产品或同意进口的试剂盒，并对所有的试剂品牌、规格、批号、效期做记录，以备质量评价。

（五）实验室的环境、设施和设备

作为一个临床检测实验室，首先应有充分的空间、良好的照明和空调设备，这是保证检验人员做好工作的前提。实验室仪器设备应保养良好，例如，微量加样器必须定期进行校准，从而使其保持有足够的准确度和精密度。免疫检验所涉及的仪器设备主要有酶标仪和洗板机或全自动免疫测定系统。酶标仪应定期校准。如使用全自动免疫分析仪，则必须对分析仪制定严格的维护保养措施，通常必须仔细注意仪器极易出现问题的区域，如探针、洗涤区等。由于光学系统缺乏保养或由于未能清洁空气滤光片所致的过热而引起的输出量的变化也会导致测定结果的改变和 IQC 的失败。对于洗板机则要注意加注洗液的探针孔的堵塞问题以及液体吸加的有效性。ELISA 测定的板孔非特异性显色，常与洗板不彻底造成液体残留量大有关。

任务2　免疫检验质量控制内容

一、分析前的质量控制

分析前阶段质量控制是临床实验室质量控制体系中最重要、最关键的环节之一。免疫检验分析前阶段质量控制的内容包括：检验项目的正确选择；患者的准备；标本的正确收集及处理。

（一）检验项目的正确选择

检验项目的选择正确，是检验信息有用的前提。这就要求临床实验室向临床提供实验室开展项目的清单或称"检验手册"，使临床医师有针对性、有效性、时效性、经济性地选择检验项目。为提高检测灵敏度特异度，要对一些项目进行科学、合理的"组合"，这对疾病早期诊断及治疗是非常必要的。

（二）患者的准备

患者的准备是保证送检标本质量的内在条件及前提要求。患者状态是影响检验结果的内在的生物因素，包括固定的和可变的两个方面。固定的因素如年龄、性别、民族等，其参考区间是不同的。分析前的质量控制工作考虑的主要不是这方面的因素。可变的因素如患者的情绪、运动、生理节律等为内在因素；饮食、药物的影响等为外源性的因素。这些可变的因素有可能含有干扰免疫测定导致假阳性或假阴性的干扰因素。

（三）标本的正确收集及处理

送检的标本必须满足检测结果正确性的各项要求，必须能真实、客观地反映患者当前的状态。因此应尽可能避免一切干扰因素。因这些干扰因素存在时，可以影响检测结果的正确性，所以，"用不符合质量要求的标本进行检验，不如不进行这项检验"应该成为牢记的座右铭。免疫分析前的标本收集应注意：

1. 采样时间的控制　选择最佳采样时间，一些项目的采集标本时间与患者药物治疗、饮食基础状态有关。

2. 采取最合乎要求的标本　避免溶血，防止过氧化物酶样物质造成的假阳性。

3. 防止污染　有些项目如细胞免疫功能、补体测定标本应新鲜，防止细菌污染。

4. 避免反复冻融　血清在 2～8 ℃冷藏不超过 5 d，以免 IgG 聚合影响本底显色。短期保存不应冰冻，以免反复冻融影响结果，例如用聚乙二醇沉淀法检测循环免疫复合物时，标本反复冻融或血脂含量过高会造成假阳性结果。

5. 标本应有唯一性标志　必须仔细查对标本的患者姓名、年龄、性别及检验联号，还要防止贴错标签。实验室人员对标本进行查验，出现不合要求的情况时，应拒收标本，登记并及时告知相关科室。

二、分析中的质量控制

分析中的质量控制，应包括标本前处理、分析过程、室内复核、填发和登记报告。

（一）标本前处理

标本前处理包括标本的分离和保留。许多检验是测定血清或血浆的成分，都要求及时分离，以免细胞内物质渗入血清而改变其浓度，在采血及分离过程中应尽可能避免溶血。溶血可发生在体内或体外，体外溶血常是因采血或处理不当造成的人为的溶血。溶血后红细胞内含量高的成分进入血清而使测定结果偏高，相反，细胞内含量过低的成分可使血清稀释而结果降低。另外，游离的血红蛋白本身又可以干扰光学检测，所以应避免人为的溶血。标本采集后应该及时检测，不要存放。放置时间对结果的影响因检测项目不同而异，也与保存条件有关。

（二）分析过程

主要是免疫检验室内质量控制原则。包括方法学的选择评价、试剂盒的选择、严格的操作规程、实验室环境及设备的控制。

（三）室内复核

复核报告是实验室质控小组应进行的工作之一。每天负责检查室内质控是否在允许的误差范围内，核对有无漏项，一旦发现问题，及时复查标本，把差错消灭在发报告之前。

（四）填发和登记报告

检验报告单是传送信息的一种主要形式和文书，是临床医师诊治患者的重要依据，从某种意义上讲，它还具有法律效力，也是检验工作人员辛勤劳动的成果。因此，必须重视报告单的填写、签发和登记。

三、分析后的质量控制

（一）结果分析解释

检验结果产生后，首先观察质控品结果是否正确，同时应结合临床情况分析判断，排除试验中的干扰因素，防止假阳性或假阴性结果。

（二）失控处理

在质控测定时，如果发现失控应填写失控报告单，并检查整个检验过程，分析是何原因引起某个环节发生错误，如操作步骤、试剂、设备、质控品等多种因素，然后进行调整、修正、更换等，再与临床标本同步检验。同时，应在每月末对当月的所有质控数据进行汇总和统计处理，包括每个测定项目原始质控数据的平均值、标准差和变异系数，对质控数据图、表进行整理归档保存，实施有效管理，保证对实验室质量评价的客观性。

任务 3　质量控制的方法与评价

统计学质量控制就是使用室内质控物与临床常规标本同时检测，然后根据室内质控物的测定结果，采用统计学的原理方法判断所进行的临床常规标本测定是否在控的一种质量控制措施。因此，统计学质量控制首先涉及室内质控样本的选择，然后就是适当的统计分析方法。

一、统计学质控的功能

临床免疫检验与其他临床检验一样，产生的检验误差有两类，一是系统误差，一是随机误差。系统误差通常表现为质控物测定均值的漂移，是由操作者所使用的仪器设备、试剂、标准品或校准物出现问题而造成的，这种误差可以通过前述的措施方法加以控制，是可以排除的。而随机误差则表现为测定标准差（s）的增大，主要是由实验操作人员的操作等随机因素所致，它的出现难以完全避免和控制。统计学质控的功能就是发现误差的产生及分析误差产生的原因，采取措施予以避免。因此，在开展统计质量控制前，应将可以控制的误差产生因素尽可能地加以控制，这不但是做好室内质控的前提，也是保证常规检验工作质量的先决条件。

二、统计质控方法

（一）基线测定

英国学者 Whitehead 最早对临床检验的统计学室内质量控制提出了一个操作步骤，即实验室在开展室内质控前，首先要进行实验变异的基线测定，所谓基线测定就是首先使用质控物确定实验在最佳条件和常规条件下的变异。

1. 最佳条件下的变异（optimal conditions variance，OCV） 指在仪器、试剂和实验操作者等可能影响实验结果的因素均处于最佳时，连续测定同一浓度同一批号质控物 20 批次以上，即可得到一组质控数据，经计算可得到其均值（$\bar{x}$）、标准差（s）和变异系数（CV），此 CV 即为 OCV，为批间变异。需注意的是，所有测定数据不管其是否超出 $3s$，均应用于上述统计计算。

2. 常规条件下的变异（routine conditions variance，RCV） 指在仪器、试剂和实验操作者等可能影响实验结果的因素均处于通常的实验室条件下时，连续测定同一浓度同一批号质控物 20 批次以上，即可得到一组质控数据，经计算可得到其均值（$\bar{x}$）、标准差（s）和变异系数（CV），此批间 CV 即为 RCV。同样，所有测定数据不管其是否超出 $3s$，均应用于上述统计计算。

当 RCV 与 OCV 接近，或小于 2OCV 时，则 RCV 是可以接受的，否则，就需要对常规条件下的操作水平采取措施予以改进。

（二）质控图的选择、绘制及结果判断

1. Levey-Jennings 质控图法 Levey-Jennings 质控图也称 Shewhart 质控图，是由美国学者 Shewhart W. A. 于 1924 年首先提出来，并用于工业产品的质量控制，1951 年 Levey-Jennings 将 Shewhart 质控图引进临床实验室，经 Henry 和 Segalove 的改良已成为目前常用的 Levey-Jennings 质控图（图 19-1）。IQC 数据是用来控制实际过程的，在质控图记录结果时，应同时记录测定的详细情况，如日期、试剂、质控物批号和含量及测定者等。在室内质控的结果判断中，必须依赖于质控规则，它是判断测定在控或失控的一个标准。通常质控规则以符号 AL 来表示，其中 A 为质控测定中超出质量控制限的测定值的个数，L 为控制限，通常用均值或均值 $\pm 1 \sim 3s$ 来表示。当质控测定值超出控制限 L 时，即可将该批测定判为失控。例如常用的 1_{3s} 质控规则，其中 1 为原式中的 A，$3s$ 为原式中的 L，表示均值 $\pm 3s$，其确切的含义为：在质控测定值中，如果有一个测定值超出均值 $\pm 3s$ 范围，即可将该批测定判为失控。

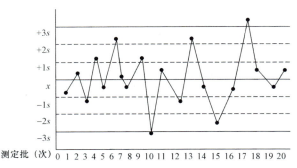

图 19-1　Levey-Jennings 质控图

Levey-Jennings 质控图结合 Westgard 多规则质控方法就是将多个质控规则同时应用进行质控判断的方法。常用的有 6 个质控规则，即 1_{2s}、1_{3s}、2_{2s}、R_{4s}、4_{1s}、10_x，其中 1_{2s} 规则作为告警规则。通常上述规则中，1_{3s} 和 R_{4s} 规则反映的是随机误差，而 2_{2s}、4_{1s} 和 10_x 反映

的是系统误差，系统误差超出一定的程度，也可从 1_{3s} 和 R_{4s} 反映出来。

2. "即刻法"质控 "即刻法"质控方法的实质是一种统计学方法，即 Crubs 异常值取舍法，只要有 3 个以上的数据即可决定是否有异常值的存在。在基层医院的临床基因扩增检验中，通常不是每天都有测定，有的几天才做一次。"即刻法"质控只要有连续 3 批质控测定值，即可对第 3 次测定结果进行质控。具体步骤是：

（1）将连续的质控测定值按从小到大排列，即 x_1，x_2，x_3，$\cdots$，x_n（x_1 为最小值，x_n 为最大值）；

（2）计算均值（$\bar{x}$）和标准差（s）；

（3）按下述公式计算 SI 上限和 SI 下限值；

$$SI_{上限} = \frac{X_{最大值} - X}{s}$$

$$SI_{下限} = \frac{X_{最小值} - X}{s}$$

（4）将 SI 上限和 SI 下限值与 SI 值表（表 19-1）中的数值比较。

表 19-1 "即刻法"质控 SI 值表

n	n3s	n2s	n	n3s	n2s
3	1.15	1.15	12	2.55	2.29
4	1.19	1.46	13	2.61	2.33
5	1.75	1.67	14	2.66	2.37
6	1.94	1.82	15	2.71	2.41
7	2.10	1.94	16	2.75	2.44
8	2.22	2.03	17	2.79	2.47
9	2.32	2.11	18	2.82	2.50
10	2.41	2.18	19	2.85	2.53
11	2.48	2.23	20	2.88	2.56

质控结果的判断：当 SI 上限和 SI 下限值均小于表 19-1 中 n_{2s} 对应的值时，说明该质控测定值的变化在 $2s$ 之内，是可以接受的。当 SI 上限和 SI 下限值中之一处于 n_{2s} 和 n_{3s} 对应的值之间时，说明该质控测定值的变化在 $2s \sim 3s$ 之间，处于"告警"状态。当 SI 上限和 SI 下限值之一大于 n_{3s} 对应的值时，说明该质控测定值的变化已超出 $3s$，属"失控"。

（三）定性测定的室内质控统计方法

有的免疫学检验中定性测定的方法可以量化，例如，定性 ELISA 测定中可以计算 S/CO 值，然后进行统计。也有的方法不能量化，如斑点 ELISA、免疫印迹法等。但无论使用哪种检测方法，定性测定的室内质控不能简单地统计阴性或阳性，还应转换为数值的记录。统计的方法可以参考定量测定的室内质控统计方法。但需要注意的是，当仅使用一个质控物时必须为弱阳性质控，除应遵守常规质控规则外，该质控物的检测应为阳性，否则视为失控。

在无法将检测结果量化时，也应采用弱阳性质控物，只有在该质控物检测结果为阳性且阴性质控物结果为阴性时才能视为试验有效。

三、室内质量控制体系

室内质控所得的数据可用于评价：①单个测定批内该质控物的测定值是否失控；②当整个质控过程中使用同一个质控物时，可用来判断一个以上测定批中该质控物的测定值是否失控；③当整个质控过程中使用两个或两个以上的不同的质控物时，可用来判断同一测定批内的两个或两个以上的质控物的测定值是否失控；④当整个质控过程中使用两个或两个以上的不同的质控物时，可用来判断不同测定批的两个或两个以上的质控物的测定值是否失控。

IQC 的实施涉及实验室的每一个人，是一个集体性的活动，在每批临床标本的测定中，除实际测定者外，还应有另外一人对测定数据进行质检。注意不能将 IQC 作为一种监察方法，当发现一次测定未达到质量标准时，应以建设性的而非批评的方式去探查失控的原因。

除了将 IQC 数据作为日常质控外，还应定期评价累积数据以监测在测定操作中的长期变化趋势。此外，评价应定期进行。

四、室间质量评价体系

（一）室间质量评价的方式

1. 发放质控品进行调查 这是国内外室间质评的最常用形式。卫生部临床检验中心及各省（市、自治区）临床检验中心定期发放质控物至各专业实验室，各专业实验室在规定的日期进行检验，并将检验结果报至部、省临床检验中心。部、省临床检验中心经统计分析，将评价结果寄回各实验室。通过评价，各实验室了解本室工作质量，发现差距，并设法改进，以不断提高检验质量。

这种评价方式有一定的缺点，即各实验室常对质控物特殊对待，在检验时选用特殊试剂盒，选派特别的技术员进行检验。这就使 EQA 的结果不能真实反映该实验室日常工作水平。

2. 现场调查 这种调查事先不通知，临时派观察员到实验室，指定采用常规方法，检验规定一组标本，进行评价。这种调查方式容易发现该实验室存在的实际问题，可以直接给予指导和帮助，解决问题，提高检验质量。这种调查通常使用真实样本，可以避免采用质控物的一些缺点。

（二）评分方法

卫生部临检中心临床免疫对免疫学项目的室间评分分为两种类型：一种是报告阴性或阳性型评分；另一种是报告实验室数据的数字型评分。

1. 阴性或阳性型质评评分

（1）阴性或阳性的判定即 S/CO 计算：在部分定性的酶免疫分析中，以试剂盒说明判定结果的方法来计算（S/CO）值。S 为样本 A 值（吸光度值），CO 为 cut off 值（一般为阴性对照均值 $A \times 2.1$）。当 $S/CO \geq 1$ 时判为阳性；$S/CO < 1$ 时为阴性。注意：竞争抑制法则 $S/CO > 1$ 时判为阴性；$S/CO \leq 1$ 时判为阳性。所有质评样本的测定结果与预期结果的符合率达到 80% 以上时，可以接受。

（2）评分公式及意义如下：

$$SI = \frac{该室该项目得分（X）-全国该项目平均分（\bar{x}）}{全国该项目标准差（s）}$$

样本结果与预期结果相符合者给 2 分，不符合者及不填报的以 0 分计算。$SI \geq 0$ 为合格，说明该项目成绩居于全国平均水平之上。$SI < 0$ 为不合格，说明该项目成绩居于全国平均水平之下。

2. 数字型质评评分　通过各实验室得到的数据，依据下列公式计算全国平均值（$\bar{x}$）和标准差（s），求 SI 值：

$$SI = \frac{|该室该项目检测值（x）-全国该项目平均值（\bar{x}）|}{全国该项目标准差（s）}$$

当 SI 趋于 0 时，说明该参评实验室该检测值接近全国预期值（靶值）。

当 $SI \leq 1$ 时，说明该参评实验室该项目测定值在全国检测分布的 $1s$ 范围内。

当 $1 < SI \leq 2$ 时，说明该参评实验室该项目测定值在全国检测值分布的 $1s$ 之外、$2s$ 之内的范围。

当 $SI > 2$ 时，为不合格，说明测定存在较大的问题。

（三）室间质量评价的作用

在临床免疫检验的室间质量评价中，对参评实验室测定能力的评价，可采用上述评分方法，但不一定使用与上述一模一样的模式，具体评分方法可以根据具体的项目研究确定。

1. 室间质量评价的作用

室间质量评价可以客观地反映该实验室的检测能力，帮助实验室提高检验质量，通过分析实验中存在的问题，采取相应的措施，纠正差错，避免可能出现的医疗纠纷和法律诉讼。室间质评的主要作用包括：①评价实验室是否具有开展相应检测项目的能力；②作为实验室外部措施，补充实验室内部的质量控制程序；③增加患者和临床医生对实验室能力的信任度。

室间质量评价的目的是确定实验室进行检测以及对实验室质量进行持续监控的能力；识别实验室存在的问题；确定新的检测方法的有效性和可比性，并对这些方法进行相应的监控；识别实验室之间存在的差异。

2. 室间质量评价的局限性

（1）参评实验室没有同等的对待 EQA 样本和患者样本。这是一种较为常见的情况，实验室担心自己的质评成绩不好，常常采用特选的试剂多次重复检测质评样本，这其实是一种对自己实验室日常检测没有信心的表现，是不可取的。当然，这种质评的结果也就反映不了实验室的真实测定情况。

（2）当使用单一靶值时，难以评价单个实验室和测定方法。由于临床免疫检验的标准化仍有待改进，不同的方法或不同的试剂盒间测定值的差异有时较大，有些方法或试剂盒本身就有较大的批间变异，此时单一的靶值对于特定的实验室测定的评价有时会欠准确。

（3）可能会妨碍给出不同结果的改良方法的发展。

（4）在不同的 EQA 程序中，对实验室的评价可能不同。由于不同的外部机构其所发样本的类型、浓度、数量或评价方法可能会有所差异，因此，同一个实验室参加不同外部机构组织的室间质量评价，评价的结果很有可能出现较大的不同。

五、质量保证、室内质控和室间质评之间的关系

临床免疫检验实验室的质量保证是实验室工作的一个核心活动。临床实验室常规免疫检验的步骤很多，基本上可分为标本收集和处理、实验室测定过程和结果报告及其解释等。IQC 覆盖测定分析前的仪器设备状态、试剂方法的选择、SOP 的制定、实验室测定过程和结果报告及其解释分析步骤；而 EQA 还包括一个较大范围的实验室活动，诸如在标本接收中样本处理的可靠性，以及测定结果的报告和解释。QA 覆盖了更宽范围的活动，最为重要的是标本收集、结果报告和解释阶段。QA 还应评价实验报告的发出周期（及时性）、完整性和简洁性。采用统计学方法对临床免疫检验进行过程质控，是临床免疫检验 IQC 的中心环节，其伴随每一次常规检验的始终，决定了当批测定的有效性，应根据自身实验室的特点选用适当的统计质控方法。EQA 作为 IQC 的补充，在临床免疫检验的质量保证中是一个不可或缺的部分，但免疫检验在临床指标测定中的应用极为广泛，有很多缺乏参考方法，难以校准以及检测技术多种多样，不同方法和试剂间的偏差仍然是不同实验室测定结果间缺乏一致的直接原因，因此，EQA 的实施将有力地促进临床免疫检验的标准化。

现代的免疫检验实验室已经进入到信息时代，建立实验室质量管理的信息系统，将使实验室硬件和软件的管理变得简单易行，并更容易与临床建立起有机的联系，从而树立实验室质量管理的新理念。实验室工作的质量保证在确保患者治疗质量上有重要意义。

参考文献

[1] 鲜尽红．免疫检验技术［M］．2 版．北京：人民卫生出版社，2008．

[2] 沈关心．现代免疫学实验技术［M］．2 版．武汉：湖北科学技术出版社，2002．

[3] 吕世静．免疫学检验［M］．2 版．北京：人民卫生出版社，2007．

[4] 刘辉．免疫学检验［M］．2 版．北京：人民卫生出版社，2013．

[5] 王兰兰，吴健民．临床免疫学与检验［M］．4 版．北京：人民卫生出版社，2007．

[6] 王鸿利，仲人前，周新，等．实用检验医学［M］．2 版．北京：人民卫生出版社，2013．

[7] 甘晓玲，郑风英．免疫学检验技术［M］．武汉：华中科技大学出版社，2012．

推荐学习网站

［1］中华医学会检验分会：http：//www. cslmnet. org
［2］中国免疫学信息网：http：//www. immuneweb. com
［3］中华检验医学网：http：//www. labweb. cn
［4］检验医学信息网：http：//www. clinet. com. cn
［5］中国生物技术信息网：http：//www. biotech. org. cn
［6］外文期刊数据库：http：//www. ncbi. nlm. nih. gov/sites/entrez
［7］中国免疫学实验网：http：//www. immuexp. com
［8］美国国家医学图书馆：http：//www. nlm. nih. gov
［9］美国生物技术信息中心：http：//www. ncbi. nlm. nih. gov
［10］中文科技期刊数据库（维普期刊导航）：http：//oldweb. cqvip. com